AF461886

Nous nous réservons le droit de traduire ou de faire traduire cet ouvrage en toutes langues. Nous poursuivrons conformément à la loi et en vertu des traités internationaux toute contrefaçon ou traduction faite au mépris de nos droits.

Le dépôt légal de cet ouvrage a été fait en temps utile, et toutes les formalités prescrites par les traités sont remplies dans les divers Etats avec lesquels il existe des conventions littéraires.

Tout exemplaire du présent ouvrage qui ne porterait pas, comme ci-dessous, notre griffe, sera réputé contrefait, et les fabricants et les débitants de ces exemplaires seront poursuivis conformément à la loi.

Imprimerie et Librairie de E. Lacroix, 54, rue des Saints-Pères, Paris.

RAPPORTS

SUR

L'EXPOSITION UNIVERSELLE DE 1878

LI

APPAREILS ET INSTRUMENTS

DE

L'ART MÉDICAL

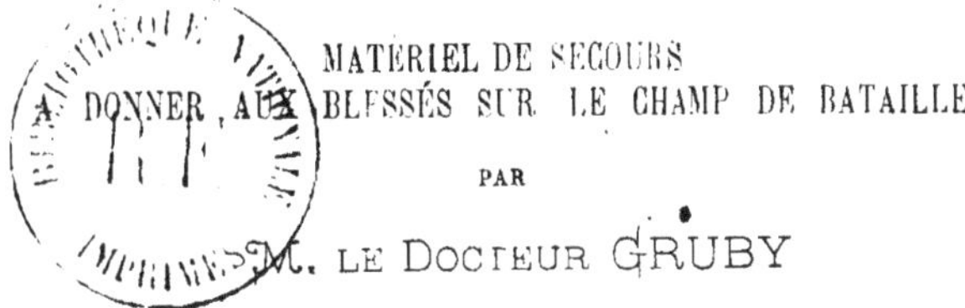

MATÉRIEL DE SECOURS

A DONNER AUX BLESSÉS SUR LE CHAMP DE BATAILLE

PAR

M. LE DOCTEUR GRUBY

Extrait des Etudes sur l'Exposition de 1878 publiées par
M. E. LACROIX

1 vol. grand in-8° 170 pages, 54 figures dans le texte et 6 planches.

Prix : 8 fr. 50

PARIS
LIBRAIRIE SCIENTIFIQUE, INDUSTRIELLE ET AGRICOLE
Eugène LACROIX, Imprimeur-Éditeur
du *Bulletin officiel de la Marine*, Libraire de la Société des Ingénieurs civils de France, de la Société des Conducteurs des ponts et chaussées, etc.
54, RUE DES SAINTS-PÈRES, 54
(Près le boulevard Saint-Germain)

Propriété de l'Éditeur. Reproduction du texte et des planches interdite.

APPAREILS ET INSTRUMENTS DE L'ART MÉDICAL

TABLE DES MATIÈRES

TABLE DES FIGURES

R.F. IMPRIMES

TABLE DES PLANCHES

Planches.

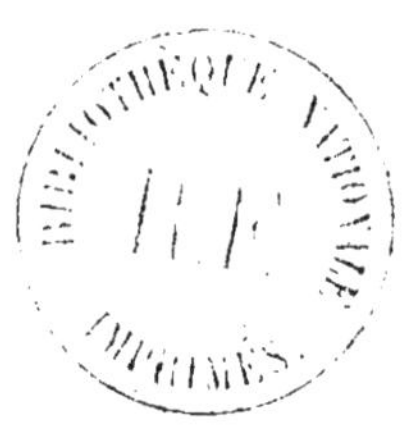
BIBLIOTHÈQUE NATIONALE
IMPRIMÉS

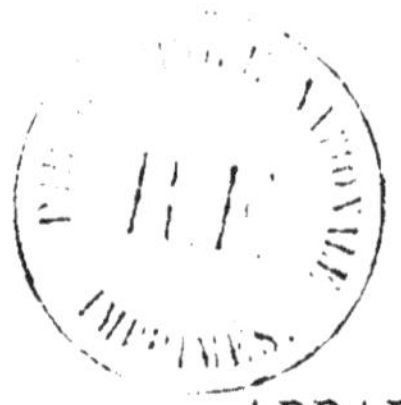

APPAREILS ET INSTRUMENTS

DE L'ART MÉDICAL

MATÉRIEL DE SECOURS A DONNER AUX BLESSÉS SUR LE CHAMP DE BATAILLE (1).

Par M. le Docteur Gruby

SOMMAIRE

I. — DES DIFFÉRENTS MODES DE TRANSPORT DES BLESSÉS.

Nous allons passer en revue, dans le premier chapitre, les différents modes de transport des blessés, que nous avons trouvés à l'Exposition.

Après avoir décrit une sangle à porteurs exposée dans la section espagnole, nous parlerons de quelques moyens de transport dont les Orientaux font un usage régulier : hamacs, chaises à porteurs, palanquins; puis nous étudierons successivement les brancards : brancards à bras, brancards à roues qui permettent de retirer le blessé du champ de bataille; les cacolets, les charrettes à deux roues, les voitures à quatre roues, les wagons de chemins de fer appropriés au transport des blessés et enfin le navire-hôpital qui permet les évacuations les plus lointaines.

1° Sangle à porteurs.

Espagne. — *Sangle à porteurs exposée par le parc militaire de santé de Madrid* (voir p. 451, fig. 1).

Cet appareil se compose d'une forte toile double, soutenue de chaque côté par une poignée en bois et au-dessous de laquelle on a cousu de fortes courroies pour les porteurs. Ces courroies sont réunies en arrière par des traverses en cuir formant dossier pour le blessé et sont pourvues de boucles qui permettent de les allonger ou de les raccourcir à volonté.

---

(1) Voir : *Etudes sur l'Exposition de 1867. Appareils et instruments de l'art médical, secours aux blessés*, par le Dr Gruby. Paris, Eugène Lacroix éditeur, rue des Saints-Pères, 54.

Cette sangle à porteurs peut facilement être utilisée, surtout pour retirer le blessé du champ de bataille, à cause de sa simplicité, de sa légèreté et de son peu de volume.

Nous pouvons mentionner ici un autre mode de transport dont il n'y avait pas de spécimen à l'Exposition, c'est-à-dire le transport des malades à dos d'homme : d'abord à la façon turque, au moyen d'une sorte de crochet de portefaix à bretelles offrant à sa partie inférieure un coussin en guise de selle auquel sont suspendus deux étriers. Le porteur ayant engagé ses épaules dans les bretelles, le malade se place à cheval sur le coussin, les pieds soutenus par les étriers, enlaçant de ses bras la poitrine du porteur qui soutient sa marche à l'aide d'un bâton.

Puis le transport des malades, façon suisse, encore à l'aide d'un crochet à bretelles, mais disposé d'une autre manière : la partie inférieure du crochet est en forme de siège au-dessous duquel une planchette suspendue à deux courroies soutient les pieds du malade qui se trouve ainsi dos à dos avec son porteur.

Ces deux modes de transport peuvent être utilement employés sur les champs de bataille, pour l'enlèvement rapide des blessés, et surtout pour les blessures de la tête ; car alors le blessé étant transporté verticalement, pourrait, pendant le trajet même, recevoir déjà des secours convenables (1).

2° Hamacs.

Il est facile de suspendre un hamac, au moyen de cordes partant de chacune de ses extrémités, à un bâton longitudinal suivant en dessus l'axe du hamac et le dépassant à chaque bout, de manière qu'un malade ou un blessé couché puisse facilement être porté sur les épaules de deux hommes, l'un en avant, l'autre en arrière. Quelques hamacs, présentés à l'Exposition, comme nous allons le voir, étaient du reste disposés pour cet usage. D'un autre côté, il serait facile de fixer deux bâtons, un de chaque côté et d'en constituer, pour ainsi dire, un véritable brancard. Nous croyons donc pouvoir faire rentrer les hamacs dans les moyens de transport des blessés, et c'est ce qui nous porte à en parler ici avant de commencer l'étude des brancards présentés à l'Exposition.

Angleterre.— Dans la section anglaise, on trouvait un hamac abrité par une toile servant de couverture et surnommé « *gwynfé* ».

Le hamac (pl. I, fig. 3 et 4) se compose d'une toile tendue sur les côtés et dans toute la longueur au moyen de cordes glissant dans des coulisses qui bordent cette toile ; tendue en outre et tenue en écartement, à chaque extrémité, par une tringle en jonc de $0^m,01$ de diamètre glissant également dans une coulisse. Il est muni d'un petit coussinet pour la tête. Les extrémités sont garnies d'œillets en cuivre dans lesquels passent de petites cordes qui se réunissent ensuite en une seule terminée par une anse. Dans cette anse, passe une autre corde qui va en outre traverser les deux trous d'une patte à oreilles qui maintient l'extrémité d'une tringle longitudinale formant le faîte de l'appareil et supporte le hamac. Cette corde se replie ensuite sur le dessus de la tringle longitudinale et s'attache à un crochet en fer qui s'y trouve fixé. La tringle longitudinale qui court tout du long et au-dessus du hamac est supportée à chaque bout par deux pieds de compas qui descendent en s'écartant pour reposer sur le sol ; ceux-ci sont tenus entre eux à $0^m,20$ de leur extrémité supérieure, par une petite corde d'une

(1) Voir : *Chaises à porteurs*, page 454.

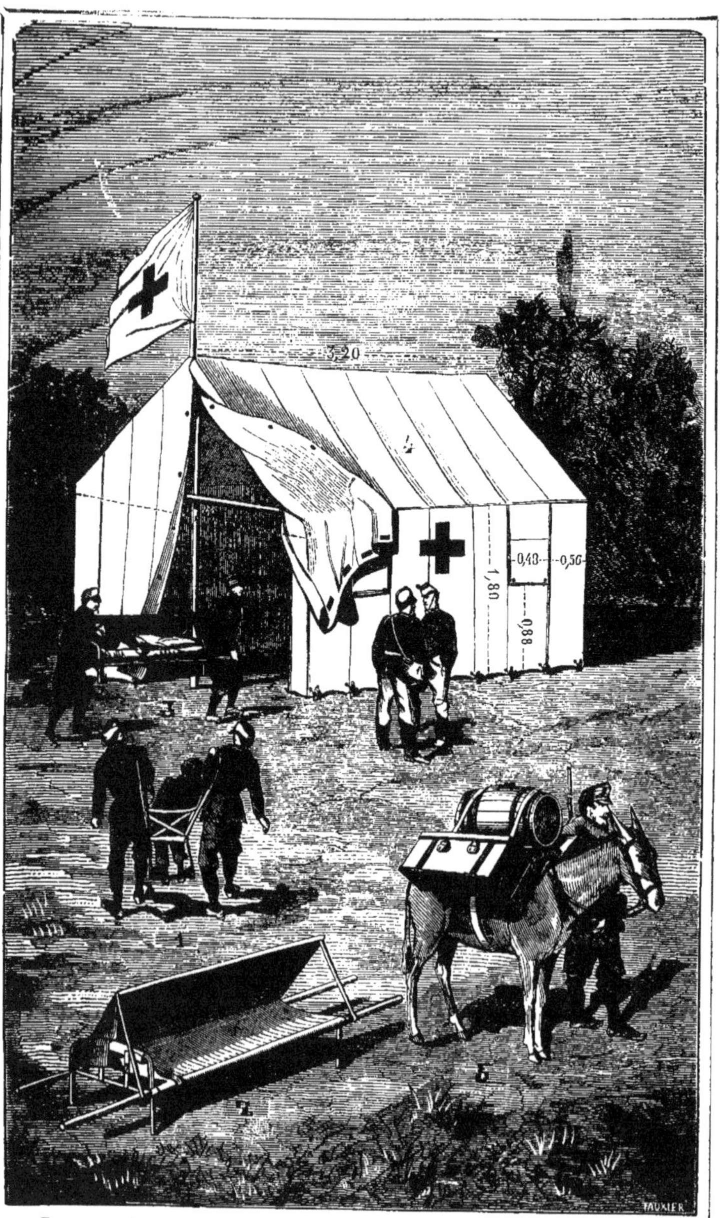

Espagne. — Fig. 1, sangle à porteurs. — Fig. 2 et 3, brancards avec pied, écartement en fer et couverture. — Fig. 4, tente rectengulaire. — Fig. 5 cacolet.

longueur de $0^m,15$ pour arrêter l'écartement. Chaque compas a environ 1 mètre de hauteur. La tringle supérieure est terminée, à chaque extrémité, par une tige en fer de $0^m,01$ de diamètre qui traverse le sommet de chaque compas muni d'une ouverture garnie de cuivre intérieurement pour recevoir cette tige. Cette tringle supérieure est alors maintenue par la pression de la patte à oreilles et par la corde qui l'entoure.

Sur le tout, on jette une toile servant de couverture et formant tente-abri.

Le hamac, la tente et les bâtons qui les supportent, peuvent être renfermés dans un sac et ne former qu'un paquet d'une longueur de $1^m,30$, d'un diamètre d'environ $0^m,15$ et d'un poids total de 9 kilos seulement.

Légende de la planche I, *fig.* 3 *et* 4.

Hamac Gwynfé. — Fig. 3. Hamac vu de côté. — B. Tringle longitudinale formant faite. — L. Petites cordes fixées au hamac. — F. Grosse corde réunissant les petites pour passer dans les écrous de la patte à oreilles. — E. Patte à oreilles. — D. Corde repliée sur la tringle longitudinale. — A. Crochets d'attache de la corde repliée. — K. Trou destiné à recevoir l'extrémité de la tringle d'écartement du hamac. — Fig. 4. Hamac vu de derrière. — E. Sommet du triangle percé pour laisser passer l'extrémité de la tringle formant faite ; I. J. pieds du compas ; H. Hamac suspendu.

Annam (Empire d'). — Le gouvernement d'Annam, seul exposant, présentait à l'Exposition des hamacs ordinaires.

Argentine (Confédération). — Nous avons remarqué dans l'exposition de la Confédération Argentine différents hamacs en tissu claire-voie, ornés de broderies.

Belgique. — Dans la section belge, M. le major Bouyet du corps d'état-major belge, avait placé un hamac-lit de camp, fait au moyen d'un manteau dont tout soldat doit être porteur.

Ce hamac-lit de camp se compose d'une forte toile tenue en écartement, à chaque extrémité, par un bâton glissant dans une coulisse. Cette toile porte à chaque bout un grand nombre d'œillets dans lesquels passent des cordes qui entourent les tringles d'écartement. A une extrémité, ces cordes sont amarrées à un fort piquet enfoncé dans le sol, à près de $0^m,50$ du hamac ce piquet et ces cordes sont en outre fixés, au moyen d'autres cordes, de chaque côté et en avant, à deux autres piquets à crochets solidement enfoncés dans la terre à près de $0^m,40$ du premier piquet. A l'autre extrémité, des cordes passent également à chaque coin du hamac dans des œillets, et vont se fixer à deux grands piquets en forme de V renversé, butant l'un contre l'autre et enfoncés dans le sol à $0^m,30$ du hamac. Ces cordes, après avoir été attachées à ces piquets, sont encore fixées au moyen d'une autre corde, à un piquet à crochet enfoncé profondément à $0^m,80$ en arrière des deux autres.

France. — La Corderie centrale, MM. Frété et Cie et M. Walcker présentaient dans la section française des hamacs de suspension de forme ordinaire.

Le Ministère de la Marine exposait un hamac réglementaire disposé pour le transport des blessés à bord, pendant le combat, d'après la méthode du Dr Maréchal. Nous étudierons plus loin cette méthode dans notre paragraphe sur le transport par eau.

Guatemala. — La société économique de Guatemala exposait des hamacs ordinaires du département de Chiquisnula, hamacs en tissu claire-voie et hamacs en cordelettes à claire-voie. La même société présentait un hamac fin en fil de foucroya gigantea tissé à Cahabon (Alta Verapez).

Haïti. — Le gouvernement d'Haïti exposait des hamacs en toile, hamacs de Mirebalais, de Saint-Marc et de diverses provenances.

Nicaragua.— Le gouvernement de Nicaragua, seul exposant, présentait des hamacs en toile, des hamacs en pita, en cabulla, en coton, en soie sylvestre et des hamacs de Buaco.

Pays-Bas. Partie des Indes néerlandaises.—Dans la section des Pays-Bas, partie des Indes néerlandaises, nous avons trouvé un hamac-brancard adopté dans les armées des Indes-néerlandaises, à Java. Ce hamac-brancard se compose d'une toile bordée à droite et à gauche d'une coulisse à cordes, maintenue en écartement, à chaque extrémité, par un bambou transversal et fixée à un autre longitudinal au moyen d'une corde passant dans un œillet solide qui se trouve au milieu et à chaque extrémité. Ce bambou longitudinal qui court tout du long et au-dessus du hamac a une longueur totale de $3^{m},40$, un diamètre de $0^{m},04$ à une extrémité et de $0^{m},07$ à l'autre extrémité. Il est supporté à chaque bout par un pied en bambou reposant sur le sol. Au moyen du bambou longitudinal, deux hommes peuvent transporter sur leurs épaules un blessé couché sur le hamac.

Pérou. — Dans la section de la République Péruvienne, nous avons vu des hamacs en petites cordes.

Uruguay. — Dans la partie réservée à la République de l'Uruguay, M. Ackermann exposait des hamacs en toile ordinaire et des hamacs ornés de dentelles.

Vénézuéla. — Dans l'exposition de la République du Vénézuéla, on trouvait, présentés par le gouvernement du Vénézuéla un hamac de Siquisique, et deux de Rio-Negro. Ce sont des hamacs en tissu claire-voie ornés, et des hamacs en toile garnis en dessous et tout autour, avec des plumes d'oiseaux de couleurs variées.

Les Orientaux font usage de hamacs comme moyen de transport; ils se servent entre autres d'un hamac suspendu à deux longs bâtons fixés eux-mêmes de chaque bout aux flancs des mulets ou des chevaux dont l'un marche à l'avant et l'autre à l'arrière.

Comme nous le disions en 1867, d'après une célèbre voyageuse, Mme la princesse de la Tour d'Auvergne, ce mode de transport, peu dispendieux dans le pays où il est employé, laisse à désirer en ce sens que les secousses imprimées au hamac par les chevaux se font assez vivement sentir pour que les malades en soient incommodés. D'un autre côté, la différence de niveau du sol qui se trouve parfois entre les deux animaux occasionne aussi une inclinaison fort désagréable.

Pour obvier à ces inconvénients, voici les moyens que nous proposions à cette époque : suspension du hamac dans le milieu d'un long bâton qui par sa longueur même amortirait déjà une partie des secousses. En outre, cette suspension combinée avec une chaîne ou une corde permettrait au hamac de conserver la position horizontale quand même les chevaux marcheraient sur un plan différent. Ce bâton se bifurquerait à chaque extrémité, bifurcation assez large pour permettre d'embrasser de chaque côté le flanc de la selle.

Pour fixer ce bâton unique au flanc de chaque cheval, on pourrait le suspendre par l'intermédiaire d'un ressort adapté à la sellette qui, elle-même, serait élastique.

Par ce mode de suspension on obtiendrait alors : 1° élasticité du bâton en raison de sa longueur; 2° élasticité du ressort fixé contre la sellette; 3° élasticité résultant du ressort placé entre la sellette et la courroie qui porte le bâton; 4° horizontalité constante et indépendante des inégalités du sol.

On pourrait de même obtenir l'amortissement des secousses en employant, au lieu d'un seul bâton, deux bâtons portant également à leur milieu le hamac suspendu; mais il est entendu qu'en cette circonstance, on maintiendrait chaque bout du hamac très-large aux extrémités des bâtons, pour prévenir un trop grand balancement.

3° Chaises à porteurs. Palanquins.

Parmi les modes de transport dont les Orientaux font encore un usage général, nous signalerons ici plusieurs chaises à porteurs, palanquins, présentés dans la section chinoise et dans la partie réservée au royaume de Siam ; nous mentionnerons d'abord une chaise à porteurs adoptée par l'ordre des Chevaliers de Malte (Autriche), et nous finirons en donnant la description de celle qui nous sert habituellement pour le transport des malades.

Autriche-Hongrie. — Nous avons pensé qu'il serait utile de signaler une *chaise à porteurs* adoptée par l'ordre autrichien des Chevaliers de Malte. Elle n'a pas figuré à l'Exposition ; nous l'avons trouvée dans l'ouvrage de M. le Dr baron Mundy sur le train-école sanitaire autrichien, et nous la reproduisons planche II, fig. 8, 9 et 10. La figure 9 représente la chaise posée sur le sol et destinée à recevoir un blessé assis devant être transporté par deux hommes. La figure 10 montre la chaise à dos d'homme avec un malade assis, les pieds appuyés et la tête garantie par une capote mobile. La figure 8 représente la chaise pliée.

Chine. — *Chaise à porteurs, palanquin pour quatre porteurs.* Cette chaise forme une sorte de caisse de voiture couverte, munie de deux brancards solidement fixés sur elle, un de chaque côté. Elle est destinée à quatre porteurs : deux en avant et deux en arrière placés l'un derrière l'autre. A l'extrémité de chaque brancard est attachée une corde recouverte avec de l'étoffe. Les deux cordes de devant et les deux de derrière se croisent à $0^m,80$ au-dessus des brancards et sont maintenues dans cet entrecroisement par le milieu d'un levier en bois ; chaque bout de ce levier est destiné à être placé sur les épaules de deux porteurs de manière que, pendant la marche, les brancards étant étendus sur ces cordes ne puissent communiquer de secousses à la caisse. Les cordes entrelacées ne permettent pas un glissement exagéré des brancards, grâce à une goupille métallique qui les maintient sur le levier. Ce palanquin d'un luxe très-remarquable est recouvert d'une étoffe bleue très-fine, c'est du reste un modèle qui appartient à une collection de l'État chinois.

Chaise à porteurs en bambou. — Cette chaise, d'une légèreté extraordinaire, est construite uniquement en bambou et recouverte par une toile bleue. Sur chaque côté, on a ménagé une ouverture en forme de fenêtre, fermée par une partie de la toile bleue libre et tombante à cet endroit. Cette partie de toile peut être soutenue en forme d'auvent par deux petits fils de fer et au milieu de cet auvent se trouve une ouverture ronde de $0^m,06$ de diamètre, couverte par une toile à claire-voie. Au-dessous de la chaise, une petite allonge mobile peut supporter les pieds de la personne assise. Les brancards en bambou sont fixés à la chaise par des liens également en bambou. La chaise est pourvue d'un dossier rond.

Siam. — Dans l'exposition du royaume de Siam, Sa Majesté le roi de Siam, seul exposant, présentait deux sièges à porteurs. Un de ces sièges, dit *chaise de noble*, à châssis de bois et fond de rotin avec brancards, se compose de deux bâtons ronds de trois mètres de long, sur lesquels glisse un siège cadre en bois, à fond canné, fixé par quatre forts anneaux en fer. A chaque extrémité des bâtons passe une corde au milieu de laquelle se trouve un levier destiné à être placé sur les épaules des porteurs, deux devant et deux derrière, marchant l'un derrière l'autre.

Le deuxième siège, dit *palanquin de prince siamois*, est semblable au premier, seulement le cadre du siège est sculpté et doré.

France. — *Chaise à porteurs à pivots* (pl. II, fig. 7). — Nous allons décrire, quoique ne l'ayant pas exposée, la chaise à porteurs qui nous sert habituellement pour le transport des malades.

Cette chaise à porteurs se compose d'un siège à pivots, de deux montants réunis et de deux brancards.

Le siège est formé d'un cadre en bois à fond sanglé, muni en avant d'une petite sangle pour soutenir les pieds de la personne assise et surmonté de deux triangles de suspension, l'un à droite et l'autre à gauche. En arrière et sur les côtés, ces deux triangles sont garnis de sangles formant dossier et appui-bras, et sont réunis au sommet et en avant par une corde destinée à maintenir la personne transportée.

Les deux montants réunis et maintenus par de petites tringles d'écartement portent sur le sol par quatre pieds. Leurs extrémités supérieures se terminent en angles qui correspondent avec les sommets des triangles du siège auxquels ils sont réunis par des pivots. La partie intérieure de ces montants est pourvue de brides en fer destinées à recevoir les brancards. Ces brancards en bois sont terminés par des poignées arrondies et sont pourvus de sangles pour les porteurs.

Cette chaise à porteurs est destinée à recevoir les malades et les infirmes qu'on veut faire monter ou descendre un escalier ou que l'on veut transporter sur un terrain en pente. En effet, la suspension du siège permet à la personne assise de rester toujours sur un plan horizontal, bien que les porteurs marchent sur des plans différents.

Cette chaise, qui peut servir pour le transport des blessés, diffère surtout des autres analogues par son extrême légèreté et par la modicité de son prix.

4° Brancards.

Les brancards sont des appareils de première nécessité; aussi ont-ils été modifiés de toutes les façons pour être facilement placés, soit dans les voitures, soit dans les wagons. Rien n'est plus difficile, en effet, que de transporter un blessé sans le faire trop souffrir ; c'est pour cela que l'on a toujours essayé de diminuer les secousses que donne le transport et perfectionné cet appareil si simple primitivement que l'on appelle un brancard.

Il est très-difficile de trouver un parfait modèle de brancard pour le champ de bataille. En effet, ce brancard doit servir de couchette au blessé, soit qu'il repose sur le sol, sur le plancher d'une voiture ou d'un wagon, soit qu'il soit suspendu. Quoi qu'il en soit, il doit être léger, simple, solide en même temps que réduit dans son volume; il doit en outre pouvoir être démonté et remonté le plus facilement et le plus rapidement possible.

Nous avons donc cherché, en parcourant l'Exposition, à nous rendre compte des brancards qui présentaient le mieux toutes ces qualités.

Angleterre. — Dans la section anglaise, nous n'avons trouvé que de petits modèles de brancards, exposés par M. le Dr Porter.

Un premier modèle de *brancard rigide, avec pieds et capote mobile.*

Il se compose d'un cadre en tringles de bois, muni de quatre pied et garni d'une toile lacée en dessous destinée à soutenir le blessé. Le modèle a une longueur totale de 0m,30 et porte, à chaque coin, un crochet en fer pour pouvoir être suspendu sur deux bâtons ronds (un de chaque côté), qui dépassent de 0m,05 à chaque extrémité et permettent de le porter. Ces deux bâtons formant hampes sont réunis, à chaque bout, par une courroie pour qu'on puisse les suspendre avec le cadre.

Du côté de la tête, le brancard est muni d'une capote mobile en tringles de fer, garnie de toile. Cette capote est fixée au moyen d'une corde tendue qui, d'un côté, part de son milieu et s'attache de l'autre côté au milieu de la traverse qui maintient l'écartement à l'extrémité du brancard correspondant aux pieds du blessé.

Le deuxième modèle représente un *brancard rigide, sans pieds.*

Il se compose de deux hampes en bois tenues en écartement, à chaque extrémité, par une traverse également en bois. Toutes ses parties sont fixes et il n'a pas de pieds. Deux toiles, l'une du côté de la tête et l'autre du côté des pieds, sont lacées sur ce brancard dont le milieu est garni de larges bandes de toile, bouclées de distance en distance sur les hampes.

Autriche. — Dans la voiture d'ambulance exposée par M. Jacob Lohner de Vienne (pl. I, fig. 5 et 6), se trouvaient quatre *brancards pliants avec pieds*, placés deux dans la partie inférieure, deux dans la partie supérieure et suspendus au moyen de courroies. Chaque brancard se compose de deux hampes en bois, tenues en écartement à chaque extrémité, par une traverse également en bois, terminée à chaque bout par une anse en fer destinée à recevoir l'extrémité des hampes; le tout garni d'une forte toile. Les bandes d'écartement qui peuvent s'enlever complétement, sont munies de pieds articulés dépassant en dessus d'environ 0m,15. Du côté de la tête, la toile est libre et on la relève pour l'attacher sur l'extrémité supérieure des pieds afin d'exhausser la tête du patient. La partie supérieure des pieds, à l'extrémité inférieure du brancard, est munie d'une petite sangle allant d'un côté à l'autre, pour que le blessé puisse appuyer ses pieds.

Espagne. — Le parc militaire de santé de Madrid présentait plusieurs brancards.

1° *Un brancard garni de toile avec hampes en bois et écartement en fer, muni de pieds.*

Ce brancard se compose de deux hampes rondes en bois, glissant dans les coulisses d'une toile double et maintenues en écartement à chaque extrémité, par des tringles en fer qui glissent dans des coulisses de la même toile. Chaque tringle d'écartement est munie à chaque extrémité d'un anneau en fer destiné à recevoir le bout des hampes. A la partie correspondant à la tête, la tringle d'écartement se continue en haut en formant un demi-cercle pour l'exhaussement de la partie de la toile supportant la tête du blessé et se continue en bas pour former pieds. A la partie inférieure du brancard, la tringle d'écartement qui glisse dans une coulisse de la toile est également munie de pieds. Ces tringles d'écartement sont assujetties d'une part, par des points d'arrêt en fer fixés dans les hampes, et d'autre part par la toile destinée à supporter le blessé, de manière que la tension soit complète.

Un autre brancard semblable (voir p. 451, fig. 2 et 3) est recouvert par une toile cirée maintenue de chaque côté au moyen d'un fer courbé en angle qui glisse sur le bâton rond formant la hampe et sur lequel elle est bouclée. Ces fers sont réunis entre eux par une tringle qui court tout du long, au-dessus du brancard, pour former toit. La toile cirée est munie, de chaque côté, d'un ventilateur en cuivre de $0^m,08$ de diamètre. A côté de ce brancard, se trouvaient des courroies en cuir pour porteurs.

Nous avons trouvé encore, dans la même section, un *brancard en fers plats articulés*, avec pieds en fer également articulés du Dr Apolinar Arrietta, de Mechbil, province de Navarre.

Ce brancard en fers plats articulés pour pouvoir être plié en longueur, est arrondi à chaque coin et peut être relevé du côté de la tête. Il est muni de pieds en fer articulés se repliant en bas et d'allonges en bois également articulées pour servir à le transporter. Il se compose de quatre parties, une pour la tête, une pour le tronc, une pour les jambes et une pour les pieds; ces parties sont réunies par trois articulations. Les allonges qui servent pour le transport sont maintenues par un crochet qui passe sur l'axe de l'articulation du brancard et des pieds; les articulations des pieds, des allonges et de la partie du brancard pouvant se relever du côté de la tête, sont réunies au même point.

Les hampes sont maintenues en écartement par trois petites tringles en fer rondes et mobiles, une à la tête, une au milieu et une aux pieds. Le fond est formé d'une forte toile garnie de cuir et maintenue tout autour sur les plates-bandes au moyen de vis. Une toile cirée tombant à droite et à gauche peut recouvrir et garantir le blessé couché sur le brancard. Cette toile porte dans son milieu une corde qui s'attache à deux tringles montantes en fer, fixées l'une à la partie du brancard correspondant à la tête, et l'autre à la partie du brancard correspondant aux pieds du blessé. Au moyen de cette corde, la toile cirée peut être tendue à volonté.

États-Unis. — Dans une voiture d'ambulance, exposée par M. le Dr Thomas W. Evans, se trouvaient deux *brancards articulés avec pieds mobiles.*

Chaque brancard se compose de deux hampes en bois, tenues en écartement à chaque extrémité, par une traverse en fer plat, articulée au milieu pour pouvoir plier le brancard, et fixée sur les tiges par un pivot. Ces brancards, munis de quatre pieds en bois mobiles, sont recouverts de toile grise clouée sur les hampes et pourvus de petits coussins pour la tête.

Dans la même voiture, deux autres brancards reposant sur le fond de la caisse ont une composition toute particulière. Ils sont formés de cadres en bois munis d'allonges en fer rentrant dans les côtés, garnis de matelas en cuir fortement rembourrés et pouvant être relevés du côté de la tête. Comme nous venons de le dire, ces brancards reposent sur le parquet de la caisse; on les charge par derrière et ils sont pourvus, en dessous, de galets qui permettent de les rouler facilement. En outre, chacun de ces brancards est brisé dans le sens de la longueur, de sorte qu'en les pliant à angle droit, on les transforme en banquettes d'omnibus en accrochant le bord libre d'une moitié au panneau et l'autre moitié reposant sur le parquet; on a ainsi, par cette ingénieuse combinaison, de chaque côté, un siège pouvant recevoir six personnes assises très-commodément.

France. — Nous voici arrivés à la France où nous allons trouver un bien plus grand nombre de brancards, de différents modèles et de différents systèmes. Nous étudierons d'abord ceux qui sont dus à l'industrie privée, puis le brancard réglementaire du Ministère de la Guerre et enfin les brancards exposés par la Société française de secours aux blessés militaires.

Dans une charrette d'ambulance exposée par M. Aubié Bergerac, de Montauban, se trouvaient quatre *brancards-lits, rigides et sans pieds.* Chacun d'eux se compose d'un cadre en bois fixe garni d'une toile cirée rembourrée, formant matelas et traversin et muni de chaque côté et à chaque extrémité de rallonges en bois glissant dans des coulisses. Ces brancards-lits n'ont pas de pieds, mais ils portent en dessous et de chaque côté deux galets qui permettent de les rouler sur le parquet de la voiture destinée à les transporter. Ils sont munis de trois bandes pour pouvoir maintenir les blessés, et dans chaque oreiller se trouve un caisson arrondi de 0m,58 de long sur 0m,20 de large, dans lequel on peut placer bidon, charpie et bandes, de manière à avoir toujours sous la main ce qu'il faut pour donner les premiers soins au blessé.

M. Collin présentait *un brancard construit en bois avec écartement en fer*, garni d'une forte toile et pourvu de pieds seulement du côté de la tête.

Il se compose de deux hampes carrées en bois, tenues en écartement à chaque extrémité par deux petites traverses en fer plat formant charnière au milieu et maintenues par une vis de pression. Cette disposition permet de plier le brancard pour faciliter son entrée dans les voitures et dans les wagons. Chaque bande d'écartement large de 0m,03 et épaisse de 0m,005 est fixée de chaque côté sur les hampes au moyen d'un écrou.

Les hampes glissent dans les coulisses d'une forte toile libre à une de ses extrémités pour permettre d'exhausser la tête du blessé. On accroche alors cette partie libre à une garniture en fer fixée de chaque côté sur les hampes et au-dessus de laquelle se trouve une autre garniture également en fer qui continue la première pour qu'on puisse y accrocher une toile destinée à recouvrir le blessé. Du côté de la tête, les hampes sont munies de petits pieds en bois de 0m,10 de haut; ces pieds sont fixes et font corps avec les hampes. A l'autre extrémité des hampes il n'y a pas de pieds.

Sous la tente d'ambulance exposée par M. Couette, on trouvait un *brancard-lit en fer creux* de 0m,02 de diamètre, très-léger et muni d'allonges, également en fer creux, articulées pour pouvoir se replier en-dessous du brancard-lit.

Nous citerons ensuite un *brancard élastique* sans bandes d'écartement et sans pieds, pourvu d'un appareil alternatif de suspension et d'irrigation du Dr André Lebel.

Ce brancard se compose de deux hampes longitudinales en bois garnies d'une forte toile trouée au milieu. Du côté de la tête, la toile peut être relevée et soutenue par de petits montants en fer. Il est placé sur un cadre pliant en bois, monté sur quatre pieds également en bois. L'extrémité de chaque hampe passe dans un anneau en caoutchouc de 0m,08 de diamètre et de 0m,02 d'épaisseur fixé lui-même à un crochet en fer adapté à chaque angle du cadre. Sur l'un des côtés se trouve fixée une potence en bois avec une suspension pour fracture et un seau d'incendie en toile muni d'un tube en caoutchouc pour irrigation.

Nous allons maintenant étudier le *brancard réglementaire pliant et pourvu de pieds du Ministère de la Guerre.*

Le brancard réglementaire du Ministère de la Guerre se compose de deux hampes carrées en bois arrondies aux extrémités, et maintenues en écartement par deux plates-bandes en fer, mobiles à chaque bout, pour pouvoir être pliées le long des hampes ou enlevées complétement. A cet effet, ces traverses, larges de 0m,03 et épaisses de 0m,003, sont posées sur les hampes et maintenues par un boulon qui traverse les hampes et les bandes et qui est fixé au moyen d'un écrou pour permettre de l'enlever facilement quand on veut démonter le brancard.

Une forte toile, garnie de cuir de chaque côté, est clouée sur les hampes qui sont munies de pieds en bois, hauts de 0m,15. Ces pieds mobiles sont fixés à la face intérieure des hampes au moyen d'écrous et sont maintenus d'un côté par des points d'arrêt en fer enfoncés dans celles-ci et de l'autre par les bandes d'écartement. Ils ne peuvent, par conséquent, se plier que d'un côté et seulement lorsque ces dernières sont elles-mêmes repliées ou enlevées. Du côté de la tête, les pieds se prolongent en dessus d'environ 0m,30 et sont munis à leurs extrémités supérieures de petites tiges en fer sur lesquelles on agrafe la toile à l'aide d'œillets dont elle est garnie de ce côté, pour exhausser la tête du blessé.

Les hampes sont garnies d'un petit carré en fer à l'endroit où les pieds et les bandes d'écartement sont fixés.

A côté d'un de ces brancards, on avait placé des bretelles destinées à l porter. Ces bretelles sont tout simplement deux sangles ordinaires terminées par une anse à chaque bout.

La Société française de secours aux blessés militaires nous offrait de nombreux sujets d'étude.

Nous décrirons d'abord le brancard type de la Société qui est du même modèle que celui du Ministère de la Guerre. Il en diffère cependant par les modifications suivantes : la toile est mobile, elle est fixée aux hampes par des cordes passées dans des anneaux et peut être séparée du brancard immédiatement, dès que cette corde est retirée; des traverses articulées remplacent les traverses rigides du brancard réglementaire et les pieds du brancard se relèvent ou s'abaissent en même temps que l'on fait mouvoir les traverses articulées.

1° *Brancard type articulé (Société française)* (pl. II, fig. 6). — La Société française de secours aux blessés militaires avait exposé deux modèles de brancards à traverses articulées, construits par MM. Werber et Colas, d'après le système de M. le comte de Beaufort. Le premier de ces modèles, pliant et pourvu de pieds, se compose de deux hampes carrées en bois, terminées, à chaque extrémité, par des poignées arrondies et munies de pieds en bois ou en fer creux à base arrondie pour faciliter le glissement. Du côté de la tête, ces pieds sont surélevés d'environ 0m,20 pour l'exhaussement de la partie de la toile qui supporte la tête du blessé. Les hampes sont tenues en écartement, à chaque bout, par des traverses en fer articulées au milieu de leur longueur. Ces traverses pivotent sur les hampes à chacune de leurs extrémités et se terminent par une saillie, qui agit sur les pieds, les relevant et les abaissant selon que le brancard s'ouvre ou se ferme. Des crochets, formant coin, fixent les traverses dans la position déterminée par l'écartement des hampes qui lui-même est réglé par la toile. Cette toile est fixée, au moyen d'œillets, sur des anneaux qui se trouvent sur les côtés des hampes et est maintenue au moyen d'une corde passée dans ces anneaux. Du côté de la tête, la toile est libre et s'accroche sur l'extrémité supérieure de la partie surélevée des pieds. Ce modèle pèse 9 kilos, avec pieds en bois et 10 kilos, avec pieds en fer. Il coûte de 30 à 35 francs.

2° Dans le second modèle, lorsqu'on ferme le brancard, les traverses articulées relèvent les pieds; lorsqu'on l'ouvre, ceux-ci sont abaissés par des chaînettes qui les relient aux traverses. Les pieds sont en bois garni de tôle. Ce brancard pèse, avec pieds, bois et tôle, environ 10 kilos. Il coûte de 22 à 25 francs. Ces deux modèles, comme nous l'avons dit, représentent les brancards types de la Société française de secours aux blessés militaires. Nous allons étudier maintenant les autres genres présentés dans l'exposition de cette Société :

3° Un *brancard rigide, avec pieds, dont les deux hampes sont en bambou.* — Chaque hampe est formée de deux bambous surperposés et réunis par des liens en chanvre goudronné. Deux fers en équerre, articulés et fixés sur d'autres fers adaptés aux bambous, tiennent ces hampes en écartement en avant et en arrière. Aux extrémités des bambous, se trouvent des anses en jonc et au-dessous, des pieds formés de deux joncs réunis. Ce brancard, garni d'une forte toile, est très-lourd.

4° Un *brancard avec encliquetage pour raidir la toile.* — Ce brancard se compose de deux hampes rondes en bois, de 0^{m},04 de diamètre, sur lesquelles est étendue une toile fixée d'un côté et enroulée de l'autre pour pouvoir être tendue à volonté. A chaque extrémité, ces hampes sont tenues en écartement par deux traverses en fer de 0^{m},012 de diamètre et de 0^{m},55 de long. Un bout de la traverse est à charnière solide et l'autre bout porte une fourchette en demi-cercle qui embrasse un petit collier creux en tôle, muni de deux joues dentées qui reçoivent un cliquet pour raidir la toile. Ce brancard, très-léger, pèse à peu près 6 kilos.

5° *Brancard à bambous* (pl. II, fig. 2). — Ce brancard de première ligne avec pieds est du docteur baron Mundy. Il se compose de deux hampes en bambou tenues en écartement, à chaque extrémité, par deux traverses carrées en bois, munies de pieds également en bois. Ces pieds font corps avec les traverses d'écartement; ils sont fixes et percés pour recevoir l'extrémité des hampes. Il est garni d'une forte toile bordée d'une coulisse, à droite et à gauche, pour recevoir les hampes, et percée d'œillets, à chaque bout, pour pouvoir être agrafée sur des pitons fixés sur la partie extérieure des traverses d'écartement. A une extrémité, on place un coussin pour exhausser la tête du blessé ; il est d'une extrême légèreté : 4 kilos 500.

6° Un *brancard, table à opération*, pliant et pourvu de pieds, construit par M. Kellner, sur les indications du docteur baron Mundy. Appelé par ce dernier, *brancard à crémaillères* et à plusieurs fins, il peut servir comme brancard ordinaire au moyen de poignées mobiles à glissement; il peut être introduit dans les voitures ou wagons; il peut servir au transport des blessés atteints de fractures des membres inférieurs; enfin placé sur deux tréteaux, il constitue une table à opération. Il se compose d'un cadre de brancard ordinaire, garni d'un coussin en cuir, divisé en trois parties mobiles, articulées les unes avec les autres. Des crémaillères, dont le cadre est pourvu, à chaque extrémité, permettent de former, avec chacune des fractions du coussin, un plan incliné soit pour la partie supérieure du corps, soit pour les membres inférieurs. Une crémaillère permet de donner à la partie supérieure du corps l'inclinaison voulue ; une autre sert à placer les membres inférieurs dans la position la plus favorable pour la blessure. Ce brancard est muni d'allonges mobiles, à glissement, destinées à servir de poignées et est pourvu de pieds articulés.

7° La Société française a exposé un troisième brancard rigide et pourvu de pieds, construit sur les indications du docteur baron Mundy, pour le service des hôpitaux temporaires et pour l'intérieur d'une ville. C'est un *brancard d'hôpital* rigide, pourvu de pieds, garni de crin et de cuir et muni de rideaux.

8° Enfin, nous avons encore à citer, toujours exposés par la même Société, les *brancards improvisés* de M. le comte de Beaufort. Un de ces brancards, pliant et muni de pieds, se compose de deux jeunes troncs d'arbres formant hampes et de deux autres formant croix de Saint-André pour maintenir l'écartement à chaque extrémité et servir de pieds. Une toile est tendue sur les hampes au moyen de cordelettes pour constituer le brancard. Ces cordelettes doivent produire des tensions opposées, de manière à donner à l'ensemble toute la rigidité que comporte l'élasticité de la matière employée.

Le second brancard improvisé (pl. IV fig. 5) semblable au premier, est dépourvu de toile. Une cordelette, jouant librement comme un lacet à travers des trous pratiqués dans la longueur des hampes, fait fonction de sommier. Les parties saillantes du corps tendent la cordelette, l'abaissent au point où elles s'appuient, relevant les autres et se moulant, pour ainsi dire, sur la couche. Ce brancard mérite d'être apprécié, à cause de sa grande légèreté ; il ne pèse que 4 kilos 700.

Nous avons fait construire plusieurs modèles de brancards que nous n'avons pas exposés, mais que nous allons décrire cependant. Notre brancard le plus simple se compose de deux hampes longitudinales en bois de sapin de $1^m,60$ de longueur et de 4 centimètres carrés d'épaisseur, avec extrémités arrondies pour servir de poignées. Deux traverses fixes de $0^m,65$ de longueur et de 3 centimètres carrés d'épaisseur tiennent ces bâtons en écartement de manière à former un cadre sur lequel on boucle ou on lace des sangles destinées à recevoir le matelas ou la paillasse qui supporte le blessé ou le malade couché. Ce brancard est d'une très-grande simplicité et d'une extrême légèreté.

Un autre brancard destiné à retirer le blessé du champ de bataille ou à le transporter à une faible distance, se compose tout simplement d'une forte toile d'une longueur variable, bordée, à droite et à gauche, d'une coulisse destinée à recevoir deux hampes rondes en bois de sapin qui n'ont pas besoin d'être plus longues que la toile. Dans ce cas, pour enlever le malade ou le blessé couché sur ce brancard et le porter, comme il n'y a pas de bandes d'écartement, deux porteurs, un de chaque côté, saisissent les hampes, les soulèvent et gagnent ainsi au moins 15 à 20 centimètres de hauteur. En effet, le patient ne prend pas toute la largeur de la toile et en soulevant les hampes, tout en laissant reposer le malade sur le sol, on a une bonne hauteur qui empêche d'avoir besoin de pieds et qui permet de bien saisir et de bien enlever l'appareil. On peut, suivant le besoin, donner à la toile et aux hampes la longueur que l'on veut.

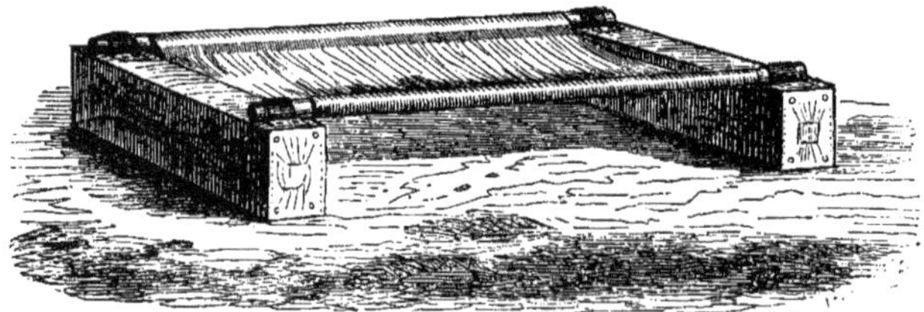

Fig. 6. — Brancard disposé pour le transport par voiture ou par wagon.

Brancard disposé pour le transport par voiture ou par wagon. — Nous avons fait construire un brancard de ce genre spécialement destiné au transport par voitures ou par wagons. Ce brancard (fig. 6) se compose d'une forte toile, large de $0^m,50$, bordée à droite et à gauche de coulisses dans lesquelles glissent deux hampes rondes de $1^m,10$ de long, dont les poignées seules dépassent la toile. Pour le transport par voitures ou wagons, les extrémités de chaque hampe sont engagées dans des gaînes en cuir solidement fixées sur le dessus de tabourets élastiques. Le brancard repose sur deux tabourets, un du côté de la tête, large de $0^m,12$, long de $0^m,60$ et haut de $0^m,16$, et un du côté des pieds, de même longueur et de même largeur, mais un peu plus bas, sa hauteur n'est que de $0^m,13$. Chaque tabouret se compose de deux planchettes entre lesquelles se trouvent quatre ressorts à boudin cylindrique, en spirale simple, qui tiennent ces planchettes en écartement. Ils sont solidement garnis d'une enveloppe de toile qui maintient le tout à la distance voulue en permettant de comprimer les ressorts et d'obtenir une certaine tension. L'ajustement de ceux-ci est fait de manière à permettre des mouvements dans tous les sens, de haut en bas, d'avant en arrière, de droite à gauche. Les secousses des voitures sont amorties de haut en bas par le mouvement des ressorts ; les mouvements latéraux et ceux d'avant en arrière sont amortis par le balancement des tabourets. En un mot, toutes les secousses sont contre-balancées par le mouvement des ressorts. Dans ce modèle, comme nous l'avons déjà dit, les hampes ont une longueur presque égale à la largeur des wagons de chemins de fer et des voitures à quatre places ordinaires, de manière à pouvoir placer sur les deux banquettes le brancard maintenu sur les tabourets par les anses en cuir qui se trouvent en dessus. Les tabourets eux-mêmes sont calés d'un côté contre les dossiers des voitures ou des wagons et arrêtés de l'autre côté par la partie plus large des poignées des hampes. Pour le transport du brancard et des tabourets qui ne sont pas utilisés, on roule la toile sur les hampes, on place les tabourets bout à bout, ce qui donne la même longueur que celles-ci, et on enferme le tout dans une simple housse en toile qui forme un sac d'un diamètre de $0^m,16$, d'une longueur de $1^m,20$, fermé à chaque extrémité au moyen de cordes glissant dans des coulisses.

Brancard à tabourets élastiques et sangles. — Nous constituons encore un brancard avec sangles et supports élastiques au moyen de deux hampes rondes en bois, de longueur variable suivant le besoin (pl. II, fig. 3), que l'on fait glisser dans les coulisses de six sangles qui forment son fond et peuvent recevoir une paillasse rigide et capitonnée pourvue d'un petit coussinet pour la tête, sur laquelle le malade ou le blessé se trouve couché (pl. II, fig. 4). A chaque extrémité et de chaque côté, les paillasses sont percées d'ouvertures pour permettre de passer les bâtons dans leur intérieur, dans le cas où les sangles feraient défaut. Le brancard se trouve alors constitué au moyen d'une paillasse portée par deux hampes la traversant en longueur (pl. II, fig. 5) et dépassant en avant et en arrière pour permettre aux extrémités de former poignées pour les porteurs.

Brancard disposé pour le transport (pl. II, fig. 3 et 4). — Pour le transport par voitures ou par wagons, on place ce brancard sur deux tabourets élastiques destinés à maintenir l'écartement des hampes, en engageant leurs extrémités dans les anses en cuir qui se trouvent sur le dessus de ces tabourets. Outre l'élasticité des tabourets, on a l'élasticité des hampes, et celle-ci est d'autant plus grande que ces hampes sont plus longues, car elle s'obtient toujours en raison de l'éloignement des tabourets. Le même brancard, avec tabourets élastiques, peut être suspendu par deux cordes attachées de chaque côté et l'élasticité continue toujours à fonctionner. Une fois arrivé à destination, on enlève les tabourets, on dégage les hampes des coulisses des sangles ou des paillasses, et le malade ou le blessé est placé dans son lit sans qu'on ait besoin de le changer de coucher, car il peut parfaitement rester sur sa paillasse capitonnée. Les mêmes tabourets, les mêmes hampes et les mêmes sangles peuvent donc servir pour le transport d'un grand nombre de blessés; la paillasse seule reste avec le patient. Le matériel est facile à transporter, quand il ne sert pas; on entasse les paillasses, on range les hampes, les sangles et les tabourets, il faut peu de place et il n'y a pas de temps perdu.

Notre brancard constitué avec deux hampes et une paillasse, nous nous servons de supports mobiles en bois pour maintenir l'écartement, surélever le brancard et recouvrir le malade ou le blessé. Chaque support (pl. II, fig. 5) se compose d'un cadre en bois de 60 centimètres carrés, dont les deux branches verticales se prolongent en dessous sur une longueur de $0^m,22$ pour former pieds. Ces deux branches portent en dehors, sur leurs côtés, deux supports en bois, longs de $0^m,22$, larges de $0^m,05$, sur lesquels on place les extrémités des hampes du brancard. On assujettit ces hampes, au moyen de cordes, en laissant une certaine distance entre le cadre de manière à donner au brancard une certaine élasticité. On peut parfaitement, au moyen de ces supports, transporter les malades ou les blessés par voitures ou par wagons. En effet, les secousses de haut en bas sont amorties par l'élasticité produite par la longueur des hampes, et les secousses latérales par la mobilité qui existe entre les hampes et les branches des supports.

Brancard avec paillasse, supports mobiles et couverture (pl. II, fig. 5). — Pour recouvrir le malade ou le blessé, on jette sur la partie supérieure des cadres une toile qui tombe jusqu'à terre de tous côtés et garantit complétement le patient. On emploie à volonté deux cadres ou un seul pour le côté correspondant à la tête, de manière à avoir un plan incliné. Le brancard peut être défait très-facilement, puisqu'il n'y a qu'à détacher une simple corde et à retirer les hampes en laissant sur sa paillasse le malade ou le blessé transporté et placé pour ainsi dire, sans la moindre secousse. On peut de nouveau, si besoin est, replacer les supports, remettre les hampes dans la paillasse et recouvrir le blessé pour un second transport et tout cela toujours sans secousses.

Il est très-facile au moyen de hampes de placer les malades ou les blessés dans leur lit ou de les changer, mais, pour cela, il faut que les lits soient d'une hauteur peu élevée, que les hampes soient courtes (à peu près de la longueur du lit) et qu'on les saisisse par les côtés. Avec notre méthode, nous constituons un brancard complétement indépendant, très-léger et composé à volonté.

Nous nous servons encore pour le transport des blessés, d'une *couchette tapis-brosse, en crin végétal,* longue de 1^{m},72, large de 0^{m}60 et épaisse de 0^{m},03. Cette couchette tapis-brosse porte en dessous six sangles solidement cousues et formant anses de chaque côté pour recevoir deux hampes destinées à la transporter avec un blessé ou un malade couché. Les sangles qui se trouvent aux extrémités, du côté de la tête et du côté des pieds traversent complétement le tapis. On peut laisser le patient sur cette couchette dont le coucher est très-doux et qui offre plusieurs avantages sur les autres. En effet, elle contrebalance les secousses des voitures mal suspendues, elle peut facilement être lavée à grande eau suivant le besoin et enfin elle est d'un prix peu élevé.

Italie. — M. Locati, de Turin, avait exposé dans la section italienne trois *brancards pliants, avec pieds.* Le premier se compose de deux hampes en bois, de forme ovale, maintenues en écartement, à chaque extrémité, par une traverse en bois et placées dans une forte toile retournée autour et lacée en dessous au moyen de cordes. Chaque bande d'écartement est munie de deux pieds fixes, faisant corps avec elle et à l'endroit où cette bande forme pied, elle est percée d'un trou pour laisser passer les poignées des hampes arrondies à cet effet. A cet endroit, la traverse est garnie de tôle. Du côté de la tête, la bande d'écartement se continue en haut et forme un demi-cercle pour permettre d'exhausser la tête du blessé. Ces bandes d'écartement sont maintenues d'une part, par la partie beaucoup plus forte des hampes, et d'autre part par la toile qui passe par dessus, les entoure et est lacée en dessous.

Sur ce brancard était écrit : brancard de camp, A. Locati, Turin, fait le 25 mai 1877. Il est facile à démonter, sans ferrures conformément aux prescriptions des congrès sanitaires internationaux, il a été essayé avec bons résultats par le corps sanitaire de l'armée d'Italie qui l'a proposé au Ministère de la Guerre pour être adopté.

Le deuxième brancard (pl. III, fig. 5) se compose de deux hampes triangulaires en bois, arrondies à chaque bout, munies de pieds en fer et tenues en écartement, vers leurs extrémités, par une traverse en bois; le tout garni d'une forte toile pour coucher le blessé. Les bandes d'écartement en bois, sont terminées par des anses en fer, destinées à recevoir les hampes. Ces bandes sont maintenues d'une part, par l'élargissement des hampes et d'autre part, par la toile qui passe par-dessus et est lacée en dessous. Du côté de la tête, la bande d'écartement est continuée par un demi-cercle en bois qui part de chaque extrémité et remonte en dessus pour permettre de relever la tête du blessé. Les hampes sont munies, à chaque bout, de pieds en fer en forme de V et l'extrémité supérieure de ces pieds formés de bandes de fer, entoure les hampes de manière à les fixer solidement. A chaque extrémité, la toile qui entoure les bandes d'écartement est tendue au moyen d'une corde qui passe d'une part, dans des œillets en cuivre qui la bordent, et d'autre part, dans des œillets semblables fixés à une bande de toile cousue au-dessous; sur les côtés, elle est lacée en dessous, au moyen de cordes passant dans des œillets en cuivre garnis de cuir qui bordent ses deux côtés. Le tout est très-fortement tendu. Ce brancard porte en outre, sur les côtés, des bandes de toile munies de courroies et destinées à maintenir le blessé et les couvertures.

Sur ce deuxième brancard on lisait : brancard, A. Locati, breveté à Turin, se démontant pour faciliter le transport sur les épaules. Il a été présenté au Ministre de la Guerre, le 25 novembre 1877.

Sur le troisième brancard, tout à fait semblable au premier, on lisait : adopté en 1878, par le Ministre de la Guerre pour le service de l'armée italienne.

Pays-Bas et Indes Néerlandaises. — Nous décrirons d'abord les brancards exposés dans la partie réservée aux Indes Néerlandaises, et nous étudierons ensuite les brancards qui se trouvaient dans la section des Pays-Bas proprement dits.

Nous citerons en commençant, quatre *tiroirs-lits rigides et sans pieds* placés dans la charrette d'ambulance de M. Déelemann exposée dans la partie réservée aux Indes Néerlandaises et que nous étudierons plus loin (pl. VI, fig. 4). Ces tiroirs-lits, à fonds cannelés, garnis de tringles en fer sur les côtés sont fermés et maintenus en arrière, dans la voiture, par un verrou.

Dans la même partie, nous avons trouvé deux *brancards-lits de camp*, rigides et munis de pieds, exposés également par M. Déelmann, ingénieur à Batavia. Le premier brancard-lit de camp, a été adopté dans les armées des Indes Néerlandaises; il se compose d'un châssis en bois dur sur lequel une forte toile est clouée, excepté du côté de la tête où elle peut s'allonger pour recevoir un oreiller. Ce châssis est supporté par quatre tringles en fer de $0^m,50$ de hauteur, formant pieds; à une hauteur de $0^m,30$ au-dessus du sol, le châssis est fixé, à chaque tringle, au moyen de chevilles, le reste de la tringle traverse le bois du châssis et est garni au-dessus par une forte toile double de $0^m,10$ de large qui est tendue de chaque côté pour former des gardes. A chaque extrémité, une tringle en fer de la largeur du châssis, courbée en demi-cercle à convexité supérieure, est articulée de chaque côté sur le châssis de manière à pouvoir être couchée en avant sans qu'il soit possible de la replier en arrière où elle est arrêtée par des chevilles en bois. Ces tringles forment ainsi des anses hautes de $0^m,72$ qui permettent la suspension du brancard. A cet effet, l'extrémité supérieure de chaque anse est rétrécie et forme un petit cercle qui peut recevoir un bâton rond de $0^m,06$ de diamètre pour que deux hommes puissent porter, sur leurs épaules, le brancard-lit suspendu sur ce bâton. Le deuxième brancard-lit, semblable au premier, est pourvu d'un oreiller et recouvert d'une gaze tombant jusqu'à terre destinée à garantir le blessé contre les moustiques.

Le même exposant présentait encore, dans la même section, un *brancard-hamac* que nous avons décrit page 453 dans notre paragraphe sur les hamacs, auquel nous renvoyons le lecteur.

Dans la section des Pays-Bas proprement dits, le Comité de la Société de la Croix-Rouge d'Utrecht avait exposé un *brancard, système Herckenrath*. Ce brancard en fer, muni de lourds supports, a, en place de pieds, des feuilles de ressorts courbées en demi-cercle.

M. Keyser, d'Utrecht présentait un *brancard en bois, pliant sur les deux côtés*, garni d'une forte toile, muni d'une capote et reposant, à chaque extrémité, sur deux demi-cercles en fer renversés.

Sous le côté développé de la voiture, tente d'ambulance, système du lieutenant-colonel J. H. Kromhout, exposée par le Ministre de la Guerre et que nous étudierons plus loin, se trouvaient trois *brancards en bois pliants* munis de pieds et d'allonges en bois glissant dans des bandes en fer galvanisé. Ces brancards sont garnis de toile munie de bandes de cuir sur les côtés et fixée au moyen de boutonnières. Au milieu on trouve des joues en toile qui remontent pour maintenir les blessés et leurs couvertures. Ces brancards, dont la partie correspondant à la tête peut être relevée pour l'exhaussement, sont munis de pieds en bois très-solides, garnis de petites bandes de fer galvanisé et mobiles au moyen de charnières en bois.

M. W. P. Ruisch, médecin militaire à Amsterdam, présentait un *brancard-lit* d'ambulance pliant et muni de pieds articulés. Cet appareil peut servir de brancard pour le transport des blessés sur le champ de bataille, de lit d'ambulance ou de lit de transport soit par voitures ou wagons, soit par eau. Il se compose d'une couchette en bois articulée à charnières pour être pliée et garnie d'une double toile pour augmenter l'élasticité. Cette toile peut être relevée à une extrémité et l'intervalle qui se trouve alors entre la couchette et la toile relevée peut être rempli et former un soutien très-commode pour la tête de la personne couchée. Cette couchette est munie de supports en fer en forme de T qui les empêchent d'enfoncer dans la terre molle et qui peuvent rentrer dans les bras. Elle est pourvue en outre de pieds articulés portant des galets pour permettre de la rouler et de leviers mobiles que l'on peut fixer dans les bras à des endroits différents selon l'usage auquel le lit-brancard est destiné. Ces leviers mobiles permettent de le transporter et de l'installer facilement dans les voitures, les wagons ou les bateaux.

Ce lit-brancard est assez léger, très-solide et se démonte facilement et rapidement. Son plus grand avantage est la facilité qu'il offre de former un lit ou un brancard disposé de façon que le blessé ne soit pas obligé de changer de position pendant son transport du champ de bataille à l'ambulance ou à l'hôpital.

Russie — La Russie nous présentait deux modèles de *brancards pliants, avec pieds*, système du capitaine Valentin de Gorodezki. Le premier brancard se compose de deux hampes en bois, rondes, mobiles, de 0^m,04 de diamètre, terminées par des poignées arrondies, longues de 0^m,13 et d'un diamètre de 0^m,03. Ces hampes glissent dans les coulisses d'une toile libre à une extrémité pour permettre d'exhausser la tête du blessé. Les bandes d'écartement, également en bois, sont terminées, à chaque extrémité, par un anneau en fer destiné à recevoir les bouts des hampes et munies en dessous d'une plate-bande en fer de 0^m,02 de large et de 0^m,004 d'épaisseur qui forme pieds. Ces pieds s'inclinent de dedans en dehors à angle de 45 degrés et sont fixés à la traverse d'écartement au moyen de boulons et d'écrous. La largeur des pieds, en haut, au point où ils sont fixés à la traverse d'écartement, est de 0^m,14, et en bas, au niveau du sol, de 0^m,06; leur hauteur est de 0^m,17.

Brancard avec traverses articulées (pl. II, fig. 1). — Le deuxième brancard ne diffère du premier que par les bandes d'écartement et par les pieds. Chaque bande d'écartement, formée de deux parties articulées, au milieu et en dessous, par charnière et maintenues en dessus par un fort crochet en fer, est munie de deux pieds en fer en forme de ᘔ placés verticalement et arrondis dans la partie qui touche le sol. Ces pieds sont fixés à la bande d'écartement au moyen de boulons maintenus par des écrous. Ces deux brancards sont en sapin.

Dans la voiture d'ambulance exposée par M. Schmidt, de Saint-Pétersbourg, et que nous étudierons plus loin page 480, cet exposant présentait un mode de transport de blessés d'une grande simplicité. Dans cette voiture, les blessés sont couchés sur des matelas en toile et laine fortement capitonnés. Chaque matelas est fixé sur une forte toile imperméable sous laquelle quatre sangles larges de $0^m,075$ sont fortement cousues. Ces sangles forment, de chaque côté du matelas, des anses destinées à recevoir des bâtons ronds en bois qui forment hampes. Ces hampes sont ensuite tenues en écartement, à chaque bout, par deux autres bâtons, également en bois, terminés par un anneau en fer destiné à recevoir l'extrémité de chaque hampe, afin de constituer un brancard pour permettre de transporter le blessé couché sur le matelas.

Suisse. — Nous terminerons ce paragraphe par la description de deux brancards présentés dans la section suisse : Un brancard-gouttière de M. Demaurex et un brancard que nous avons trouvé dans la voiture d'ambulance exposée par M. Hauck, carrossier à Genève.

Le *brancard-gouttière* pliant, sans pieds, de M. Demaurex, bandagiste à Genève, a pour but d'immobiliser les blessés pendant le transport et peut être employé au traitement des fractures compliquées des membres inférieurs. Ce brancard, large de $0^m,60$, se compose de deux hampes articulées et de quatre traverses en fer qui maintiennent l'écartement. La longueur de la partie moyenne des bâtons est de $1^m,15$, la longueur de la partie articulée correspondant à la tête est de $0^m,70$ et la longueur de la partie articulée correspondant aux pieds est de $0^m,50$. Ces dernières parties peuvent se rabattre et se maintenir dans des positions fixes pour former pieds. Chaque partie articulée est maintenue en écartement par une tringle et la partie du milieu par deux tringles. Les articulations se font au moyen de tôles plates galvanisées de $0^m,04$ de large et de $0^m,003$ d'épaisseur; ces plates-bandes sont fixées sur les extrémités mobiles du brancard qui roulent sur le bout arrondi de la partie moyenne, partie qui, elle-même, est traversée par une cheville en bois qui forme le mouvement de l'articulation. Une fois cette articulation allongée, on peut maintenir la partie articulée au moyen d'une petite traverse placée en dessous; les plates-bandes et le dessous de l'articulation forment alors pieds. A l'endroit où les articulations se touchent, une dent en bois entre dans la partie fixe pour maintenir le tout.

Ce brancard est garni d'un appareil composé d'attelles jugulées sur toile, placé sur les traverses en fer du milieu et maintenu par trois anneaux en fer bouclés. Il constitue, avec ou sans le brancard, une gouttière embrassant tout le corps, offrant ainsi les avantages des grandes gouttières de Bonnet, sous une forme et un volume réduits, pour en rendre l'emploi plus facile dans les ambulances. Les attelles, composées de planchettes de différentes longueurs, suivant les dimensions du corps, ont $0^m,03$ de large. Elles peuvent être retirées pour permettre de laver la toile qui présente au milieu une ouverture pour les évacuations. Du côté de la tête, tout est maintenu par des sangles et la traction et la contre-extension s'opèrent au moyen de grandes écharpes qui vont se fixer au travers du brancard.

Le *brancard pliant*, monté sur six galets, qui se trouvait dans la voiture d'ambulance de M. Hauck, est large de 0m,50, a un fond en bois, à claire-voie, et est divisé en quatre parties pour être plié en longueur. La partie du milieu, fixe, est tapissée; les autres parties, non tapissées, sont mobiles, au moyen de charnières. Les extrémités, servant de poignées, sont également mobiles sur charnières pour permettre de placer facilement le brancard dans la voiture. Il est muni de six galets creux qui facilitent son chargement et son déchargement et surmonté de trois cerceaux en bois réunis entre eux par quatre petites planchettes parallèles, placées en longueur et maintenues dans les bois du brancard par des coulisses en tôle. Ces cerceaux sont destinés à recevoir une toile qui permette de couvrir et de garantir le blessé.

5° Brancards et Civières à roues. — Brouettes.

Avant d'arriver au transport des blessés avec le concours des animaux, nous avons à étudier les brancards à roues, les chariots à main, destinés comme les précédents au transport par le concours des hommes. Ces brancards montés sur des roues, qui n'ont été introduits dans les ambulances que depuis quelques années, méritent certes une étude toute particulière, et c'est ce qui nous a poussé à les réunir dans un paragraphe spécial. Ces brancards qui ont pour but d'enlever les blessés du champ de bataille, en diminuant le nombre des porteurs, doivent être bien suspendus afin de diminuer, autant que possible, les secousses qui font tant souffrir les blessés et être, en outre, d'une très grande légèreté pour être conduits, sans trop de fatigue, par un seul homme.

En effet, pour être utile, ce mode de transport doit avoir l'avantage de mener plus vite à destination et sans secousse, tout en procurant une économie de force motrice.

Autriche-Hongrie. — Dans la section austro-hongroise, M. Jacob Lohner de Vienne, avait exposé un *brancard à roues*, disposé pour être traîné, soit par un cheval, soit par un homme (pl. V, fig. 7).

Cet appareil est formé d'un chariot et d'une couchette-brancard. Le chariot se compose de deux grandes roues de 1m,50 de diamètre et de 0m,025 d'épaisseur, à doubles rayons en bois, pourvues d'un essieu coudé et courbé en haut. De chaque côté du coude de l'essieu est placé un brancard de traction en bois maintenu en écartement en avant et en arrière par des traverses également en bois. La traverse antérieure porte une attache pour un cheval et la postérieure est relevée par deux fers courbes pour permettre de pousser le chariot. Les brancards pour le cheval se replient sur les côtés, à droite et à gauche et chaque brancard est doublé par un brancard à main; sur chaque coude de l'essieu est fixé un ressort de 1m,50 de long destiné à soutenir une couchette large de 0m,53, toute pleine, en bois, munie d'allonges rentrant dans les côtés et pouvant servir pour la porter. Cette couchette, garnie d'un matelas et d'un oreiller capitonnés en varech est pourvue à chaque extrémité de deux pieds maintenus en écartement par une tringle en fer et placés en biais lorsqu'ils reposent sur le sol. Ces pieds peuvent être repliés le long de la couchette. Un couvercle rigide, en fer et bois, très léger et garni de toile munie d'ouvertures, sert à recouvrir et garantir le blessé.

La couchette peut être suspendue aux extrémités des ressorts longs à l'aide de quatre plates-bandes en fer. Pour le chargement, on conduit le chariot à l'endroit où se trouve le blessé installé dans la couchette, de manière que les deux grandes roues roulent à droite et à gauche suivant l'axe longitudinal e que la couchette se trouve au-dessous de l'essieu, en face des bandes de ressorts de suspension. On soulève la partie correspondant à la tête du blessé e on l'accroche à ces ressorts ; on soulève ensuite et on accroche de même la partie correspondant aux pieds. Pour le déchargement, on opère en sens inverse, de manière que les pieds du blessé soient descendus avant sa tête.

Le chargement peut se faire d'une autre manière. Le chariot amené sur la couchette, on enraye les roues au moyen de courroies destinées à cet usage, et on abaisse la partie du chariot correspondant à la tête du blessé, de manière que les bandes de suspension descendent jusqu'à la couchette elle-même. On accroche alors la partie de la couchette correspondant à la tête à ces bandes, on relève le chariot et on l'abaisse en sens contraire pour attacher de la même façon la partie correspondant aux pieds du blessé. Seulement, comme nous l'avons dit, la couchette repose sur le sol sur des pieds placés en biais; il faut donc, si l'on use de ce dernier mode de chargement, lorsqu'on a accroché la partie correspondant à la tête et qu'on soulève le brancard avec la couchette pour l'abaisser du côté des pieds, afin d'accrocher cette partie, faire bien attention que les pieds qui supportent la couchette de ce côté peuvent se rabattre. Il nous paraît donc raisonnable, une fois la partie correspondant à la tête accrochée, de relever la partie correspondant aux pieds sans abaisser le chariot.

Le blessé est parfaitement dans la couchette et sur le pavé même ne ressent aucune secousse, grâce aux longs ressorts auxquels elle est suspendue. Un seul homme peut traîner ce brancard-roues avec la plus grande facilité sur tous les terrains.

Belgique. — Dans la section belge, nous avons trouvé trois brancards à roues.

1° Un *brancard à roues*, porte-civière ou léchophore, exposé par MM. d'Ieteren frères, de Bruxelles et construit par eux, sur les indications de M. Charles de Latour.

Ce véhicule (pl. I, fig. 10) se compose de deux roues de 1m,30 de diamètre et de 0m,04 d'épaisseur, garnies de fers demi-ronds. L'essieu de ces roues forme en dessus un demi-cercle d'un rayon de 0m,80 qui porte dans son milieu une lanterne avec l'inscription : *Hôpital*. Sur le coude, entre la courbure de l'essieu et les roues se trouve, de chaque côté, un ressort de 1m,20 de long qui soutient un châssis en bois formé de deux bâtons longitudinaux réunis en avant et en arrière par deux traverses, de manière à former un cadre, tout en laissant dépasser les bâtons longitudinaux à chaque extrémité, pour qu'ils puissent servir de poignées pour les brancardiers. Outre les deux ressorts qui soutiennent ce châssis, quatre ressorts en feuilles courbées, d'un rayon de 0m,30, deux à la jonction des traverses avec les bâtons longitudinaux et deux à environ 0m,20 des premiers, sont attachés au-dessus de ces bâtons et garnis de soupentes qui descendent d'environ 0m,15 et sont terminées par de forts crochets qui servent à supporter une civière ou couchette en bois, à claire-voie, très-solide. Cette couchette est munie, à chaque extrémité, de deux poignées et recouverte par une toile tendue sur des cerceaux en bois, de manière à former un couvercle qui se meut par charnières. Elle est pourvue de quatre pieds pour pouvoir reposer par terre, et sa hauteur au-dessus du sol est de 0m,45. Les roues sont établies à la largeur des voies de tramways, la longueur totale du porte-civière est de 4m et sa largeur de 1m,10. Il est muni, à une extrémité, de deux grands supports en fer destinés à le soutenir.

Le blessé se trouvant couché dans la civière posée sur le sol, on pousse le porte-civière, de manière que les supports se trouvent du côté de la tête. Ces supports posant à terre, on soulève la civière pour l'accrocher aux soupentes du côte de la tête, puis on soulève l'autre extrémité pour l'accrocher également.

Le décrochage s'effectue à rebours, de manière que la tête du blessé ne soit pas descendue plus bas que les pieds.

Ce véhicule a été adopté par les hôpitaux de Bruxelles et par plusieurs administrations particulières.

Légende de la pl. I, fig. 10.

Porte-civière a deux roues, A A, brancards réunis par des traverses; B B. et formant châssis reposant sur l'essieu cintré D; C. C. C. C. Ressorts attachés aux brancards et garnis de soupentes aux bouts desquelles sont adaptées des crochets H, H servant à supporter la civière E, E; F, F. Supports.

2° Un *brancard à roues* de M. de Mooij, médecin militaire hollandais, construit et exposé par M. Thelen, de Bruxelles.

Ce brancard est monté sur deux grandes roues en fer, à doubles rayons et moyeux en fer, de 1m,35 de diamètre et de 0m,35 d'épaisseur. Ces roues sont réunies par un essieu coudé en dessous ; la courbe de cet essieu est de 0m,40 et est distante du sol de 0m,27. Sur ce coude s'en trouve un second de 0m,15 de long qui remonte en face du premier. Ce deuxième coude se termine, de chaque côté, par une patte qui porte une tringle en fer, solidement fixée, de 0m,02 de diamètre et de 2m,50 de long. Les deux tringles sont tenues en écartement, à chaque extrémité, par des tringles transversales de 0m,65 de long, de manière à former un cadre qui se trouve à 0m,80 au-dessus du sol. De chaque extrémité de ce cadre, partent deux bandes en fers plats de 0m,05 de large, 0m,004 d'épaisseur et 0m,35 de long qui descendent obliquement vers le sol et sont réunies, à leur extrémité inférieure, par une plate-bande également en fer plat de même largeur, de même épaisseur et de 0m,48 de long. Les bandes sont à frottement sur les tringles et servent de pieds quand le brancard est posé sur le sol. Le tout peut être démonté facilement. Sur chaque extrémité du brancard, à chaque point de réunion des tringles longitudinales avec les tringles transversales, on a fixé un anneau destiné à supporter un hamac en toile, bordé de coulisses et garni de cordes dans la longueur et la largeur. Ce hamac porte, dans toute sa longueur, à droite et à gauche, une tringle en fer de 0m,004 de diamètre et sur ces tringles et sur ce hamac, on trouve de fortes pattes en cuir de 0m,06 de large, entaillées pour recevoir, à chaque extrémité, un cerceau en fer destiné à supporter une toile qui sert de couverture. Du côté de la tête, une autre tringle en fer soulève la toile et, de ce côté, la tringle d'écartement est surmontée d'une tige de fer qui suit toute la largeur du brancard et forme avec la première un châssis rectangulaire de 0m,35 de hauteur. La tringle qui maintient l'écartement en arrière porte dans son milieu une petite tige de fer de 0m10 de hauteur sur laquelle on accroche la toile servant de couverture. Celle-ci est en outre fixée, au moyen de vis, sur les demi-cercles qui la soutiennent. Elle porte, dans des coulisses, trois cordes, une au milieu et une de chaque côté, pour qu'on puisse la raidir à volonté.

3° Un deuxième *brancard à roues* de M. de Mooij, construit et exposé par M. Thelen.

Ce brancard est monté sur deux grandes roues à doubles rayons en fer de 1m,30 de diamètre et 0m,035 d'épaisseur. L'essieu coudé en dessous, forme une courbe de 0m,50 et cette courbe est distante du sol de 0m,16. A l'endroit du coude, l'essieu est traversé par une tringle en fer de 0m,02 de diamètre maintenue par une vis de pression. Cette tringle porte, à chaque extrémité, un crochet maintenu également par une vis de pression, et chaque crochet supporte l'un des anneaux d'un brancard en fer. Ce brancard qui se trouve à 0m,40 au-dessus du sol, est maintenu en écartement par des tringles transversales en fer munies de pieds également en fer de 0m,20 de hauteur. Chaque extrémité est pourvue d'une poignée en bois emmanchée sur un bec-de-cane en fer de $0^m,02$ de diamètre. A ce brancard en fer, est suspendue une couchette formée d'un cadre en bois, à fond sanglé. L'ensemble est recouvert par un toit en toile cirée ; ce toit complétement mobile, qu'on peut enlever par pièces et qui est surélevé du côté de la tête, est soutenu à chaque extrémité par un demi-cercle en bois et au milieu par des demi-cercles en fer placés de distance en distance. Il est percé du côté de la tête et du côté des pieds de grandes ouvertures munies de rideaux.

Chine. — Nous ferons rentrer dans notre paragraphe sur les brancards à roues, plusieurs *brouettes* qui servent au transport en Orient et qui étaient exposées dans la section chinoise.

Nous avons remarqué une *brouette à grande roue.* Avec cette brouette, on peut transporter deux personnes, une à droite et l'autre à gauche, placées sur deux claies formant sièges qui se trouvent de chaque côté de la roue. Entre ces deux claies, au-dessus de la roue, une troisième claie qui réunit les deux premières peut recevoir une assez forte charge. La roue, qui a environ 1 mètre de hauteur, est cerclée d'un fer dont la surface libre présente une rainure dans son milieu. Ses jantes ont environ $0^m,05$ de largeur et $0^m,12$ de hauteur ; ses rais sont emmanchés dans un moyeu de $0^m,20$ de diamètre et de $0^m,50$ de longueur. Le moyeu est traversé par un essieu en fer dont les deux extrémités s'engagent dans une planchette en forme de marteau. Chaque planchette, haute de $0^m,20$, large de $0^m,10$ et épaisse de $0^m,02$, supporte un brancard de $2^m,50$ de long, de sorte que chaque brancard se trouve surélevé de toute la hauteur de la planchette. Les planchettes sont obliquement fixées aux brancards et forment avec eux un angle d'environ 30°, de sorte que, par cette ingénieuse disposition, l'inclinaison des brancards au repos, lorsqu'ils portent par terre, se trouve sensiblement amoindrie.

Les brancards sont réunis entre eux par des traverses qui emprisonnent la roue de toutes parts, et deux montants, qui vont parallèlement avec la roue et la dépassent, sont pourvus d'une claie de $1^m,50$ de long sur $0^m,50$ de large, le tout assez fort pour supporter une lourde charge. En outre, sur chaque côté des brancards, court un bois cintré en ovale de $1^m,50$ de long et de $0^m,50$ de large, emmanché fortement sur les brancards et formant une claie également ; sa partie la plus large de chaque côté est de $0^m,50$. Ainsi, en ajoutant les $0^m,50$ de large de la claie qui surmonte la roue aux $0^m,50$ des claies qui se trouvent de chaque côté, on a $1^m,50$ de large sur $1^m,50$ de long.

Une deuxième *brouette à une roue.*

La roue est située entre les deux brancards, au milieu de leur longueur. L'essieu est soutenu de chaque côté dans l'angle de croisement de deux planchettes qui descendent des brancards. Ceux-ci sont surmontés d'un châssis en bois destiné à recevoir les charges. Au-dessous de chaque brancard, se trouve un pied mobile destiné à le tenir dans la position horizontale. Chaque pied est commandé par deux ficelles qui le maintiennent en place.

Une troisième *brouette* à longs et très-forts brancards et à une roue.

Cette brouette est destinée au transport de charges très-fortes. La roue se trouve au tiers de l'extrémité des brancards.

France. — Dans la section française, nous avons à étudier : un brancard à deux roues du regretté Dr Gauvin, mort à l'âge de 35 ans ; un brancard à deux roues de M. Guillot et un brancard-voiture à quatre roues de M. Vincent.

Le *brancard-lit, à ressorts, avec roues* du Dr Gauvin (pl. IV, fig. 4), a été exposé par la Société française de secours aux blessés militaires. En voici la description :

Deux hampes en bois munies de 2 galets en bois de 0m.05 de diamètre, garnies d'une forte toile et tenues en écartement, à chaque extrémité, par des tringles en fer pliantes, constituent un brancard dont le milieu est pourvu, en-dessous et de chaque côté, d'une patte en fer double qui fait saillie sur le côté et qui est trouée pour pouvoir laisser passer un cylindre en fer de 0m.012 de diamètre. Ce cylindre sert à fixer le brancard sur un triangle en fer plat supporté par un essieu droit, également en fer, monté sur deux grandes roues, de 0m,85 de diamètre. Ce brancard est surmonté, de chaque côté et à chaque extrémité par un ressort en feuilles, courbé en demi-cercle qui supporte un châssis en bois garni de toile avec appui pour la tête. De ce côté, le châssis est muni d'une capote en tringles de fer articulées recouvertes d'une toile et est pourvu, du côté des pieds, d'une couverture en toile destinée à recouvrir et à protéger le corps. De chaque côté et au milieu, on trouve une joue garnie de cuir.

Ce brancard utile sur tous les terrains est très mobile et se démonte facilement de ses roues pour pouvoir servir de brancard ordinaire. Comme il porte avec lui ses ressorts de suspension, il peut alors être facilement placé, chargé d'un blessé, soit dans une voiture, soit dans un wagon.

Légende de la planche IV, fig. 4.

BRANCARD-LIT A RESSORTS, AVEC ROUES DU Dr GAUVIN. — A, point de jonction mobile entre le brancard et l'essieu. — B. Capote en toile. — C. Tablier en toile pour couvrir le blessé.

Le *brancard* de M. Guillot, bandagiste à Paris, était placé sur un *chariot à deux roues* construit sur les indications du professeur Léon Le Fort. Ce brancard et le chariot sont complétement indépendants et peuvent être séparés avec la plus grande facilité.

Le *brancard* (pl. III, fig. 4) est en fer creux galvanisé, garni d'une forte toile double en treillis lacée en dessous pour être enlevée commodément. Il porte une surélévation pour la tête, et la toile treillis qui supporte cette partie du corps est soutenue par une traverse en fer creux brisée en deux parties et se démontant facilement. Les deux traverses qui tiennent les hampes du brancard en écartement, également en fer creux, sont munies de deux pieds en forme de Y, l'un en avant, l'autre en arrière. Ces traverses sont tenues, dans les points de jonction avec les hampes, par des clavettes à tenons et à rainures pour permettre de démonter le tout afin de ne former qu'un léger paquet. Le prix de ce brancard est de 70 francs, son poids est d'environ 6 kilos.

A l'Exposition, ce brancard se trouvait placé à 0m,40 au-dessus du sol, sur un *chariot à deux roues* de 0m,80 de diamètre, à rayons alternés (pl. III, fig. 3). Le train de roues dû, comme nous le disions plus haut, au professeur Léon Le Fort, peut s'adapter également au brancard réglementaire du Ministère de la guerre. L'essieu est en fer courbé en demi-cercle en dessous, et sur cet essieu sont fixés deux ressorts en feuilles de 0m,80 de long, portant de chaque côté des chappes à charnières surmontées par des vis de pression qui permettent de fixer le brancard maintenu en outre par une coupe demi-ronde en bois. Les ressorts sont fixés sur l'essieu par une chappe de l'épaisseur de cet essieu et sont maintenus par un écrou à oreilles. L'essieu est fixé aux roues au moyen de clavettes en fer et retenu par un cordon en cuir qui passe au travers de la clavette. Ces différentes dispositions permettent de démonter très facilement le tout pour n'en faire qu'un léger colis. Le prix du train de roues est de 90 francs, ce qui remet les deux appareils : brancard et train de roues à 160 francs.

Le *brancard-voiture* de M. Vincent est en bois, garni d'une forte toile tendue au moyen de cordes et monté sur quatre roues, deux grandes derrière de 0m,75 et deux de devant de 0m,30 de diamètre. Il est suspendu sur des ressorts en feuilles. Les deux grandes roues sont montées sur un axe en fer, articulé au centre de manière qu'on puisse rapprocher ces roues l'une contre l'autre. Les deux petites roues conjuguées, montées sur un essieu, sont fixées l'une contre l'autre. Sur l'essieu de derrière se trouvent deux grands ressorts en feuilles de 0m,85 de long qui ont leur point d'appui, d'une part, sur le milieu du brancard, et d'autre part sur son extrémité correspondant à la tête. Du côté des pieds, on trouve également deux petits ressorts fixés à l'essieu des petites roues qui tournent autour de leur axe. L'essieu des roues de devant porte, en outre, une feuille de ressort coudée presque en équerre. Sur ces ressorts, est placée de chaque côté, une tige de brancard en bois et ces deux tiges sont réunies, du côté de la tête et du côté des pieds, par des tringles transversales qui maintiennent l'écartement et constituent un cadre. En retirant ces tringles, on peut rapprocher les tiges et plier l'essieu des grandes roues pour diminuer la largeur. Du côté de la tête, les tiges sont surmontées de feuilles de ressorts, courbées en demi-cercle d'un rayon de 0m,25 ; les bouts libres de ces ressorts sont réunis par une tringle transversale chevillée et mobile qui maintient l'écartement et permet d'exhausser la tête de la personne couchée. Tout le long du brancard, de chaque côté, cinq petites feuilles de ressorts sont percées de trous de 0m,015, donnant passage à des cordes qui glissent dans les coulisses d'une toile, destinée à recevoir le malade et le blessé et qui la tendent fortement. Du côté de la tête, cette toile et ces cordes sont fixées sur la tringle de surélévation. Du même côté enfin, trois tringles en fer garnies de toile, forment capote. Cette capote est fixée, de chaque côté du brancard, à une tige en fer, au moyen d'un piton muni d'une vis à oreilles.

La longueur de ce lit-brancard est de 1m,80.

6° Cacolets et Litières.

Le premier mode de transport de blessés par le concours des animaux que nous ayons à étudier est le transport au moyen de cacolets et de litières. Par ce moyen, les blessés qui peuvent être transportés assis sont placés sur les cacolets, le visage tourné du côté de la tête de l'animal et maintenus par une ceinture de cuir. Ceux qui ne peuvent se tenir assis, ceux par exemple qui sont atteints de fractures des membres inférieurs, sont placés dans les litières, la tête dirigée en avant et les pieds en arrière. Les cacolets sont accouplés par paires et peuvent être placés indifféremment à gauche ou à droite du bât, tandis que les litières, appariées de même, sont distinguées en litières de droite et de gauche. Il importe que la charge soit égale des deux côtés et bien équilibrée pour que les blessés soient plus doucement transportés et que l'animal ne soit pas blessé par le bât. Lorsque les cacolets ne sont pas employés, leur conformation permet de les replier sous un petit volume et on les attache sur la croupe des animaux qui doivent les porter. Les litières anciennes ne se repliaient pas totalement, mais aujourd'hui on est arrivé à conformer, au moyen de tringles de fer articulées, des litières nouvelles qui se replient entièrement comme les cacolets. Cette disposition offre ainsi l'avantage de permettre toute espèce de chargement sur les bâts munis de cacolets ou de litières repliés. Parmi les animaux, ce sont généralement les mulets que l'on emploie pour ce mode de transport, et comme ils peuvent passer partout, on peut aller chercher les blessés jusqu'au milieu même des combattants, tout en employant beaucoup moins de personnel. Dans certains pays, surtout dans les pays montagneux dépourvus de routes, et dans certaines circonstances, les cacolets et les litières peuvent donc rendre de grands services et cependant ils ne doivent être employés que lorsque tous les autres moyen de transport font défaut, car les blessés n'y trouvent jamais, quelque soin que l'on apporte à la fabrication et à la disposition de ces appareils, qu'un bien-être fort relatif. En effet, le mouvement imprimé aux cacolets et aux litières par l'animal, marchant même au pas, ne permet pas d'employer ce mode de transport pour les blessures graves.

D'un autre côté, le transport par cacolets et litières, avec des mulets surtout ne paraît pas d'un emploi avantageux sur les champs de bataille, car il faut quatre hommes pour contenir un mulet emporté sous le feu de l'ennemi et s'en rendre maître et, de plus, le chargement, au milieu des combattants, est difficile et souvent dangereux.

Par conséquent et comme nous le disions tout à l'heure, ce moyen de transport est peu praticable et ne doit véritablement être employé que lorsque tous les autres font absolument défaut.

L'Espagne et la France qui, du reste, paraissent être les seules puissances qui aient employé, d'une manière systématique et suivie, ce mode de transport, sont aussi les seules puissances qui aient présenté des cacolets et des litières à l'Exposition de 1878.

Espagne. — Le Parc militaire de santé de Madrid exposait différents *cacolets* et quelques modèles de cacolets ordinaires. Nous signalerons seulement un *bât* destiné à transporter ces cacolets (fig. 5, page 451) surmonté, dans son milieu, par un petit tonneau en bois pouvant contenir à peu près 25 litres.

France. — Dans la section française, des cacolets et des litières ont été présentés par le Ministère de la guerre et par la Société française de secours aux blessés militaires.

Le Ministère de la guerre avait exposé un spécimen de *mulet avec cacolets* destinés au transport de blessés assis et un spécimen de mulet avec litières pour le transport de blessés couchés.

Les cadres des cacolets sont en fer; ils sont garnis de coussins, munis de supports pour les pieds des blessés et peuvent se replier pour le transport des bagages.

Les *litières* sont composées de tringles de fer articulées à charnières, réunies par de fortes bandes de toile croisées et laissant entre elles des intervalles, de manière que cet assemblage donne assez d'élasticité pour recevoir les blessés couchés. Les litières peuvent être repliées comme les cacolets pour permettre au besoin le transport d'une partie du matériel.

Le mouvement de ces cacolets et de ces litières est assez doux et produit un effet de tangage. Chaque cacolet et chaque litière pèsent environ 48 kilog. avec le bât.

La Société française de secours aux blessés militaires a présenté une *selle* de cheval, pourvue de chaque côté, d'une planchette de $0^m,55$ de long et de $0^m,45$ de large destinée à recevoir un cacolet, ou une litière, ou un coffret d'ambulance. Cette selle est garnie de coussins pour garantir la colonne vertébrale de l'animal destiné à la porter

La même Société exposait encore un *bât cacolet* en bois (pl. IV, fig. 9), présenté par M. Houzé de l'Aulnoit, vice-président du Comité de secours aux blessés de Lille. Le bât et les crochets qui y sont attachés ont servi au service du matériel d'ambulance des mobilisés de l'armée du Nord, pendant la guerre de 1870-1871. Présentés au comité de Lille, en 1871, par M. Houzé de l'Aulnoit, ils ont été adoptés à cause de leur légèreté et de leur force.

Pour utiliser cet appareil comme cacolet, on se sert d'un siège composé de six barrettes en bois que l'on peut replier contre le dossier. Ce dossier est composé de deux barres verticales reliées supérieurement par une barre horizontale et terminées par deux crochets que l'on maintient fixés le long du bât, au moyen de deux crampons en fer. Pour que le malade ou le blessé puisse trouver un point d'appui, la partie supérieure du dossier est munie d'une tige en fer à pivot susceptible de se relever et de recevoir une lanière de cuir qui peut être attachée au crampon supérieur. Une autre lanière fixée à la partie antérieure du siège peut être abaissée pour soutenir les pieds de la personne assise.

Pour transporter des blessés couchés, on place de chaque côté de la selle et sur les cacolets une couchette de $1^{m},80$ de long et de $0^{m},60$ de large. Chaque couchette (pl. IV, fig. 10), formée de tringles en fer articulées à charnières, est garnie d'une forte toile; elle peut se replier facilement et est pourvue d'une capote formée également en tringles de fer articulées à charnières, pour pouvoir être repliée et destinée à recevoir une toile qui puisse protéger la tête du blessé couché.

7° Voitures d'ambulance.

Les voitures d'ambulance sont destinées au transport des blessés du champ de bataille à l'ambulance la plus voisine, de celle-ci à des ambulances ou à des hôpitaux peu éloignés, aux gares de chemins de fer ou aux embarcadères des bateaux à vapeur. Cette partie du matériel, malgré toutes les améliorations qui y ont été apportées, laisse beaucoup à désirer à cause des difficultés que l'on a à surmonter pour concilier l'intérêt particulier du blessé avec l'intérêt plus général de l'armée. Beaucoup de voitures que nous allons étudier, pèchent surtout par leur extrême lourdeur, quand elles devraient réunir une grande légèreté à une extrême solidité. Les voitures disposées pour recevoir six blessés couchés sur trois étages, malgré les différentes modifications qu'elles ont subies, soit pour l'élévation des brancards de l'étage supérieur, soit pour la fixité de ces brancards, nous paraissent cependant devoir difficilement atteindre leur but. En effet, c'est toujours avec une très-grande difficulté que les couchettes supérieures sont mises en place quand elles sont chargées et malgré tout, les blessés sont exposés à de grandes oscillations.

Pour les voitures destinées au transport de quatre blessés couchés sur deux étages, la grande difficulté que l'on a à charger et à décharger les blessés du deuxième étage nous ferait proposer un plancher à claire-voie, pour les brancards supérieurs. Ce deuxième plancher pourrait être fixé au moyen de charnières afin de pouvoir être rabattu et servir de banquettes pour les malades ou blessés assis. On aurait ainsi les avantages suivants : facilité de chargement et de déchargement, en faisant glisser les brancards sur ce deuxième plancher; possibilité de placer ou de retirer chaque blessé sans avoir besoin de déranger les autres, ce qui serait un grand avantage; et enfin sécurité plus grande qu'avec des brancards suspendus au moyen de courroies, puisqu'on n'aurait pas à craindre les dangers que peut amener une courroie brisée.

D'un autre côté, une bonne voiture d'ambulance doit être simple, légère, bien suspendue, bien aérée, d'une solidité suffisante, d'un accès commode et d'une contenance qui permette de placer les blessés assis ou couchés sans qu'ils soient incommodés l'un par l'autre. Comme aménagement, elle doit posséder plusieurs brancards, des ressources chirurgicales de première nécessité, quelques provisions de bouche, un réservoir à eau et un réservoir à boisson. Toutes les voitures qui ont été exposées présentent plus ou moins toutes ces qualités; quoi qu'il en soit, chacun a fait des efforts pour chercher à rendre le plus grand bien-être possible aux blessés et tous ces efforts ont donné naissance aux nombreuses voitures que nous allons avoir à étudier et que nous diviserons en deux classes : les voitures à deux roues et les voitures à quatre roues destinées au transport des blessés. A la fin de cette étude, nous décrirons deux appareils destinés à supporter les brancards dans les voitures afin d'éviter aux blessés couchés sur ces appareils les souffrances si douloureuses occasionnées par les cahots et les chocs. Un de ces appareils, dû à M. le comte de Beaufort, se trouvait dans l'exposition de la société française de secours aux blessés militaires; le deuxième, présenté dans la section russe, est dû au capitaine Valentin de Gorodezki. Enfin nous terminerons en citant quelques modes d'appropriation des voitures ordinaires au transport des blessés présentés au Congrès international d'hygiène tenu à Bruxelles en 1876. Nous ne nous occuperons ici que des voitures destinées au transport des blessés; pour les autres voitures qui ont un but spécial : voitures-tentes, fourgons de pharmacie, chirurgie, médecine, voitures-cuisines, le lecteur les trouvera dans les chapitres suivants, auxquels nous le prions de se reporter.

Voitures à deux roues.

France. — Dans la section française, on trouvait plusieurs voitures à deux roues.

Une *charrette d'ambulance pour quatre blessés couchés* transversalement sur quatre lits-brancards rangés sur le même plan. Cette charrette, construite et exposée par M. Aubié Bergerac carrossier à Montauban, est montée sur deux roues qui ont près de 2 mètres de hauteur; la largeur d'un moyeu à l'autre est de 2^m,38. La caisse longue de 2^m,40, large de 2 mètres et haute de 1^m,10 est suspendue sur deux ressorts parallèles (pl. VI, fig. 9) de 2 mètres de long placés en longueur et fixés sur l'essieu. La voiture est pourvue de quatre brancards pour l'attelage de deux chevaux l'un à côté de l'autre. Ces brancards (pl. VI, fig. 8) réunis deux à deux et solidement fixés sur la partie moyenne de l'essieu, à l'aide de bandes de fer, sont maintenus en écartement par une traverse en fer solide. Les deux tiers inférieurs de la caisse sont fermés par une porte articulée qui s'ouvre dans toute la largeur en s'abaissant de haut en bas; le troisième tiers ou tiers supérieur complétement ouvert, est garni de rideaux mobiles. Les deux tiers inférieurs des panneaux des côtés sont complétement fermés et le tiers supérieur tout ouvert est également muni de rideaux mobiles. A l'avant, en haut, se trouve la place pour le cocher qui a son siége entaillé dans la caisse. La toiture de la voiture porte une galerie destinée à recevoir l'armement et l'équipement des blessés. Sous la caisse on trouve quatre supports mobiles pour la soutenir quand elle est au repos et un brancard de rechange pour l'attelage; à gauche un petit coffre et en avant une pelle et une pioche. Cette voiture est assez légère; il lui manque un réservoir, un frein et un marchepied.

A l'intérieur, place pour quatre blessés couchés transversalement sur quatre lits-brancards rangés sur le même plan. Comme nous l'avons dit dans notre paragraphe sur les brancards, page 457, ces quatre lits se composent de cadres en bois garnis d'une toile cirée rembourrée formant matelas et traversin et munis de chaque côté et à chaque extrémité, de rallonges en bois glissant dans des coulisses pour permettre de les porter comme brancards. Dans la voiture, ils sont placés en travers et portent, de chaque côté et en dessous pour le chargement, deux galets qui glissent sur des rails fixés sur le fond de la caisse. Le poids de la voiture est de 402 kilogrammes; en en faisant faire un certain nombre, le prix de chaque serait de 1,700 francs.

Nous regardons cette voiture comme celle qui remplit mieux que tout autre analogue de l'exposition, les facilités pour charger, décharger, transporter et passer sur des terrains accidentés, ainsi que les expériences faites l'ont démontré. Elle est construite d'après toutes les règles du progrès moderne, notamment au point de vue des brancards de l'attelage qui, prenant leur point d'appui sur l'essieu et non sur la caisse, épargnent aux blessés les secousses provenant de faux mouvements, car les secousses provenant des chevaux s'amortissent sur l'essieu. La caisse n'est donc exposée qu'aux secousses des roues, mais ces secousses se trouvent elles-mêmes amorties par les deux grands ressorts de 2 mètres de long, longueur extraordinaire, sur lesquels elle est suspendue. Les deux grandes roues de 2 mètres de diamètre permettent à cette charrette de passer sur des terrains accidentés, de traverser même des fossés et de franchir toutes sortes d'obstacles qu'une voiture d'un autre genre ne peut aborder. La grande distance d'une roue à l'autre est une garantie contre les chutes sur les terrains très-inclinés où des voitures ordinaires risqueraient de verser. Enfin, la manière de placer les blessés transversalement permet d'aménager quatre blessés l'un à côté de l'autre sans les superposer, avantage immense pour la facilité de charger et de décharger la voiture et, avantage encore plus grand, qui évite aux blessés placés sur deux étages dans les voitures ordinaires, surtout à ceux qui occupent la partie supérieure, les souffrances causées par les chocs violents latéraux (1).

Le Ministère de la Guerre exposait une *voiture à deux roues pouvant recevoir deux blessés couchés* l'un à côté de l'autre dans le sens de la longueur. Cette voiture destinée à un cheval est suspendue sur quatre ressorts à six feuilles, deux ressorts fixés parallèlement sur l'essieu, s'allongeant en avant et en arrière pour recevoir les brancards de l'attelage et deux autres ressorts, un en avant, l'autre en arrière, dont le milieu supporte la caisse et dont les extrémités fixées aux brancards les tiennent en écartement. En arrière, à leur extrémité, ceux-ci sont encore maintenus écartés par une tringle en fer d'un centimètre et demi de diamètre.

La caisse posée sur le ressort de devant et sur le ressort de derrière est longue de 2^{m},50, haute de 1^{m},60 et large de 1^{m},50. Elle est divisée en deux parties, l'antérieure renferme une banquette sur laquelle il y a place pour le conducteur et deux personnes. La partie postérieure, disposée pour recevoir les blessés, n'est pas séparée de la première par une cloison et un infirmier, placé sur l'avant, peut aider au chargement et au déchargement des brancards. L'avant, l'arrière et les baies des côtés sont fermés par des rideaux en toile fixés au moyen de courroies et de pitons. Le marchepied de derrière, formé de deux palettes articulées se relève et vient compléter la fermeture de la partie inférieure de l'arrière. Devant et derrière, des bâtons de repos sont fixés dans des manchons en fer; celui de derrière est articulé. Sous le plancher, une échelle pour le chargement et le déchargement; sur le toit, une garniture en fer pour maintenir l'équipement et l'armement des blessés. A l'avant, une lanterne et un drapeau portant la croix rouge; enfin des croix rouges peintes sur les côtés. Cette voiture a été faite dans les ateliers de l'État. A l'intérieur, place pour deux malades ou blessés couchés sur deux brancards réglementaires du Ministère de la Guerre. Une gouttière en métal munie d'une chaînette, facilite le chargement des brancards; elle est munie de trois galets, un à chaque extrémité et un au milieu à cheval sur un rail fixé dans le plancher de la voiture. Une fois introduits, les brancards sont suspendus à des courroies qui entourent chaque extrémité du brancard reposant en outre sur un crochet de

(1) Voir *Etudes sur l'Exposition de 1867, Appareils et instruments de l'art médical*, par le Dr Gruby, chez Lacroix, éditeur, rue des Saints-Pères, 54, Paris.

sûreté fixé à une anse en fer. Les courroies sont fixées également au moyen d'anses en fer, d'une part aux parois, et d'autre part à deux tringles en fer, l'une en avant, l'autre en arrière, qui vont, au milieu de la voiture, du parquet au plafond. Ces tringles sont mobiles et sont fixées au parquet au moyen de vis que l'on retire pour les coucher ensuite en haut, sous le ciel de la caisse.

Cette voiture à deux roues, suspendue sur quatre ressorts, est une des innovations du Ministère de la Guerre. Sa construction ne laisse rien à désirer, aussi bien au point de vue de la solidité qu'au point de vue de la douceur de la suspension. Cette suspension sur quatre ressorts qui a été adoptée par le Ministère de la Guerre est en usage dans beaucoup d'industries depuis une cinquantaine d'années. Si on compare cette voiture à celles exposées par le Ministère en 1867, on pourra mesurer la distance énorme parcourue par l'administration de la guerre, distance qui est tout à son honneur (1).

Ls société française de secours aux blessés militaires présentait plusieurs voitures à deux roues.

1° Une *charrette ordinaire appropriée au transport d'un blessé couché.* Cette charrette (pl. III, fig.6) pour un cheval est montée sur deux roues et suspendue par deux ressorts. La suspension n'a rien de particulier, les brancards de l'attelage sont fixés à la caisse qui porte en avant deux supports mobiles pour la soutenir quand elle est au repos. A l'avant on trouve un petit coffre qui s'ouvre intérieurement. Dans l'intérieur, un brancard est fixé de chaque côté, sur les ridelles au moyen de crochets munis de ressorts à boudin longs de $0^m,18$ et larges de $0^m,16$, système du D[r] Le Fort. Chaque ressort (fig. 7), exécuté par Mr Werber se compose d'une partie élastique terminée d'un côté, par une tringle formant crochet que l'on fixe sur les ridelles, et de l'autre côté, par un autre crochet qui reçoit la hampe du brancard.

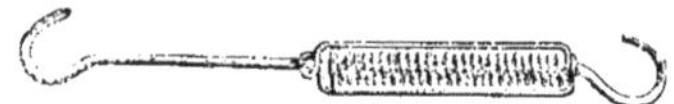

Fig. 7. Ressort avec crochets, pour la suspension des brancards.

2° Une *voiture à deux roues pour quatre blessés couchés.* Cette voiture (pl. VI, fig. 1 et 2), construite par M. Colas, se compose d'une caisse de $2^m,50$ de longueur, $1^m,28$ de hauteur et $1^m,40$ de largeur montée sur deux roues de $1^m,45$ de diamètre et suspendue sur trois ressorts : deux ressorts longitudinaux placés sur l'essieu, un de chaque côté et parallèlement avec l'axe de la caisse reçoivent les brancards de l'attelage ; le troisième placé transversalement et fixé également sur l'essieu supporte la caisse dans son milieu, de manière que le train, complétement indépendant de la caisse, ne lui communique pas les mouvements imprimés aux brancards par le cheval, et qu'elle reste uniquement soumise au jeu des ressorts.

Elle est pourvue de double marchepieds derrière et de chaque côté. Le marchepied de derrière formé de deux palettes articulées, se relève et complète la fermeture de la partie inférieure de l'arrière de la voiture. L'avant et l'arrière sont fermés par des rideaux simples en toile et les baies des côtés par des rideaux doubles. En avant, sous le plancher, se trouve un coffre divisé en deux compartiments pouvant recevoir divers objets ou agrès. Sur le devant, au-dessus du tablier est disposé un double réservoir en fer blanc renfer-

(1) Voir *Exposition du Ministère de la Guerre* 1867. *Appareils et instruments de l'art médical*, par le Dr Gruby, chez Lacroix, éditeur, rue des Saints-Pères, 54, Paris.

mant de l'eau et de l'eau-de-vie. Cette voiture est munie d'un frein, de deux lanternes, l'une en avant, l'autre en arrière ; enfin d'une pelle et d'une pioche placées sur les côtés. La toiture porte une galerie destinée à recevoir l'armement et l'équipement des blessés. La caisse est divisée en deux parties : celle d'avant renferme une banquette sur laquelle il y a place pour le conducteur et deux personnes; cette banquette est mobile pour faciliter la manœuvre du chargement. La disposition intérieure de la seconde partie permet de placer quatre blessés couchés, deux par étage. Les brancards sont suspendus par des courroies fixées d'une part sur les parois et d'autre part sur deux tringles en fer, l'une en avant, l'autre en arrière, qui vont du parquet au plafond et qui peuvent être couchées en haut sous la toiture. Le prix de la voiture est de 1,600 francs. Bonne voiture et asssez douce pour les blessés.

3° Plusieurs *voitures-cadres* du Dr Olive, construites par MM. Monteil et Cie de Marseille,pour 4 blessés couchés (pl. IV, fig. 1 et 2).

La charpente de chaque voiture qui peut être montée sur deux roues dont l'essieu est pourvu de deux ressorts, se compose de cadres de 2m,10 sur 1m,30. Le cadre du fond est muni de quatre pieds en fer en forme de marteaux, de 0m,50 de long, ayant pour but de le surélever au-dessus du sol quand la voiture est dégarnie de ses roues. La partie supérieure de chaque pied longue de 0m,07 et ayant 0m,02 de diamètre, s'engage dans une douille garnie de fer et la partie inférieure, petite plaque en forme de double T large de 0m,065 et épaisse de 0m,005, s'appuie alors sur le sol. Ce cadre est surmonté par quatre montants en bois de 1m,40 de haut, 0m,07 de large et 0m,155 d'épaisseur réunis en haut par deux traverses en bois de même largeur et de même épaisseur, de manière à former quatre châssis.

Les montants sont brisés vers le milieu de leur hauteur et pourvus de charnières pour permettre de rabattre le plafond sur le plancher de la voiture. Ils sont maintenus sur les côtés par des bandes de fer de force solidement fixées et munies d'un levier en fer qui glisse dans un écrou pour permettre d'abattre ou de relever ces montants. Tous les châssis réunis forment le cadre d'une caisse de voiture. Les châssis de côté, portent, dans les points de jonction des bois, une équerre en fer fixée par des écrous et des vis. A l'intérieur de ces châssis, on trouve, séparées par un espace de 0m.70, deux traverses larges de 0m,07 et épaisses de 0m,03. Le cadre supérieur est réuni, au moyen de charnières avec les châssis des côtés, ainsi qu'avec ceux de devant et de derrière.

Dans ce cadre, à une distance de 0m,70, on trouve des traverses en fer en forme de T qui maintiennent l'écartement. Ces fers sont mobiles, coudés de chaque côté et retenus par des écrous à oreilles. Les châssis de devant et de derrière sont réunis au milieu, au moyen de traverses avec les châssis de côté. Le tout est recouvert par une forte bâche et fermé tout autour, au moyen de rideaux attachés avec des boucles et des boutonnières garnies de cuir.

A l'intérieur, place pour quatre brancards pliants, avec pieds, garnis de toile et légèrement surélevés du côté de la tête; de ce côté, l'extrémité porte un petit rouleau transversal de 0m,05 de diamètre. Les brancards sont suspendus, à chaque extrémité, au moyen de courroies attachées d'une part, aux montants des châssis latéraux et d'autre part, à de fortes tringles en fer, de 0m,22 de long sur 0m,02 de large placées au milieu des traverses des châssis de devant et de derrière, de manière a être surélevées de 0m,15 du niveau de ces traverses pour permettre la suspension d'un bout des brancards supérieurs. Il reste un espace vide de 0m,06 entre le brancard et la tringle pour empêcher le frottement et les secousses. La partie inférieure de la tringle se termine par un crochet horizontal dans lequel s'engage une forte courroie bouclée sur une articulation en fer qui se trouve au milieu du châssis inférieur. De chaque côté de la courroie, une anse en cuir reçoit un bout du brancard qui se trouve éloigné du cadre de 0m,20. Au-dessous, à une extrémité du châssis inférieur, se trouve un cylindre en forme de rouleau, évasé au milieu, engagé dans une plaque de 0m,04 de diamètre qui facilite le chargement et le déchargement des brancards.

On trouvait quatre corps de voitures, tous du même genre, mais cependant avec quelques variantes. Les uns avaient un plancher, un autre était fixé sur un essieu dont les roues d'un diamètre de 1m,60 se trouvaient à côté.

Une autre voiture-cadre était munie de ressorts en fer transversaux, adaptés aux montants au moyen de courroies. Ces ressorts fixés sur une bande en cuir sont destinés à recevoir quatre brancards, leur longueur est de 1m,25, leur largeur de 0m,06 et leur épaisseur de 0m,004. Cette voiture est à ressorts et montée sur deux roues pouvant être enlevées à volonté. Le siège pouvant recevoir le conducteur et une personne est formé de deux banquettes à charnières, s'ouvrant horizontalement. Le poids de la voiture vide est de 350 kilogrammes; son prix d'environ 900 fr. Chaque charpente revient à 600 fr.

Les montants des cadres pliés pour rabattre le plafond sur le plancher de la voiture, les roues enlevées, le siège du cocher replié, les brancards de l'attelage détachés, la voiture ne forme plus qu'un colis de 0m,30 de hauteur (fig. 8). Un fourgon de la société française de secours aux blessés militaires peut transporter deux de ces voitures pliées et cinq cadres voitures sans roues. Un wagon peut contenir de 16 à 20 cadres pliés et trois cadres montés pour recevoir de 12 à 18 blessés couchés sur des brancards.

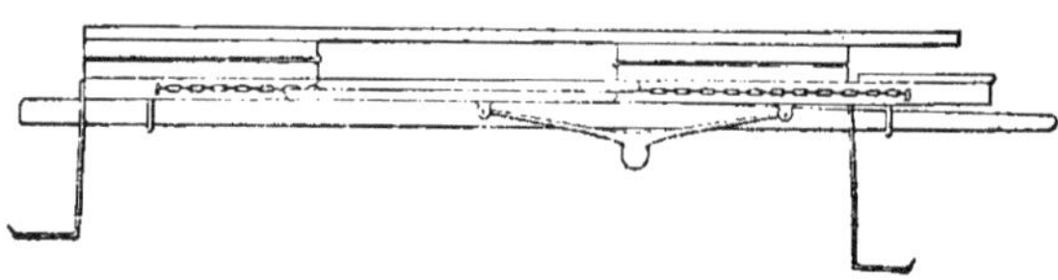

Fig. 8. — Voiture-cadre pliée pour être portée dans une voiture ou dans un wagon.

Le Dr Olive fait construire des cadres exactement semblables (pl. IV, fig. 2) mais sans roues, destinés à recevoir des blessés couchés sur des brancards soit pour le transport dans un wagon de chemin de fer, soit pour former un hôpital instantané (pl. IV, fig. 3) semblable à celui que nous étudierons dans un des chapitres suivants.

Une des voitures-cadres du Dr Olive était exposée près de l'ambulance baraquée présentée par la Société française de secours aux blessés militaires. Elle était montée sur ses deux roues et suspendue sur deux ressorts fixés sur l'essieu de ces roues (Pl. IV, fig. 1). Ces voitures sont d'une grande simplicité; leur ensemble, leur combinaison, la manière de s'en servir comme nous le verrons plus loin pour former, comme l'appelle le Dr Olive, un hôpital mobile instantané méritent fort d'être appréciées.

Pays-Bas et Indes néerlandaises. — Dans la section des Pays-Bas, partie des Indes néerlandaises, on trouvait une *charrette à deux roues pour un cheval et quatre blessés couchés*, adoptée par les armées néerlandaises.

Cette voiture de l'ingénieur Deelemann, (Pl. VI, fig. 4), se compose d'une caisse longue de 2 mètres, large de 1m,37, haute de 1m,10 et de 1m,25 avec le toit, montée sur deux grandes roues de 1m,60 de diamètre et 0m,045 d'épaisseur, sur lesquelles est écrit: Frédérick Madeley, fabricant à Londres. Elle est munie de deux brancards pour l'attelage d'un cheval. Ces brancards, en bois, garnis en dessous, d'une bande de fer, pénètrent dans l'intérieur de la caisse et sont fixés à une tige de bois qui traverse son milieu. L'essieu des roues, droit, en fer, de $0^m,04$ de diamètre, traverse la caisse au milieu et à la partie inférieure, dans une fente de $0^m,20$ de haut; il est surmonté, de chaque côté, par un ressort à cinq feuilles de $1^m,15$ de long. L'extrémité de ces ressorts remonte en demi-cercle sur les côtés extérieurs de la caisse, et est fixée sur une tige de bois qui soutient au milieu les côtés de la caisse dans toute sa longueur. La caisse est toute en bois, à claire-voie, ses deux côtés sont garnis de planchettes fixées en biais, en forme de jalousies, pour laisser passer l'air. De chaque côté, au milieu, on a ménagé dans la partie supérieure une ouverture garnie d'un rideau en toile imperméable,très-souple, blanche en dedans et noire en dehors.

L'avant et l'arrière de la voiture sont complétement ouverts. La partie inférieure de l'arrière est garnie de rideaux de même nature que les rideaux des côtés. La partie supérieure de l'avant est garnie de la même façon. Le dessus de la voiture porte six fers plats très-minces placés en travers et sur lesquels repose une toile imperméable fortement tendue. Au-dessus de cette toile, à $0^m,15$ environ, un cadre en bois d'une épaisseur de $0^m,02$, et d'une largeur de $0^m.04$ supporté, de chaque côté, par quatre fers plats de $0^m,13$ de long et de $0^m,025$ de large, porte en travers, dans son intérieur, six bandes minces en fers plats sur lesquelles est tendue une deuxième toile blanche, imperméable, qui recouvre le tout. Ce cadre dépasse la voiture de tous les côtés, d'environ $0^m.10$.

Le fond de la caisse, à claire-voie, est formé de petites traverses en bois de $0^m,08$ de large, placées à une distance de $0^m,15$ les unes des autres. Ce fond porte deux tiroirs-lits, à fonds cannelés, garnis de tringles en fer sur les côtés, fermés et maintenus en arrière par un verrou à $0^m,53$ au-dessus du fond de la voiture. Un second fond, supérieur, également à claire-voie, en planchettes, reçoit deux autres tiroirs-lits semblables aux premiers. La distance entre le second plancher et le toit est de $0^m,50$. Le milieu de la voiture est soutenu par quatre montants qui donnent de la force au plancher supérieur. A ces montants sont fixés des galets en cuivre de $0^m,05$ de diamètre qui facilitent le glissement des tiroirs.

Cette voiture est aussi complète que possible, bien construite et bien suspendue, elle est remarquable par la hauteur de ses roues, qui ont $1^m,60$ de diamètre; son double toit est très-avantageux et le chargement en est très-facile. En effet, elle est très-basse, le premier plancher ne se trouve qu'à $0^m,40$ du sol environ et le deuxième à $0^m,90$ seulement; les couchettes à fond cannelé sont très-légères et leur glissement est encore facilité par les galets qui se trouvent fixés aux montants de la caisse. Le chargement du deuxième étage est en outre beaucoup facilité par le second plancher fixe à claire-voie qui offre un grand avantage et qu'on ne trouvait dans aucune autre voiture présentée à l'Exposition.

Russie. — M. Schmidt de Saint-Pétersbourg a exposé dans la section russe, une *voiture d'ambulance à deux roues pour quatre blessés couchés*, présentant un nouveau mode de suspension.

Cette voiture (pl. VI, fig. 3), se compose d'une caisse à claire-voie de $1^m,10$ de haut, $1^m,15$ de large et $1^m,90$ de long, montée sur deux roues de $1^m,28$ de diamètre, $0^m,055$ d'épaisseur, pourvues d'un essieu droit. Les brancards de l'attelage très-solides,se prolongent sous la caisse et forment la pièce sur laquelle se trouvent placés ses montants. On trouve, de chaque côté, trois montants munis de tringles en fer vissées aux deux bouts et de plates-bandes également en fer qui maintiennent les côtés. Chaque montant porte, dans sa partie supérieure, un cerceau en bois pour permettre de couvrir la voiture au moyen d'une forte toile. Une traverse en bois maintient l'écartement entre les montants du milieu. L'avant, l'arrière et les côtés sont fermés par deux planches de 0m,22 de haut, formant coulisses; le reste est tout ouvert. Cette voiture est munie de deux soutiens articulés, l'un devant pour appuyer les brancards de l'attelage, l'autre derrière, pour soutenir l'extrémité de la caisse. Celle-ci ne repose pas directement sur l'essieu, elle est maintenue sur un appareil destiné à modérer les secousses; appareil intermédiaire entre la caisse et l'essieu et qui se trouve par conséquent au-dessous de la caisse,et devant l'essieu. En effet,de cette partie, partent deux morceaux de fer courbés en U fixés solidement. Ces bandes de fer à deux joues portent dans leur milieu un levier en bois garni de fer de 0m,45 de long. Un bout du levier est boulonné et forme charnière avec les deux joues, l'autre bout également boulonné porte dans les joues, un galet en bois de 0m,06 de large et 0m,04 de diamètre. Ce galet tourne autour de son axe qui traverse les deux joues et est librement maintenu par une bride en fer fixée à essieu au moyen d'un boulon. Celui ci traverse l'essieu de part en part et est serré fortement par un écrou. Dans la partie la plus courbée des deux joues se trouve un boulon qui les maintient à distance et sur ce boulon est montee obliquement une tringle en fer de 0m.02 de diamètre qui traverse le levier en bois et se termine par une petite soucoupe en fer, creuse, ronde de 0m,10 de diamètre, dirigée horizontalement. Sur cette soucoupe repose un cylindre en caoutchouc de 0m,10 de haut et de 0m,08 de large; surmonté d'une autre soucoupe parallèle et pareille à la première, maintenue par un boulon traversant le caoutchouc. Les joues de chaque appareil sont maintenues en écartement en dessous de la caisse, par une traverse en fer. Le poids de la caisse porte sur la partie inférieure du levier en bois et les secousses de ce levier s'amortissent, de haut en bas, dans l'épaisseur du caoutchouc. Quand les brancards de l'attelage sont mis en mouvement, le mouvement de l'essieu, d'avant en arrière, se communique au galet, puis au levier en bois et de là aux joues et à la caisse. Le mouvement, de l'essieu, de haut en bas, se communique également au levier, mais comme ce dernier est articulé, le mouvement se perd dans l'articulation. Le mouvement du cheval se communique aux deux joues et de là au levier articulé, puis au caoutchouc.

De chaque côté, entre la caisse et les roues, une hampe est accrochée au moyen de courroies. Ces deux hampes servent pour charger et décharger les quatre blessés que la voiture peut recevoir. Derrière, au-dessous de la caisse, sont suspendus deux bâtons en bois terminés à chaque bout par un anneau en fer destiné à recevoir l'extrémité de chaque hampe. Ces bâtons maintiennent alors les hampes en écartement et forment brancard pour transporter les matelas sur lesquels sont couchés les blessés.

Dans l'intérieur de la caisse, deux matelas munis de deux oreillers sont placés sur le plancher qui forme le fond de la voiture. Les matelas et les oreillers en toile et laine, sont fortement capitonnés. Chaque matelas est fixé sur une forte toile imperméable sous laquelle quatre sangles, larges de 0m,075, sont fortement cousues de chaque côté de manière à former des anses destinées à recevoir les hampes dont nous avons parlé, afin de permettre de porter les blessés couchés sur ces matelas. A 0m,55 au-dessus du fond de la voiture, se trouve un deuxième plancher organisé de la même façon pour recevoir deux autres blessés couchés.

Voitures à quatre roues.

Autriche. — *Voiture d'ambulance à 4 roues pour 4 blessés couchés*, (pl. I, fig. 5, 6 et 7), système Dieterich-Lohner, exposée par MM. Jacob Lohner et Cie de Vienne.

Cette voiture de forme omnibus et destinée à deux chevaux se compose d'une caisse de 3 mètres de long, 1m,45 de large et 1m,20 de haut, suspendue par cinq ressorts en feuilles et montée sur 4 roues, deux devant de 0m,95 et deux derrière de 1m,20 de diamètre. Elle est disposée pour recevoir quatre blessés couchés sur deux étages, munie de deux lanternes et pourvue d'un frein pour les roues de derrière. Le devant et les côtés de la caisse sont à claire-voie et le derrière complétement ouvert peut être fermé en partie par une planche haute de 0m40 pouvant former marchepied. Le tout est garni et fermé au moyen de toiles.

A l'intérieur 4 brancards que nous avons décrits plus haut page 456, sont placés deux dans la moitié inférieure et deux dans la partie supérieure de la voiture et sont suspendus au moyen de courroies. Les 4 brancards sont suspendus, aucun ne repose sur le parquet de la caisse et tous sont pourvus du côté de la tête d'un appareil spécial à glissement servant pour leur chargement. Les courroies qui supportent les brancards du côté des pieds se trouvent fixées, comme à l'ordinaire sur les parois et sur une tringle verticale qui va du parquet au plafond, au milieu de la voiture (Pl. I, fig. 6). Du côté de la tête; elles sont attachées sur une plate-bande en fer (pl. I, fig. 7), fixée au moyen d'une charnière sur un châssis en fer formé au moyen de trois tringles, deux supérieures et une troisième inférieure aux deux premières. Les tringles supérieures sont fixées, de chaque côté, dans deux branches formant fourchette et la tringle inférieure, dans le manche de la fourchette. Chaque branche est munie, dans sa partie supérieure, d'un galet pour permettre le glissement et ces galets sont engagés dans des coulisses creusées dans les bois qui se trouvent dans la voiture et qui courent tout du long.

Dans les voitures d'ambulance ordinaires pour 4 ou 6 blessés couchés où les brancards se trouvent superposés, lorsqu'on veut charger ou décharger les brancards supérieurs, on est obligé de déplacer préalablement ceux de l'étage inférieur pour donner aux porteurs la possibilité d'exécuter leur opération. Dans la voiture autrichienne, on peut charger et décharger les brancards de l'étage supérieur sans avoir besoin de déplacer ceux qui se trouvent au-dessous et sans incommoder les autres blessés, ce qui constitue un immense avantage sur les autres voitures d'ambulance en usage jusqu'ici. Voici la manière de procéder: l'appareil de suspension que nous venons de décrire, est amené, à l'aide de ses galets, jusqu'à l'entrée de l'arrière de la voiture. Les porteurs du brancard à introduire, élèvent celui-ci et notamment le côté de la tête jusqu'à la hauteur des courroies de l'appareil de suspension. On y engage alors l'extrémité des hampes correspondant à la tête et il suffit que le porteur qni soutient le brancard du côté inférieur, le pousse obliquement pour lui faire prendre sa place dans la voiture, ce qui est très-facile puisque les galets de l'appareil favorisent ce glissement. Le brancard étant complétement entré dans la voiture, on élève la partie inférieure et on engage l'extrémité des hampes correspondant aux pieds dans les courroies fixes de suspension qui doivent supporter cette partie.

Pour le déchargement, la même facilité se reproduit. On dégage d'abord de leur suspension les poignées du brancard correspondant au côté des pieds du blessé, on abaisse cette partie du brancard et on le tire obliquement hors de la voiture. L'appareil de suspension, à galets, suit cette traction facilement jusqu'à la sortie de la voiture où l'on dégage les poignées du brancard correspondant à la tête du blessé.

Deux porteurs suffisent pour le chargement et le déchargement de l'étage supérieur sans incommoder le blessé qui se trouve au-dessous, tandis que dans les voitures ordinaires il faut 3 ou 4 porteurs pour exécuter cette manœuvre.

Cette voiture est en outre pourvue de banquettes mobiles, se rabattant le long des parois, pour permettre de transporter des blessés assis quand elle ne contient pas de blessés couchés (pl. I, fig. 6). Son poids est de 650 kilogrammes.

A côté de cette voiture, on trouvait un tableau représentant diverses voitures de MM. Jacob Lohner et Cie.

Voiture d'ambulance réglementaire. Ancien système en Autriche, 1859. — Voiture d'ambulance d'après le système du général baron Stein, 1862. — Voiture d'ambulance pour le gouvernement de la Turquie, 1871. — Voiture d'ambulance avec triclinium d'après le système du Dr Muhlwenzel, 1872. — Voiture d'ambulance pour le gouvernement de la Roumanie, 1873. — Voiture d'ambulance transformée pour brancards réglementaires, 1875. — Voiture d'ambulance pour le gouvernement de la Russie, 1877. — Voiture d'ambulance des chevaliers de l'ordre teutonique, 1870. — Voiture d'ambulance des chevaliers de l'ordre teutonique, 1875. — Fourgon d'ambulance des chevaliers de l'ordre teutonique (service d'hôpital), 1876. — Voiture d'ambulance avec des fermetures pour l'hiver, 1874. — Voiture d'ambulance; système Dieterich-Lohner. — Voiture de campagne; dernier système Lohner-Mundy, 1876. — Voiture pour les médecins des chevaliers de l'ordre teutonique, 1876. — Voiture d'ambulance de la cour d'Autriche, 1876. — Fourgon d'ambulance des chevaliers de l'ordre teutonique, 1875.

Ce tableau est intéressant à indiquer comme historique du grand mouvement de sentiment humanitaire qui s'empare de la société moderne.

Espagne — Le Ministère de la Guerre d'Espagne a exposé un modèle de *voiture à quatre roues pour le transport de 4 blessés couchés.*

Ce modèle représente une voiture de forme omnibus, suspendue sur cinq ressorts et montée sur 4 roues. La toiture porte une garniture en fer et une banquette placée transversalement; le siège du cocher se trouve tout à fait en haut et en avant. L'intérieur est divisé en deux parties, la partie d'avant ressemble à un coupé et renferme une banquette, la partie d'arrière est aménagée pour recevoir quatre blessés couchés sur deux brancards inférieurs et sur deux brancards supérieurs suspendus au moyen de courroies.

États-Unis. — Dans la section des États-Unis, M. le Dr Thomas W. Evans a exposé une voiture d'ambulance construite à Boston en 1861 et qui a servi pendant la guerre de sécession des États-Unis. Cette voiture, exposée en 1867 à Paris, comme modèle, a été ensuite choisie par le Dr Evans, pour les modifications et perfectionnements qui constituent son système. Aménagée pour le transport de quatre blessés couchés, deux dans une position inclinant au moyen de sièges matelassés et deux sur des brancards suspendus, elle a servi tous les jours pendant le siège de Paris en 1870-1871.

Cette voiture (pl. VI, fig. 5), se compose d'une caisse longue de 2m,40, large de 1m,27, haute de 1m,43, suspendue sur des ressorts à pince ordinaire avec paumelles doubles et montée sur 4 roues, deux devant, tournantes sous la voiture, de 0m,86 de diamètre et deux derrière d'un diamètre de 1m30. Elle est munie d'un frein pour les roues de derrière, de deux lanternes, est de forme omnibus et porte, sous le siège du cocher, deux coffres s'ouvrant en dehors, un de chaque côté. Un de ces coffres renferme un réservoir; on trouve encore sous le même siège et devant, des boites destinées à recevoir différents ustensiles. Le devant de la caisse, complétement ouvert, est pourvu d'une banquette qui peut recevoir 3 ou 4 personnes. Le derrière, complétement ouvert dans sa moitié supérieure, est fermé, dans sa moitié inférieure, par une porte à charnières qui, rabattue, forme marchepied. La partie inférieure des parois latérales est fermée sur une hauteur d'environ 0^m40, et les planches qui la ferment, dans cette hauteur, portent, de chaque côté, deux ventilateurs en métal pourvus d'un petit volet en bois qui s'ouvre et se ferme par glissement. La partie supérieure des parois latérales est complétement ouverte. Toutes les ouvertures peuvent être fermées au moyen de rideaux en toile cirée que l'on attache sur des montants en bois qui partent de chaque côté et se terminent en haut par des demi-cercles en bois pour former le toit recouvert lui-même avec une toile imperméable. Ce toit déborde en avant pour garantir le cocher et les personnes assises sur la banquette qui se trouve devant. De chaque côté, à l'intérieur, il y a deux brancards superposés pour couchettes. Les deux brancards inférieurs que nous avons décrits dans notre paragraphe sur les brancards page 457, reposent sur le parquet de la caisse et peuvent, comme nous l'avons dit, être transformés en banquettes pour recevoir des blessés ou malades assis.

Chaque brancard supérieur, également décrit plus haut, page 457, est fixé d'une part sur les parois de la voiture, au moyen de deux courroies attachées sur des pattes en fer fixées sur les montants d'angle de la caisse, et d'autre part, sur deux autres courroies semblables fixées, l'une en avant sur une tige en fer fixée au parquet et l'autre en arrière sur une autre tige en fer qui descend du ciel de la caisse. Ces deux tiges, fixées au moyen de charnières, peuvent, la première s'abaisser et se coucher sur le fond de la caisse et la deuxième se relever et se coucher sous la toiture. Enfin, des courroies destinées à recevoir des brancards vides, sont attachées au plafond de cette voiture.

France. — Dans la section française, nous avons à étudier la voiture à quatre roues exposée par le Ministère de la Guerre et plusieurs voitures à quatre roues présentées par la Société française de secours aux blessés militaires.

La *voiture à quatre roues* exposée par le Ministère de la Guerre est destinée à deux chevaux et peut recevoir quatre blessés couchés ou 12 assis. Elle se compose d'une caisse de $2^m,52$ de long, $1^m,62$ de haut et $1^m,50$ de large, suspendue à six ressorts et montée sur quatre roues. Elle est divisée en deux parties : l'antérieure renferme une banquette sur laquelle le conducteur et deux personnes peuvent prendre place; la postérieure, disposée pour recevoir les blessés, n'est pas séparée de la première par une cloison; et un infirmier, placé sur l'avant, peut aider au chargement des brancards. L'avant, l'arrière et les baies des côtés, sont fermés par des rideaux en toile fixés au moyen de courroies et de pitons. Le marchepied de derrière, formé de deux palettes articulées, se relève et vient compléter la fermeture de l'arrière de la voiture. Devant, sous le siège du cocher, deux réservoirs en fer battu étamé, pourvus de robinets en cuivre, et pouvant contenir chacun environ 25 litres, s'ouvrent en dehors, un de chaque côté. Entre les deux réservoirs, se trouve un petit coffre; en arrière, sous le plancher, il y a également un coffre et au-dessous de ce dernier, une échelle pour le chargement et le déchargement des objets placés sur le toit qui est garni d'une galerie en fer destinée à maintenir l'armement et l'équipement des blessés. La voiture est pourvue, à l'avant, d'une lanterne et d'un drapeau portant la croix rouge; elle a été faite dans les ateliers de l'État et est munie d'un frein pour les deux roues de derrière.

La disposition intérieure de la deuxième partie de la caisse permet de placer quatre blessés couchés sur deux étages ou 12 blessés assis. Les blessés couchés sont placés sur quatre brancards réglementaires du Ministre de la Guerre, deux par étage, et sont suspendus de la même manière que ceux qui se trouvent dans la voiture à deux roues que nous avons décrite plus haut page 476. De même aussi, pour les brancards de cette voiture, une gouttière munie de trois galets et glissant sur le plancher, facilite le chargement et le déchargement. Les blessés assis sont placés sur deux banquettes mobiles (une de chaque côté) soutenues par quatre supports articulés d'un côté et glissant d'autre part, dans un bâton en fer fixé le long de la paroi. Elles peuvent ainsi, être rabattues contre les faces latérales de la voiture, de façon lorsqu'elles ne reçoivent pas de blessés assis, à laisser disponible tout l'intérieur pour placer les brancards destinés aux blessés couchés.

La Société française de secours aux blessés militaires, avait groupé dans son exposition, six voitures à 4 roues destinées à transporter plus ou moins de blessés couchés ou assis et c'est justement, en nous basant sur le nombre des blessés que peut recevoir chaque voiture que nous allons faire notre description.

Voiture découverte à 4 roues, construite par MM. Jean et Kellermann, pour le transport de deux blessés couchés.

Cette voiture découverte, à 4 roues, est suspendue sur six ressorts et mesure 3m,50 de long sur 2 mètres de large. Les deux côtés et le derrière sont garnis par des cloisons à claire-voie de 0m,90 de hauteur. Au-dessus des claires-voies, on fixe perpendiculairement à la longueur de la voiture, des traverses en bois destinées à supporter deux brancards suspendus sur des crochets et des ressorts à boudin construits par M. Werber, d'après le système du docteur Le Fort, e que nous avons déjà décrits page 477, à propos des voitures à deux roues. Le derrière de la voiture est pourvu d'un cric muni d'un levier en fer de 0m,60 de long.

Voiture à 4 roues, à cadres articulés et à mouvements inclinés, pour quatre blessés couchés ou douze assis. — Cette voiture a été construite par M. Colas, sur les indications d'un médecin militaire, membre de la Société de secours aux blessés. Elle se compose d'une caisse de 2m,50 de long, 1m,63 de haut et 1m,50 de large, montée sur 4 roues et suspendue sur 6 ressorts. Elle est divisée en deux parties : l'antérieure renferme une banquette sur laquelle le conducteur et deux personnes peuvent prendre place ; cette banquette est mobile pour faciliter la manœuvre du chargement. La disposition intérieure de la partie postérieure de la caisse permet de placer les blessés couchés sur deux étages. Les deux parties de la caisse ne sont pas séparées par une cloison et un infirmier placé sur l'avant peut aider au chargement des brancards. L'avant, l'arrière et les baies des côtés sont fermés par des rideaux doubles en toile. Le marchepied de derrière, formé de deux palettes articulées se relève et vient compléter la fermeture de l'arrière de la voiture qui contient un réservoir à eau placé au-dessus du tablier et des coffres pour ustensiles et agrès. La toiture présente une galerie destinée à maintenir l'armement et l'équipement des blessés. Cette voiture est en outre munie d'un frein pour les roues de derrière, de lanternes, d'une pelle et d'une pioche ; elle pèse vide 1071 kilogrammes. La largeur de la voie est de 1m,70, le diamètre des roues de devant est de 0m,75 et celui des roues de derrière de 1m,45. Le prix de cette voiture est de 2,800 francs.

A l'intérieur, il y a place pour quatre blessés couchés sur quatre brancards, deux par étage. Les deux brancards inférieurs reposent sur le plancher et ne doivent être chargés qu'après les brancards supérieurs. Un nouveau système d'élévation de ces derniers brancards a été introduit dans cette voiture. En effet, chaque brancard supérieur est placé sur un cadre mobile articulé (pl. IV, fig. 6), qui s'abaisse pour recevoir le brancard et se relève comme un parallélogramme, pour se fixer à la hauteur voulue. Dans cette voiture, ouverte de tous côtés, le cadre s'abaisse obliquement en arrière pour former un plan incliné et son extrémité postérieure vient presque toucher le plancher de la caisse pour recevoir, dans deux rails en fer, les deux hampes du brancard qu'un seul infirmier commence à pousser. Le deuxième infirmier, placé sur le siège du cocher, saisit les deux extrémités antérieures du brancard, qu'il engage complétement dans les rails. Les deux infirmiers élèvent alors le blessé jusqu'à la place qu'il doit occuper et fixent le cadre dans les tenons qui le retiennent. Les cadres sont disposés de manière à ne pas empêcher l'adaptation de deux banquettes latérales mobiles pour 12 blessés assis (pl. IV, fig. 7).

Cette voiture, comme nous venons de le voir, présente un nouveau système pour l'élévation des brancards à l'étage supérieur. L'idée de son mécanisme a été inspiré par l'étude d'une voiture exposée à Bruxelles en 1876 par le Comité de santé de l'armée danoise. Nous allons donc rappeler ici cette voiture la plus ingénieuse de tout le matériel présenté à cette époque, au point de vue du mode d'élévation de la deuxième rangée de brancards.

Voiture danoise à cadres articulés et à mouvements parallèles. (Pl. I, fig. 1 et 2). — Cette voiture, de forme omnibus, suspendue par huit ressorts à pincettes et montée sur quatre roues, deux devant de 0m,92 et deux derrière de 1m,20 de diamètre, a été construite par M. Elof Jensen, fabricant à Copenhague.

Les figures sont faites d'après le modèle exposé à Bruxelles en 1876, mais toutes les mesures sont prises d'après une nouvelle construction un peu différente.

a. Caisse destinée pour de l'eau-de-vie, du vin, etc.

B. Siège du cocher.

C. C. Marchepieds.

D. D. Ouvertures ménagées dans les côtés de la voiture et garnies de stores en toile à voile. Le nouveau modèle n'a gardé que les ouvertures de devant D et D; les quatre de derrière ont été remplacées par une petite vitre carrée en verre dépoli, pour éviter les courants d'air.

E. Ouverture de ventilation dans la couverture.

a b c d représentent un des trapèzes mobiles, à l'aide desquels on fait monter les deux brancards dans la position supérieure avant que les brancards inférieurs soient placés sur le fond de la voiture. Le trapèze avec le brancard se montre dans ses deux positions; ses bras mobiles *a c* et *b d* sont en fer.

a b (*b*, *b*, quand on le voit du côté de derrière), (pl. I, fig. 2), est un cadre en bois qui porte le brancard supérieur; il est couvert de toile à voile et établit de cette façon, une séparation entre les deux brancards placés l'un au-dessus de l'autre. Il y a dans chaque voiture, deux appareils pour faire monter les brancards supérieurs et à chaque appareil appartiennent quatre bras en fer mobiles. On fait monter ces appareils en se servant des mains, puis on affermit la position de chaque cadre à l'aide d'une pièce de fer.

e f (*f g* et *h i* du côté de derrière) sont les brancards. Un brancard est composé de deux hampes *e f*, de deux traverses *f g* et *h i* et d'un fond en toile à voile bordée de coulisses de chaque côté pour recevoir les hampes. La traverse de devant est garnie de deux pièces de bois auxquelles on attache un des deux bouts du fond pour surélever la partie correspondant à la tête du blessé. Les brancards dont on se sert pour la voiture, sont semblables à ceux qu'ont les porteurs de blessés et chaque brancard est porté par deux hommes.

Chaque porteur est pourvu d'une traverse attachée au havre-sac, et d'une hampe (avec ou sans toile à voile) qu'il tient sur l'épaule comme un fusil, Quand un malade ou un blessé a été transporté à la voiture, on attache à la traverse posée par l'homme qui marche devant, une pièce de bois de la même forme que la traverse mais garnie de rouleaux, après quoi, le brancard est mis en place en le poussant sur ces rouleaux, et le brancard de la voiture maintenant remplacé par celui des porteurs et remis à ceux-ci. Quand plusieurs blessés sont transportés en même temps, il faut d'abord placer les brancards supérieurs, puis les inférieurs En déchargeant la voiture, on doit procéder en sens inverse, et cependant les appareils destinés à faire monter les brancards, peuvent être baissés dans leur position la moins élevée sans toucher aux blessés couchés sur les brancards inférieurs.

Les coups produits en faisant monter les brancards supérieurs et en mettant en place les inférieurs sont empêchés par des coussins mis à l'avant de la voiture qui contient en outre des appareils destinés à affermir ces brancards.

D'après le nouveau modèle, une petite grille est mise sur le haut de la couverture du siège du cocher pour le transport de l'équipement des blessés ou autres objets.

Comme nous l'avons dit, la voiture contient deux appareils pour faire monter les brancards. A cet effet, deux forts montants en bois réunissent le milieu des deux extrémités du plancher et du plafond. A 0m,30 environ du plancher, ces montants et les parois de la caisse sont munis de taquets en bois servant de supports pour recevoir les cadres pendant le chargement. A 0m,30 plus haut, les montants postérieures et l'extrémité postérieure des parois présentent des tenons à échappement, dans la cavité desquels viennent se placer, après l'élévation des cadres, des boulons en fer fixés dans leur traverse postérieure. Les quatre bras mobiles qui supportent le cadre s'articulent en haut avec les traverses antérieures et postérieures, et en bas avec des écrous fixés aux points verticaux correspondants des parois et des montants de la caisse.

Pour abaisser le cadre, il faut soulever légèrement, avec les mains, sa traverse postérieure, retirer les boulons des tenons à échappement qui les retiennent et tirer le cadre à soi, par un mouvement d'abaissement parallèle au sol, jusqu'à ce qu'il rencontre les taquets où il est arrêté et maintenu. Le chargement du brancard est alors facilement fait par deux infirmiers et il suffit d'un seul d'entre eux pour soulever et pousser en avant le cadre tout chargé jusqu'aux tenons où il doit être solidement retenu. Le petit mouvement d'élévation, nécessaire pour engager les tenons, est rendu possible par le jeu large des articulations des parties inférieures des bras mobiles avec leurs écrous de fixation.

Ainsi, dans la *voiture danoise*, le brancard élevé à la hauteur du cadre est poussé facilement parce qu'il n'a qu'une ligne horizontale à parcourir et une seule personne peut faire cette opération avec la plus grande facilité. Dans la *voiture française*, le châssis descend et monte obliquement, il en résulte que, pour le chargement, les porteurs ont beaucoup plus de résistance à vaincre, puisqu'il faut toujours pousser de bas en haut pour élever le brancard sur ce plan incliné et alors deux hommes sont nécessaires pour l'opération. Il faut encore remarquer que dans la *voiture danoise*, on peut, au besoin, charger et décharger les brancards supérieurs sans toucher aux brancards inférieurs, immense avantage qui ne peut être procuré par la voiture française.

Voiture à quatre roues pour quatre blessés couchés ou douze assis, système de treuil et chariot-rail de MM. Werber et Azéma.

Cette voiture se compose d'une caisse de 2m,50 de longueur 1m,30 de hauteur et $1^m,50$ de largeur, suspendue par six ressorts et montée sur quatre roues, deux de devant de $0^m,80$ et deux derrière de $1^m,32$ de diamètre. Les roues de derrière sont pourvues d'un frein qui agit sur elles au moyen d'une chaîne, genre Vaucanson, commandée du côté du cocher, par une manivelle fixée dans un écrou au milieu de la planchette du siège. Sous ce siège, se trouvent deux coffres; l'un à droite contient deux tiroirs au-dessous desquels il y a un réservoir à eau muni d'un robinet qui s'ouvre en dehors, sur le côté de la voiture; l'autre placé à gauche, est divisé en trois parties. Au-dessous de ce dernier, se trouve un réservoir en ferblanc pourvu de deux robinets qui s'ouvrent également en dehors sur l'autre côté. Entre les roues, la voiture est pourvue sur ses faces latérales de marchepieds qui permettent de visiter les blessés. L'avant, l'arrière et les baies des côtés, sont fermés au moyen de grosses toiles volantes qu'on peut fixer à l'aide de boucles et de boutonnières. En arrière, une demi-porte s'abaisse et forme deux marchepieds, l'inférieur à $0^m,40$ du sol, le second à $0^m,35$ du premier et à $0^m,25$ du fond de la voiture. Chaque côté est muni, dans sa partie inférieure, de deux ventilateurs, en plaques de cuivre, de $0^m,30$ de long et de $0^m,20$ de large, s'ouvrant et se fermant par glissement. Cette voiture est encore munie de deux lanternes, l'une en avant, l'autre en arrière.

L'intérieur est disposé pour recevoir quatre blessés couchés ou douze assis. Les blessés sont couchés sur des brancards, deux posés sur le fond de la voiture et deux suspendus à l'étage supérieur sur des crochets munis de ressorts à boudin longs de $0^m,18$ et larges de $0^m,16$ ou sur des chaînettes terminées par des crochets et fixées au plafond. Les malades assis sont placés, six de chaque côté, sur des banquettes mobiles que l'on rabat le long des parois lorsqu'on veut y placer des blessés couchés. Les ventilateurs dont nous avons parlé, s'ouvrent à la hauteur de ces banquettes.

En haut, se trouvent deux treuils, l'un à droite, l'autre à gauche, destinés à descendre et à monter séparément chaque brancard de l'étage supérieur. Chaque treuil se compose d'un rouleau à cliquet, de deux poulies avec leurs attaches et d'une corde de traction. Au moyen de ce treuil, on soulève en même temps les quatre bouts du brancard placé sur le plancher de la voiture. Une fois monté, celui-ci est accroché aux ressorts à boudin ou aux chaînettes mentionnées ci-dessus. On trouve encore dans cette voiture, deux longs leviers qui peuvent servir à soutenir les brancards supérieurs, en cas de besoin. Les brancards que l'on place sur le fond, se chargent très-facilement, au moyen de chariots-rails. Le chariot-rail se compose d'une gouttière en métal, montée sur trois galets, un de chaque côté et un au milieu, munis de deux joues qui embrassent les parois d'un rail fixé sur le plancher de la voiture. Les pieds du brancard, chargé du blessé, sont placés dans le chariot-rail, à l'arrière et une seule personne suffit alors pour l'introduire complétement. La voiture est munie de deux rails et de deux chariots-rails; elle porte le n° 20 et est très-lourde.

Vers la fin de l'Exposition, M. le comte de Beaufort avait placé dans cette voiture un nouveau système, pour le chargement des brancards au 2ᵉ étage. D'après ce nouveau système de M. le comte de Beaufort, appelé par lui la « *balançoire* » la voiture est munie à l'arrière (côté droit) de deux crochets auxquels sont fixées deux cordes, terminées par une traverse en bois, que l'on place sous le brancard, à peu près au tiers de la longueur des hampes.

Pour opérer le chargement du blessé au 2ᵉ étage, il suffit qu'un brancardier placé près de la banquette du cocher, tire le brancard vers lui, et qu'un autre brancardier, placé à l'arrière de la voiture, pousse le brancard vers le fond du véhicule. Les cordes de supension portent ainsi tout le poids, et l'arc de cercle qu'elles décrivent, élève forcément le brancard au point voulu, sans secousse, sans danger pour le blessé, et sans fatigue pour les brancardiers qui, lorsque le brancard est arrivé à la hauteur du 2e étage, n'ont plus qu'à placer les hampes dans les crochets à ressorts disposés pour les recevoir.

Le chargement du 2e étage s'est opéré dans les nombreuses expériences qui ont été faites devant le public avec une promptitude extrême et une sécurité complète, le brancard étant soutenu à la fois, par les cordes et par les mains des brancardiers, condition qui donne une double garantie contre les fausses manœuvres.

Fourgon d'ambulance, pouvant être transformé en voiture pour quatre blessés couchés ou douze assis.

Cette voiture se compose d'une caisse de 2m,72 de longueur, 1m,45 de hauteur et 1m,60 de largeur, suspendue par six ressorts et montée sur quatre roues, deux devant de 0m,90 et deux derrière de 1m,35 de diamètre. Ce fourgon beaucoup plus léger que les voitures précédentes, a été construit par M. Colas ; son prix est de 1,500 francs. Il est pourvu d'un frein et muni de marchepieds sur les côtés. La caisse est divisée en deux parties : l'antérieure renferme une banquette fixe pour trois personnes ; la postérieure est fermée de toutes parts au moyen de portes en bois. Devant, une porte simple à charnières, de 0m,70 de large, s'ouvrant en dehors ; derrière, une porte également à charnières, à deux battants et s'ouvrant entièrement ; enfin, de chaque côté, une porte de 1m de large, s'ouvrant à glissement, à la manière des portes de nos wagons à marchandises. Ces ouvertures servent pour le chargement et le déchargement de la voiture et facilitent l'introduction des brancards quand elle est utilisée pour le transport de blessés couchés. A chaque battant de la porte de derrière, se trouve un vasistas que l'on peut descendre pour donner de l'air et qui est garni d'un rideau. Des ouvertures de ventilation ont été également ménagées en haut et sur les côtés.

L'intérieur contient deux banquettes, une de chaque côté, fixées au moyen de chaînes. Ces banquettes sont mobiles et peuvent être rabattues le long des parois du fourgon, de manière (lorsqu'elles ne reçoivent pas de blessés assis) à laisser tout l'intérieur disponible pour placer les brancards destinés aux blessés couchés. Dans ce dernier cas, des ressorts en feuilles de 1m,20 de long sont placés transversalement, deux en avant et deux en arrière et sont destinés à recevoir les extrémités des brancards qui se trouvent placés deux à deux sur deux étages. Chaque ressort est formé d'une lame d'acier arquée, à convexité supérieure, placée entre deux courroies très-fortes qui s'attachent à des crochets fixés à droite et à gauche dans l'intérieur de la voiture. Si ces ressorts venaient à se briser, les courroies supporteraient toujours les brancards. L'intérieur de ce fourgon est encore muni, de chaque côté, de quatre planchettes mobiles destinées à recevoir les ustensiles, objets de pansement et d'équipement des blessés.

Voiture à quatre roues pour six blessés couchés ou quatorze assis.

Cette voiture (pl. V, fig. 4, 5 et 6) se compose d'une caisse de 2m,52 de long, 1m,63 de haut et 1m,50 de large, montée sur 4 roues et suspendue sur 6 ressorts. Elle est divisée en deux parties : l'antérieure renferme une banquette, mobile pour faciliter la manœuvre des chargements et des déchargements, sur laquelle le conducteur et deux personnes peuvent prendre place. La disposition intérieure de la partie postérieure de la caisse permet de placer les blessés couchés sur trois étages. Les deux parties de la caisse ne sont pas séparées par une cloison, et un infirmier placé sur l'avant de la voiture peut aider au chargement des brancards. Ceux-ci sont suspendus par des courroies fixées d'une part sur les parois de la voiture et d'autre part sur deux tringles en fer, l'une en avant, l'autre en arrière qui vont du parquet au plafond au milieu de la voiture et qui peuvent être couchées en haut, sous la toiture. La manœuvre pour le chargement de l'étage supérieur ne s'effectue pas sans difficultés; aussi cet étage ne doit guère être utilisé que pour le transport des blessés dans les villes ; sur le champ de bataille, la voiture ne doit porter ordinairement que quatre blessés couchés. L'introduction des brancards inférieurs est facilitée par quatre bandes de tôle fixées sur le plancher et sur lesquelles s'opère le glissement. Deux banquettes sont fixées sur les parois latérales et peuvent être placées de façon à recevoir chacune six ou sept blessés assis, quand la voiture ne porte pas de blessés couchés. L'avant, l'arrière et les baies des côtés sont fermés par des rideaux doubles en toile. Le marchepied de derrière, formé de deux palettes articulées se relève et vient compléter la fermeture de l'arrière de la voiture. Sous le plancher, se trouvent deux coffres destinés à recevoir divers objets et agrès ; sur le devant, au-dessus du tablier, est placé un réservoir à deux compartiments, renfermant, l'un de l'eau et l'autre de l'eau-de-vie. La toiture porte une galerie destinée à maintenir l'armement et l'équipement des blessés. Enfin, cette voiture est munie d'un frein, d'appareils d'éclairage, d'une pelle et d'une pioche. Elle est très-lourde ; son prix est de 1,985 francs.

Voiture à treuil et à chariot, de M. Kellner, pour six blessés couchés ou douze assis.

Cette voiture (fig. 9), porte le n° 13; elle est suspendue par six ressorts et montée sur quatre roues, deux devant de $0^m,85$ et deux derrière de $1^m,25$ de diamètre. Elle est pourvue d'un frein dirigé par une manivelle fixée au milieu de la planche qui se trouve devant le cocher. La caisse, longue de $3^m,40$, large de $1^m,55$ et haute de $1^m,62$, est ouverte de tous côtés et peut être fermée au moyen de rideaux doubles en toile. De chaque côté, entre les roues, on trouve un fort marchepied en bois de $0^m,65$ de long, $0^m,25$ de large et $0^m,03$ d'épaisseur. Le marchepied de derrière formé de deux palettes articulées, se relève et vient compléter la fermeture de la partie inférieure de l'arrière de la voiture. De chaque côté, sous le siége du cocher, on a placé un réservoir s'ouvrant à l'extérieur au moyen d'un robinet et entre les deux réservoirs, sous le siége, on trouve un coffret. La toiture de la voiture porte une galerie destinée à recevoir l'armement et l'équipement des blessés.

La caisse est divisée en deux parties, communiquant entre elles ; l'antérieure renferme une banquette pour le conducteur et deux personnes; la postérieure est disposée pour recevoir les blessés couchés sur trois étages. Dans cette partie, plusieurs courroies descendent du plafond pour maintenir les blessés et leur permettre de se soutenir. Elle est en outre munie de deux appareils, un chariot et un treuil, servant à l'introduction et à l'élévation des brancards. On suspend dans l'intérieur de la caisse quatre brancards pliants, au moyen de crochets et de courroies. Les deux brancards supérieurs sont couchés sur deux traverses mobiles de $1^m,30$ de long, $0^m,07$ de large et $0^m,04$ d'épaisseur. Les bouts libres des deux traverses sont maintenus en écartement par deux fortes barres de fer, de manière que ces deux traverses et ces deux barres forment un cadre. Celui-ci est suspendu au moyen de sangles et le bout libre de chaque sangle s'enroule sur un cylindre en fer de $0^m,05$ de diamètre garni de joues de $0^m,08$. Les cylindres sont montés sur des barres de fer de $0^m,07$ de diamètre fixées sur les côtés au plafond de la voiture et portant à leurs extrémités, des roues d'angle qui s'engrènent. La plus forte de ces roues a $0^m,10$ et les autres de $0^m,06$ à $0^m,08$ de diamètre. Ce mécanisme est commandé par un levier qui se trouve à l'extérieur, au bas de la voiture, du côté gauche du cocher, et qui permet de monter et de descendre deux brancards ensemble. Deux autres brancards sont suspendus sur des crochets anguleux qui sont accrochés aux traverses mobiles sur lesquelles sont couchés les brancards supérieurs. On peut enfin placer deux autres brancards sur le plancher de la voiture.

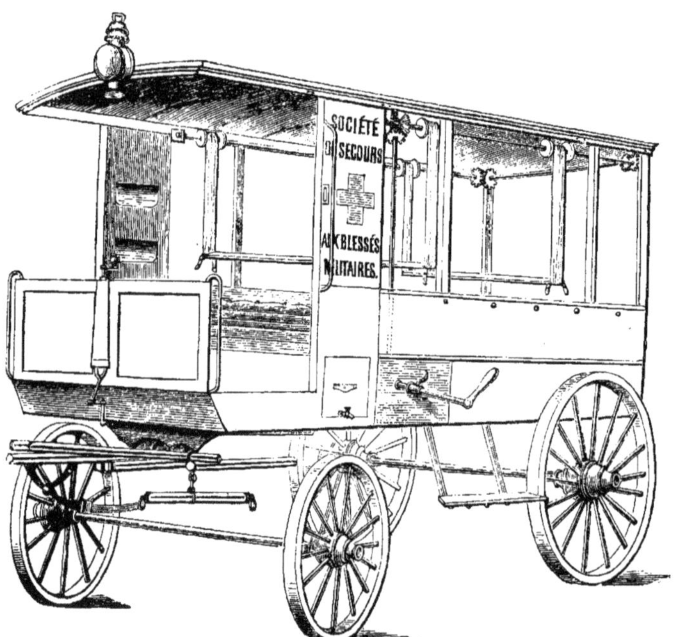

Fig. 9. — Voiture à treuil et à chariot (système Kellner)

Comme nous l'avons dit plus haut, cette voiture est pourvue, pour le chargement et le déchargement des brancards, de deux appareils : un chariot et un treuil. La voiture porte deux chariots à roulettes, qui s'engagent dans une rainure qui traverse le plancher. Les pieds de devant du brancard, étant placés sur le chariot, il suffit de pousser légèrement d'arrière en avant pour faire avancer, sans la moindre secousse, le brancard jusqu'au fond de la voiture.

Pour l'élévation des brancards, on descend d'abord sur le plancher le cadre qui doit les supporter, et on les élève ensuite au moyen de la manivelle extérieure, jusqu'à la hauteur voulue. On accroche au-dessous un deuxième rang de brancards que l'on élève également au moyen du treuil. Les blessés ne ressentent aucune secousse pendant ces manœuvres, car les deux brancards du même rang sont doucement et horizontalement élevés par l'action simultanée des quatre courroies qui les supportent. Les distances sont calculées pour pouvoir placer deux autres brancards au-dessous du deuxième rang, afin de pouvoir, au besoin, transporter six blessés couchés. Cette voiture peut également être utilisée comme omnibus pour transporter dix blessés assis sur deux banquettes, une de chaque côté. Ces banquettes se rabattent le long des parois latérales de la voiture pour laisser tout l'intérieur disponible quand on veut transporter des blessés couchés. Le prix de la voiture est de 2,300 francs, dont 500 fr. environ pour le treuil et les chariots, qui peuvent être appliqués à toutes les voitures d'ambulance.

Pays-Bas. — Dans la section des Pays-Bas, M. W. P. Ruisch, médecin militaire à Amsterdam, avait exposé un petit *modèle de voiture à quatre roues*, non suspendue, destinée au transport des blessés. Ce modèle représentait une charrette ordinaire, entre les montants de laquelle on a placé des caoutchoucs fixés solidement pour recevoir et supporter les brancards.

Suisse. — Dans la section suisse on trouvait une *voiture à 4 roues pour le transport des malades et des blessés dans les hôpitaux*, construite et exposée par M. Hauck, carrossier à Genève.

Cette voiture, de forme omnibus, la plus élégante de celles exposées pour le transport des blessés et coquettement ornée, est montée sur 4 roues, deux roues derrière de $1^m,25$ et deux devant de $0^m,75$ de diamètre, et peut être traînée par un ou deux chevaux à volonte. La caisse, longue de 3^m, et large de $1^m,35$ est distante du sol de $0^m,80$; elle est suspendue, et l'essieu de derrière qui est coudé, porte deux ressorts sur la partie inférieure de son coude. L'avant, couvert par une avance, est divisé en trois parties, un tiers contient le siège du cocher et les deux autres tiers forment un passage qui communique avec l'intérieur de la voiture; ces deux derniers tiers sont fermés par une porte pliante qui s'ouvre en dehors. Sur le côté de cette partie, on trouve une petite fenêtre. Deux marchepieds, l'un à droite, l'autre à gauche, sont fixés sur les ressorts des roues de devant. De chaque côté, la caisse est fermée par trois panneaux vitrés au moyen de petites glaces dépolies; ces panneaux qui ressemblent à de petites croisées, sont munis de charnières et s'ouvrent et se ferment en dehors. Le derrière s'ouvre par une porte à deux battants, haute de $1^m,30$ et l'ouverture totale a plus de 1^m de large. Au milieu, on trouve une ouverture fermée par une glace en verre dépoli qui monte et descend comme les vasistas des wagons de chemin de fer. Cette voiture est encore munie en arrière d'un double marchepied pliant, toutes les fenêtres sont garnies de stores et le toit qui porte une échelle et une galerie pour maintenir les objets placés sur la toiture peut être recouvert par une toile imperméable. Une voiture semblable est employée à l'hôpital cantonnal de Genève, depuis deux ans.

L'intérieur est disposé pour recevoir un malade ou un blessé couché et trois assis ou encore huit à neuf assis et pas de couché. A gauche on trouve une banquette qui se déploie pour recevoir un brancard pour un malade couché. Pour son introduction dans la voiture, les galets creux dont est muni ce brancard, que nous avons décrit plus haut, p. 466 roulent sur une petite tringle en fer demi-ronde fixée dans le parquet. Lorsque la banquette ne porte pas de brancards, elle peut recevoir cinq ou six malades assis; la partie sur laquelle ils sont alors est mollement rembourrée. Sur le côté droit de l'intérieur de la caisse, trois sièges pour asseoir trois autres malades. Deux de ces sièges sont mobiles, se rabattent et se relèvent à volonté, pour laisser passer les personnes du service. Le dossier et l'appui-bras de ces sièges mollement rembourrés sont pliants et les sièges une fois pliés se logent sur la paroi de la caisse de la voiture. Une autre place à siège fixe est établie pour un malade assis dos à dos avec le cocher, le siège est muni d'un coussin moelleux et au-dessous on trouve un petit coffre. L'intérieur est encore muni d'une lanterne. Cette voiture réunit l'élégance à tout le confort que l'on peut exiger pour le transport des blessés et des malades.

Nous citerons encore une *voiture-tente* d'ambulance de M. Kromhout, lieutenant-colonel hollandais, exposée par le Ministère de la Guerre des Pays-Bas, mais, pour la description, nous renvoyons le lecteur à notre paragraphe sur les voitures-tentes d'ambulance dans notre chapitre réservé aux Abris p. 505.

Comme nous l'avons dit, au commencement de cette étude, nous allons décrire ici les appareils de M. le comte de Beaufort et de M. le capitaine russe Valentin de Gorodezki destinés à supporter les brancards placés dans les voitures (1).

France. — L'appareil de M. le comte de Beaufort (fig. 10) est un *support élastique* construit par M. Werber. Ce support élastique se compose d'un cadre en bois pourvu à chaque extrémité d'un ressort à boudin. Les ressorts à boudin sont rivés dans les anneaux de quatre chaînes mobiles, fixées elles-mêmes aux angles d'un cadre extérieur formant socle; ce cadre extérieur, fait de planches de

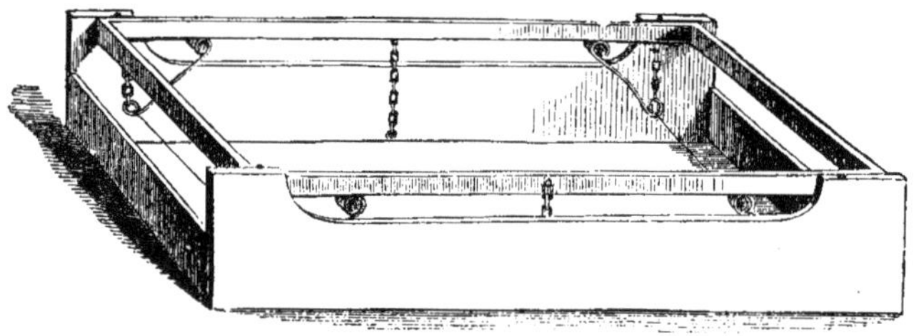

Fig. 10. — Support élastique de M. le comte de Beaufort.

sapin placées de champ, a une hauteur de 0m,30. Des cordes placées transversalement, sont fixées à chaque extrémité des ressorts à boudin et destinées à supporter les brancards. Ce support offre de haut en bas l'élasticité du sommier, et de droite et de gauche, en avant ou en arrière, obéit à la moindre impulsion qu'il reçoit. Il peut recevoir tous les brancards de champ de bataille et se place facilement dans les voitures. Le blessé couché sur ce support se trouve au milieu des cahots et des chocs, bercé d'un mouvement aussi doux que celui du hamac.

Russie. — Le *matériel d'ambulance pour le transport des blessés* sur des charrettes, système russe du capitaine Valentin de Gorodezki, a servi dans la dernière guerre turco-russe.

D'après ce système (fig. 11), deux brancards reposent sur des planchettes en bouleau, formant ressorts, fixées sur deux traverses en sapin de 1m,55 de long, posées sur les montants d'une charrette, l'une en avant l'autre en arrière. Ces planchettes sont épaisses de 0m,012, larges au centre de 0m,065 et de 0m,05 à chaque extrémité. La planchette la plus longue a 0m,70 de long et la plus courte qui se trouve au-dessous et au milieu de la première, n'est longue que de 0m,36. Ces ressorts en planchettes qui ont au centre 0m,024 d'épaisseur sur une longueur de 0m,08 vont ensuite en s'amincissant de chaque côté, mais la planchette de dessus s'amincit très-peu. Cette dernière est garnie à chaque extrémité d'une petite plaque en fer relevée pour empêcher le glissement des brancards. Les planchettes sont placées dans leur milieu, entre deux morceaux de bois longs, celui du dessus de 0m,13 et celui du dessous de 0m,18, de manière qu'il n'y ait qu'un tout petit espace sur lequel touchent les planchettes formant ressorts. A l'endroit où se trouve la partie la plus épaisse, elles sont maintenues par une

(1) Voir notre brancard disposé pour le transport par voiture ou par wagon, p. 461.

ande de fer de $0^m,035$ de large et de $0^m,003$ d'épaisseur; c'est au moyen de cette bande en fer qu'elles sont fixées sur la traverse. Cette disposition de ressorts en planchettes pour recevoir les brancards est également employée par l'administration russe pour le transport de blessés dans les wagons de chemin de fer. (Voir fig. 12, page 502).

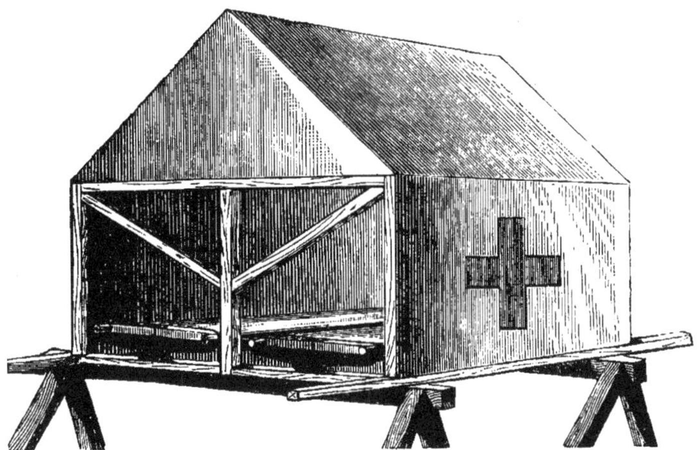

Fig. 11. — Matériel d'ambulance pour le transport des blessés sur charrette (système russe du capitaine Valentin de Gorodezki).

Une monture en bois, complétement pliante et destinée à former un toit, permet de couvrir la charrette au moyen d'une forte toile garnie de rubans servant à la maintenir. Cette monture se compose de trois tringles en bois longitudinales qui courent parallèlement à la longueur des brancards. De chaque bout de la tringle longitudinale qui forme le haut du toit, descend verticalement une autre tringle en bois articulée, à charnière. Celle-ci vient se fixer dans la traverse qui supporte les bois principaux soutenant les brancards. De chaque extrémité des deux autres tringles qui forment les côtés du toit partent d'autres tringles en bois qui viennent s'adapter, au moyen de charnières, le long des tringles verticales. Le tout est à charnières et recouvert d'une forte toile. Les côtés sont maintenus par des sangles et des cordages; l'ensemble présente une belle proportion. La hauteur du toit au milieu est de $0^m,90$, la hauteur des côtés est de $0^m,65$ et la longueur du toit en haut est de $1^m,30$.

Nous terminerons ce paragraphe en citant quelques modes d'appropriation des voitures ordinaires au transport des blessés présentés au Congrès international d'hygiène tenu à Bruxelles en 1876.

Pour le transport de blessés atteints peu grièvement et pouvant rester assis, on a proposé de suspendre, à l'aide de cordes, des sièges, formés de planches flexibles, offrant des conditions convenables de solidité et d'élasticité. Ces banquettes improvisées peuvent être placées transversalement ou longitudinalement suivant la longueur de la voiture.

Un autre système consiste à suspendre avec des cordes, le long des parois latérales, deux longues perches formant de chaque côté un support élastique sur lequel reposent, par leurs extrémités, des planches transversales échelonnées les unes derrière les autres, à des intervalles suffisants.

Les planches peuvent être remplacées par des cordes tendues deux à deux d'un côté à l'autre et garnies par des couvertures ou des vêtements.

Pour le transport des blessés couchés, on peut couvrir le fond de la voiture d'une couche épaisse de paille sur laquelle on étend les blessés dans toutes les positions exigées pour les lésions dont ils sont atteints. Afin d'avoir plus d'élasticité, on suspend par des cordes, à une distance d'un pied du plancher, trois perches transversales sur lesquelles on place des planches longitudinales que l'on garnit de paille, de paillasses ou de matelas.

D'après un autre système, on passe sur deux longues perches longitudinales fixées aux parois, des cordes qui vont d'un côté à l'autre et s'entrecroisent de manière à former une sorte de treillage élastique que l'on recouvre de paille. Il faut citer comme l'un des plus ingénieux à cet égard le système norwégien pour l'adaptation des chariots à foin aux transports des blessés. Ce système, applicable à toute espèce de chariots de paysans, n'exigeant aucun appareil particulier et pouvant s'improviser partout, consiste à suspendre les brancards au moyen de longues perches de sapin longitudinales dont une des extrémités libre fait très-efficacement l'office de ressort.

Le système russe pour l'appropriation des fourgons de munitions au transport des blessés se compose de traverses soutenues par des ressorts en spirales sous lesquels quatre litières peuvent être suspendues deux à deux (1).

8° Transport des blessés par chemins de fer.

Le transport par chemin de fer qui, naturellement, tend de plus en plus à se généraliser et qui est certainement le meilleur pour conduire les blessés dans les villes et villages éloignés des champs de bataille, était très-rude et très-pénible tel qu'il était pratiqué jusqu'à ce jour. En effet, pour ce service, les chemins de fer n'étaient pas organisés, les wagons n'avaient reçu aucun arrangement particulier; on transportait les blessés qui pouvaient rester assis comme des voyageurs ordinaires dans les wagons de service habituel, et les blessés qui ne pouvaient être transportés que couchés étaient mis sur un lit de paille étendu sur le fond des wagons à marchandises. C'est ainsi que nous nous rappellerons toujours avec tristesse que, pendant la guerre de 1870-1871, les blessés ont été transportés, en France, de la façon la plus incommode et la plus irrégulière. Les malheureux soldats entassés pêle-mêle dans des wagons sans aménagement préalable, parcouraient ainsi de longues distances, dans une situation difficile pour leur état. Il est donc de toute nécessité qu'une entente s'établisse entre l'administration hospitalière de l'armée et les compagnies des chemins de fer pour faire construire ou transformer des wagons qui, à un moment donné, puissent servir au transport des blessés. Aussi est-ce avec un profond soulagement que nous avons appris que, sur la proposition faite par la Société française de secours aux blessés militaires qui, comme nous le verrons plus loin, avait exposé un matériel de chemin de fer si parfait pour ce service, les ingénieurs des chemins de fer français s'occupent activement du projet de transformation des fourgons de marchandises en wagons pouvant servir au transport des soldats blessés ou malades. Cette transformation serait des plus simples et n'imposerait aux compagnies que des frais insignifiants; elle consisterait à percer des portes à l'avant et à l'arrière des fourgons à marchandises pour ménager entre les wagons, au moyen de passerelles, une communication qui permettrait d'aller d'un bout à l'autre d'un train en marche. Il faudrait en outre ménager dans chaque wagon et dans

(1) Congrès international d'hygiène. Rapport de M. le Dr Hermant, (Bruxelles 1876).

le sens de la longueur, un espace suffisant pour un couloir à l'usage du personnel de secours.

Nous allons étudier trois modèles de wagons destinés au transport des blessés exposés par l'Angleterre, les États-Unis et la France, mais c'est surtout le train sanitaire présenté par la Société française de secours aux blessés qui va mériter toute notre attention. Pour la description de ce train sanitaire qui indique si bien quelle devrait être l'organisation de tous les trains destinés au même usage, nous demanderons au lecteur la permission de lui donner avec la description des wagons destinés au transport des blessés, la description du train tout entier.

Angleterre. — Dans la section anglaise, M. Joshua Henry Porter avait exposé un *modèle de wagon* de chemin de fer disposé pour le transport de malades ou de blessés dans des hamacs de marine. Dans ce wagon, semblable à nos wagons de marchandises, plusieurs matelas sont fixés suivant l'axe longitudinal du wagon et suspendus au moyen de cordes. D'après le système du Dr Porter, chaque matelas est placé dans l'intérieur d'une toile attachée, par ses deux extrémités, au moyen de cordages en forme de hamac, à deux crochets fixés dans des poteaux verticaux qui vont du plancher au plafond. Le milieu de chaque matelas est en outre soutenu par une traverse en bois suspendue transversalement au moyen de cordes qui descendent du plafond.

États-Unis. — M. le Dr Thomas W. Evans exposait dans la section des États-Unis, un *modèle de wagon-hôpital* pour chemin de fer, pouvant contenir 30 lits pour transporter les blessés; échelle 1; 4. Fac-simile des wagons de chemin de fer, employés pendant la guerre de sécession aux États-Unis par la commission d'hygiène pour le transport des blessés. Le modèle (pl. V, fig. 2 et 3) démontre un système de chauffage et de ventilation et représente, dans sa construction générale, un wagon ordinaire d'un train de voyageurs en usage aux États-Unis. Il se compose de deux parties : la partie antérieure a 4 roues, monture ordinaire des trains de wagons sur chemin de fer, et le plancher qui réunit les roues est fixé à cette partie antérieure de la caisse par un axe susceptible de tourner. La partie postérieure est construite de même, quant aux roues. Les deux extrémités du wagon sont reliées ensemble par quatre tringles en fer de $0^m,01$ de diamètre, qui courent au-dessous de la caisse en décrivant une courbe et sont tendues à chaque extrémité par des arcs-boutants à vis. En raison de la longueur du train et de sa position sur les tringles, on a assez d'élasticité. La caisse du modèle a $4^m,20$ de long, $0^m,70$ de large et $0^m,60$ de haut; elle a deux entrées devant et deux par derrière et est précédée et terminée par un balcon de $0^m,14$ de profondeur et d'une longueur de $0^m,50$ garni d'une marquise pour le conducteur. A une des extrémités, est un cabinet de médecin. Le compartiment du milieu est réservé pour les malades qui y sont disposés sur des lits, étagés par trois superposés et par série de cinq de chaque côté, suspendus aux panneaux et à des montants en bois par des anneaux en caoutchouc. On a ménagé, dans toute la longueur, entre les rangées de lits, un corridor pour le service et à l'une des extrémités on a placé un poêle-calorifère. Les panneaux de côté sont garnis de vasistas mobiles pourvus de stores à l'intérieur. Le ciel est surélevé dans toute la longueur et surtout au milieu où sont les tuyaux de ventilation placés de chaque côté. Ce wagon est muni de freins à chaque extrémité (1).

France. — Pour la France, nous avons à étudier un modèle de wagon pour

(1) Voir Exposition de 1867. *Appareils et instruments de l'art médical*, par le Dr Gruby, chez **Lacroix**, éditeur, rue des Saints-Pères, 54, Paris.

ambulance exposé par M. le comte d'Osmont et le train sanitaire de la société française de secours aux blessés militaires.

Le *modèle de wagon* présenté par M. le comte d'Osmont est long de 0m,90, large de 0m,40 et haut de 0m,45; il est en bois et fer. Ce wagon, modèle des wagons de chemins de fer ordinaires, est monté sur des ressorts; le milieu est surélevé et garni de vitres pour le jour et la ventilation. A chaque extrémité, se trouve une entrée avec croisée communiquant avec un escalier muni d'une rampe. Sur les paliers, près des portes, il y a des cabinets d'aisance. La communication d'un wagon à un autre se fait au moyen d'un pont. La caisse forme un seul compartiment fermé de chaque côté par trois parois mobiles qui peuvent être tournées complétement, de manière que le chargement et le déchargement des blessés couchés puisse s'opérer sans qu'aucun brancardier pénètre dans l'intérieur. A cet effet, un châssis rectangulaire en fer, suspendu sur une poulie, glisse tout du long de chaque paroi latérale dans deux rainures verticales et porte deux potences destinées à recevoir un brancard. Les deux angles supérieurs de ce châssis sont suspendus à l'aide de crochets en fer qui eux-mêmes sont attachés à une corde et les deux cordes se réunissent ensuite en une seule qui va passer sur une poulie fixée au-dessus. De là, la corde se dirige de droite à gauche, horizontalement, passe sur une poulie d'angle et descend ensuite pour s'engager en bas du panneau sur un treuil en fer à cliquet, muni d'une manivelle; au-dessous de ce châssis s'en trouve un second semblable, mais celui-ci n'est soutenu que par un seul crochet et une seule corde fixée au milieu et au-dessus. Cette corde remonte derrière le châssis supérieur, va trouver une autre poulie et fait ensuite le même chemin que la première. Les potences font corps avec les châssis et sont entaillées pour recevoir les hampes des brancards. Ceux-ci sont en fer, ils sont munis de pieds et de poignées articulées pour pouvoir être rabattues. Pour les chargements, on descend le châssis à hauteur d'homme, on place sur les potences le brancard avec le blessé couché et on le remonte à sa place à l'aide du treuil. Le déchargement s'opère de la même manière. Les parois glissent sur deux rails excentriques, l'un placé dans le parquet et l'autre dans le plafond; le rayon des rails excentriques est de 0m,026. Dans chaque rail glisse des pitons fixés, l'un à la partie supérieure, et l'autre à la partie inférieure du panneau. En outre, le même panneau porte en dessus et en dessous une coulisse garnie de fer qui reçoit un axe ou piton fixé en haut et en bas, de façon que le panneau puisse suivre en tournant la ligne excentrique des rails. Une des trois parois n'est pas munie de rails ni de coulisses; elle porte seulement, en haut et en bas, dans son milieu, un axe ou piton autour duquel elle peut pivoter. Ce dernier système serait facile à appliquer à tous les wagons de marchandises ordinaires.

Chaque paroi porte deux blessés superposés, ce qui fait par conséquent six blessés couchés de chaque côté. D'autre part, un banc double en bois, placé au milieu et dans toute la longueur du wagon, peut recevoir des blessés assis. L'avantage du mouvement excentrique des rails est de donner plus de sécurité et d'empêcher que, pendant la manœuvre, les parois occupent une trop grande place dans l'intérieur du wagon, où il reste encore un grand espace, de manière que les blessés assis ne soient nullement gênés.

L'idée nouvelle et ingénieuse présentée par ce modèle ferait désirer qu'on puisse expérimenter un wagon de grandeur naturelle organisé d'après ce système, afin de se rendre compte du service qu'il pourrait rendre.

Le *matériel d'ambulance de chemin de fer* exposé par la Société française de Secours aux blessés militaires se composait de huit wagons montés sur rails et placés derrière les abris de cette société. Tous ces wagons sont munis devant et derrière, de chaque côté, d'un marchepied communiquant à une plate-forme qui facilite l'entrée et la sortie. Les marchepieds et une partie de la plate-forme sont garnis de tringles en fer formant rampes et galeries mobiles; le milieu de la plate-forme n'en est pas garni, mais il présente une autre petite plate-forme qui déborde et va s'appuyer sur celle du wagon suivant ou précédent pour former pont et permettre de passer facilement d'un wagon dans l'autre et de circuler dans tout l'intérieur du train. Sept de ces voitures font partie du train sanitaire de la Société française de Secours aux blessés. Ce sont : 1° un wagon approvisionnement; 2° un wagon magasin; 3° un wagon cuisine; 4° un wagon réfectoire; 5° un wagon pour 4 médecins; 6° un wagon pour 50 blessés assis; 7° un wagon pour 18 blessés couchés, dont 15 sur des couchettes fixes superposées 3 par 3 et les 3 autres sur des brancards suspendus au moyen de cordes attachées au plafond; le 8° wagon exposé était un wagon ordinaire à marchandises approprié pour la réception de blessés couchés.

Le matériel de chemin de fer de la Société française de secours aux blessés militaires a été construit par M. Charles Bonnefond ingénieur, sur les indications du Dr baron Mundy.

1° *Wagon d'approvisionnement.* — Ce wagon, entièrement en bois, est très-grand et très-solide; il est pourvu, au milieu et sur chacune de ses faces latérales, de larges portes à deux battants. De chaque côté de ces portes on a placé deux grands écussons croix rouges mobiles et au milieu on a écrit en grosses lettres : APPROVISIONNEMENT. A l'arrière et à l'avant une porte fait communiquer la plate-forme avec un couloir qui divise le wagon dans toute sa longueur en deux parties égales. La largeur du couloir est de $0^m,70$; la largeur du wagon de chaque côté du couloir, est de 1 mètre et sa hauteur de $2^m,55$.

Les deux extrémités du wagon sont garnies de deux vasistas surélevés de $0^m,40$. A droite et à gauche du couloir sont disposés des compartiments avec portes à coulisses munies d'inscriptions; ces compartiments contiennent le combustible et les provisions nécessaires. Les compartiments destinés à la viande fraîche, au pain et autres aliments frais, sont aérés; les boissons en bouteilles se placent dans des tiroirs munis de supports entaillés. Ce wagon contient un sellier pour boissons en fûts, des casiers pour boissons en bouteilles, une soute pour les pommes de terre, une soute à charbon, un garde-manger pour la viande fraîche, un garde-manger pour le pain, un autre pour les légumes, enfin un magasin pour l'épicerie et les conserves alimentaires. Le prix du wagon d'approvisionnement est de 5,750 francs. Ce wagon, comme nous l'avons dit plus haut, communique avec le second au moyen d'une plate-forme, formant pont.

2° *Wagon-magasin.* — Ce wagon, semblable au wagon d'approvisionnement, contient une lingerie, une bibliothèque, une pharmacie, tout le matériel de pansement, des brancards, des tables, des chaises pliantes, des baignoires s'emboitant l'une dans l'autre, un poêle en fonte, une glacière, un appareil pour fabriquer la glace, un lit monté pour le garde-magasin. Ce lit se trouve à une hauteur de $1^m,20$ à peu près au-dessus du parquet. L'éclairage a lieu pendant la nuit au moyen de lanternes encastrées dans le plafond. Ce wagon communique avec celui qui le précède et avec celui qui le suit au moyen de plates-formes formant ponts. Le prix du wagon-magasin est de 5,750 francs.

3° *Wagon-cuisine* (Pl. V, fig. 1). — Le wagon-cuisine toujours réuni aux wagons suivant et précédant au moyen de plates-formes formant ponts, n'offre plus le même aspect que les précédents. On n'y trouve plus de couloir, il présente l'aspect et l'aménagement d'une vaste cuisine. En haut, au milieu, on a ménagé de larges vasistas surélevés de $0^m,40$ à $0^m,50$ pour la ventilation; ces larges vasistas sont garnis de rideaux. Dans l'intérieur, au milieu, on trouve un grand espace libre d'environ $1^m,10$. Au milieu d'une des parois latérales est placé un large fourneau en fer de $2^m,35$ de long, $0^m,90$ de profondeur et de hauteur ordinaire. Ce fourneau est muni d'un large tuyau de dégagement, s'ouvrant dans le plafond. Il porte deux grandes chaudières de 75 litres chacune, pour la préparation du pot-au-feu et du bouillon, et deux grands bains-marie pour le café et autres boissons chaudes. Les couvercles des marmites sont maintenus par des bandes flexibles en bois. Au-dessus du fourneau, un rayon fixé sur la paroi du wagon porte une batterie de cuisine en cuivre étamé. En face du fourneau, sur l'autre paroi du wagon, deux lits, l'un pour le cuisinier et l'autre pour son aide, sont fixés au moyen de charnières. Ils se relèvent pendant le jour contre la paroi du wagon, de manière à ne pas encombrer la cuisine. Un de ces lits est doublé d'une table de $0^m,85$ de large qui se développe lorsque le lit se relève. A côté du fourneau, on trouve une table en bois avec tiroir, et à côté des lits et de la table dont nous venons de parler, on a installé une grande bassine en cuivre pour laver la vaisselle. Un peu plus loin, on a placé un billot en bois. Des armoires dans lesquelles toute la vaisselle et les accessoires nécessaires pour le service sont assujettis, occupent les quatre coins du wagon et sont surmontées de réservoirs à eau d'une contenance totale de 1800 litres. Ces réservoirs s'alimentent par une ouverture pratiquée dans la toiture du wagon et distribuent l'eau au moyen de robinets dans tout l'intérieur de la cuisine. Une horloge est suspendue à l'une des extrémités du wagon. L'éclairage a lieu la nuit au moyen de lanternes encastrées dans le plafond et le jour par un grand lanterneau et quatre châssis latéraux qui servent à la ventilation. Le wagon-cuisine contient donc les appareils, ustensiles et accessoires nécessaires à la nourriture de trois ou quatre cents blessés ou malades et à celle du personnel d'ambulance et du train. On peut préparer dans ce wagon, outre les tisanes, tous les genres d'alimentation qu'exigent les blessés ou malades et les employés. Le prix du wagon-cuisine est de 5,750 francs.

4° *Wagon-Réfectoire.* — Le quatrième wagon porte en grosses lettres, sur ses parois latérales le mot : AMBULANCE. Il est réuni, toujours au moyen de plates-formes formant ponts, avec le wagon qui le précède et avec celui qui le suit. Ce wagon qui était disposé à l'Exposition comme un réfectoire peut recevoir des blessés couchés ou des blessés assis. Outre les portes qui, à chaque extrémité, donnent accès aux terrasses, portes à deux battants inégaux, dont un seul, le grand, sert pour la circulation ordinaire, tandis que l'autre ne s'ouvre que pour l'entrée ou la sortie des blessés couchés, ce wagon est pourvu sur chacune de ses faces latérales, d'une large porte à glissement. Les parois sont doubles; une partie de la paroi intérieure est formée par les sièges et les dossiers des bancs destinés aux blessés assis et aucune des appliques de ce wagon fixées de manière à ne pouvoir être déplacées sans le secours d'une clef commune à toutes les serrures, ne fait saillie dans l'intérieur. Dans ce wagon, appliqué au service de réfectoire, les banquettes fixées dans les parois étaient rabattues, et devant ces banquettes, on avait placé des tables de $1^m,90$ de long et $0^m,40$ de large, munies de pieds à vis. En haut, le milieu et les deux extrémités sont surélevés d'à peu près $0^m,40$ pour l'éclairage et la ventilation. Ces surélévations sont pourvues de larges vasistas garnis de rideaux. Le wagon est en outre muni de lanternes pour l'éclairage de la nuit; son prix est d'environ 5,000 francs.

5° *Wagon-médecins.* — Ce wagon est disposé pour recevoir quatre médecins et est réuni, comme les autres, avec celui qui le précède et avec celui qui le suit, au moyen de plates-formes formant ponts. Il est divisé en deux parties égales et dans toute la longueur, par un couloir qui a $0^m,60$ de large. Il contient quatre cabines, deux à droite et deux à gauche, et entre les deux cabines, on trouve d'un côté un water-closet, et de l'autre côté, entre les deux autres cabines, un très-grand poêle de 1 mètre de haut et de $0^{m},55$ de large. La largeur de la place occupée entre les deux cabines par le poêle et le water-closet, est de $0^{m},80$. Le couloir est éclairé, le jour, par une guérite vitrée, dont les châssis mobiles permettent de régler l'aérage à volonté, et la nuit par des lanternes ordinaires de voiture encastrées dans le plafond. L'appareil de chauffage est du système dit à courant d'eau, et est étudié de façon à chauffer légèrement pour empêcher la congélation de l'eau contenue dans deux réservoirs dissimulés dans les plafonds et destinés à alimenter les toilettes des chambres et le water-closet. Le même appareil, par une disposition de conduites à eau chaude passant sous le plancher, entretient à une température égale et constante, des chaufferettes placées sous le tapis, devant le fauteuil de chaque chambre. Chaque cabine, pourvue de larges fenêtres garnies de rideaux, contient : une armoire à rayons, pour linge et habits, sur laquelle repose une toilette-lavabo garnie de tous ses accessoires et pourvue d'un robinet de prise et de sortie d'eau. Au-dessus de la toilette, est placée une pharmacie-bibliothèque. Le lavabo et la bibliothèque se trouvent près de la porte d'entrée. L'extrémité opposée de la cabine, faisant face à la toilette, est occupée par un lit qui, dans le jour, se relève le long de la paroi du wagon, le dessous se confondant avec la tenture du reste de la cabine. Ce côté est encore occupé par un siège à deux places, dont la moitié se rabattant, par un simple mouvement de bascule, laisse la place libre pour le lit. Derrière ce siège, on a ménagé un vestiaire dont l'ouverture se trouve au-dessus de la partie fixe de ce dernier; devant cette partie fixe, on peut encore rabattre une table pliante, munie d'un encrier fixe, table que l'on dissimule dans la boiserie. Chaque cabine est pourvue en outre, d'une pendule-réveil portant baromètre et thermomètre. Enfin, toutes sont éclairées par une lampe à huile qui peut être suspendue, soit à côté de la toilette, soit à côté de la table. Le wagon pour médecins, ainsi aménagé, coûte 10,000 francs.

6° *Wagon pour 50 blessés assis.* — Le sixième wagon toujours réuni avec les autres, au moyen de plates-formes, offre la même construction que le wagon réfectoire. Il est pourvu, outre les portes de ses extrémités, de deux portes latérales à glissement, seulement, une de ces portes est condamnée par l'adaptation d'un water-closet le long de la paroi. Les bancs qui forment la paroi intérieure sont rabattus et prêts à recevoir les malades assis. Ces bancs sont de simples planches, sans aucune garniture; on les rabat au moyen d'une clef commune à toutes les serrures. Au milieu, on a installé un poêle en fer de $0^{m},80$ de haut, dont le tuyau de dégagement traverse le plafond. Le milieu et les extrémités portent des vasistas surélevés d'environ $0^{m},40$ et garnis de rideaux. Ce wagon est muni de lanternes pour l'éclairage de nuit et porte en grosses lettres sur ses parois latérales le mot : AMBULANCE. Son prix est d'environ 5,000 francs.

7° *Wagon-Ambulance.* — Ce wagon toujours réuni aux autres, contient un aménagement pour huit blessés ou malades couchés sur des cadres en bois à fonds sanglés garnis de matelas et d'oreillers. Les cadres sont supportés par des barres rondes en fer, maintenues d'un côté sur les parois, et de l'autre sur des montants en bois fixés au milieu du wagon. Ces montants fixés à la toiture de la voiture, sont détachés et mis en place pour recevoir les tringles destinées à supporter les cadres et ces tringles sont alors engagées dans des œillets dont les montants sont pourvus. Ce wagon porte sur ses faces latérales, de larges portes à deux battants; une de ces portes est condamnée par un water-closet à côté duquel on a installé un poêle. On trouve encore dans ce wagon des bancs pour asseoir les blessés et des lanternes pour l'éclairage de nuit. Il est surélevé au milieu et à chaque extrémité et muni de vasistas garnis de rideaux. Sur les côtés, il porte le mot : *Ambulance*.

8° *Wagon-Ambulance*. — Le huitième wagon-ambulance, toujours réuni aux autres est muni, sur ses faces latérales, de larges portes s'ouvrant à glissement. On trouve dans ce wagon surélevé d'environ 0m,40 au milieu et à chaque extrémité et muni de vasistas garnis de rideaux, des lanternes pour l'éclairage de nuit. Il porte sur ses côtés le mot : *Ambulance* et représente différents modes d'appropriation des wagons ordinaires à marchandises pour le transport des blessés.

Quatre systèmes étaient exposés : 1° le blessé est étendu sur un brancard placé sur une couche de paille ; 2° les brancards sont suspendus à des cordes attachées au toit du wagon, au moyen de simples crochets et, pour supprimer le balancement latéral, on attache les brancards aux parois du wagon ; 3° les cordes qui supportent les brancards sont munies de ressorts ou transformés en ressorts de la manière suivante : quatre cordes terminées en boucles à leur partie inférieure, reçoivent les extrémités des hampes d'un brancard et deux bâtons, formant arcs, tiennent ces cordes en écartement de manière à ce qu'elles représentent ainsi des lignes brisées. Tout choc met en jeu l'élasticité des bâtons arqués, et modifie l'écartement des cordes qui tendent alors à se rapprocher l'une de l'autre, produisant ainsi les mouvements que donnent les ressorts en acier ; telle est la description du ressort improvisé de M. le comte de Beaufort qui en est l'inventeur. 4° les cordes qui supportent les brancards sont portées par un cadre mobile qui est placé dans le wagon, auquel il n'adhère par aucun mode d'attache. Ce cadre, dit : *cadre de transformation*, est dû à M. le comte de Beaufort qui le décrit ainsi : le cadre de transformation est un appendice qui convertit presque immédiatement un wagon à marchandises en un wagon-ambulance pour le transport de blessés couchés, et cela sans la moindre modification de la caisse du véhicule pour l'aménagement des brancards, sans l'addition d'un seul clou, d'une seule vis. Le cadre se place comme un colis ordinaire. Articulé à tous ses angles, il se monte vite et facilement, il forme, lorsqu'il est démonté, une ligne droite comme un brancard fermé. Chaque wagon à marchandises peut contenir deux de ces cadres qui supportent six brancards chacun. Un espace intermédiaire forme corridor pour donner accès auprès de chaque blessé. L'opération laborieuse de la mise en place des brancards chargés de blessés est facilitée, au besoin, par un élévateur qui se compose de deux poulies et d'une corde terminée, à une de ses extrémités par un poids de 15 kilogrammes environ, et à l'autre par une traverse en bois, longue de 0m,60. Lorsque le brancard est placé entre les deux montants du cadre, on pèse sur la traverse de l'élévateur, on l'abaisse, en faisant monter par conséquent le poids. La traverse est alors placée sous les hampes du brancard, à l'élévation duquel vient concourir la force qui a été employée pour l'ascension du poids ; sa descente diminue de 15 kilog. le poids à soulever. Un élévateur est placé à chaque extrémité du brancard ; il en résulte que le travail de la mise en place du blessé est diminué de moitié, ou plutôt qu'il se divise en deux parties : la première s'effectuant par l'effort du brancardier quand il pèse sur la traverse, la seconde par sa force musculaire. L'élévateur n'étant pas fixé au cadre, il n'en faut que deux par wagon à marchandises.

On pourrait augmenter l'action du poids, de manière à lui faire produire l'élévation entière du brancard ; mais il est préférable de rendre nécessaire l'intervention des brancardiers pendant toute la durée de l'opération, afin qu'ils puissent suppléer à un dérangement de l'appendice ; ce qu'ils sont à même de faire, puisqu'ils n'abandonnent pas les hampes, avant la parfaite mise en place du brancard. Tout dérangement aurait donc simplement pour effet d'obliger à faire le chargement de la manière ordinaire. L'élévateur est ainsi conforme à ce principe : tout appendice complémentaire doit avoir son action distincte et ne doit entraver en rien, au besoin, le fonctionnement des moyens ordinairement employés.

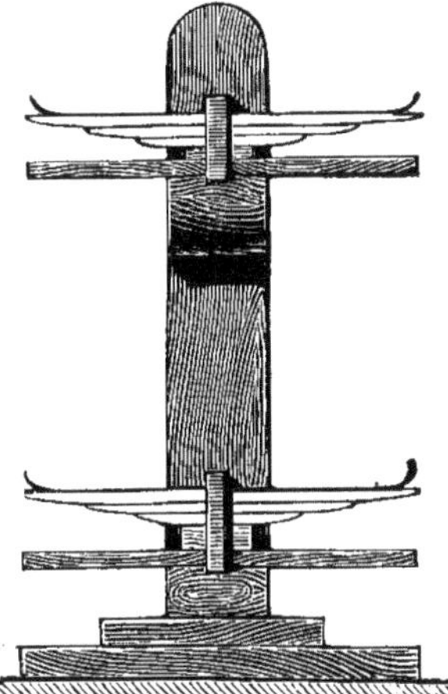

Fig. 12. — Matériel d'ambulance pour le transport des blessés par wagons à marchandises, système du capitaine Valentin de Gorodezki.

Russie. — Pour terminer cette étude, nous citerons le *matériel d'ambulance pour le transport des blessés par wagons à marchandises*, système du capitaine Valentin de Gorodezki, ayant servi pendant la dernière guerre Turco-Russe et qui se trouvait exposé dans la section russe. D'après ce système (fig. 12), les brancards en sapin que nous avons décrits dans notre étude sur les brancards, p. 455 sont placés sur des ressorts en planchettes semblables à ceux que nous avons vus à la fin de notre paragraphe sur les voitures. Pour le transport en chemin de fer, ces ressorts en planchettes sont fixés transversalement sur deux montants en sapin, boulonnés dans les wagons de marchandises. Un ressort en planchettes est fixé par son milieu à l'extrémité supérieure de chaque montant et en dessous, près du pied de celui-ci, on trouve un système de suspension semblable pour un autre brancard (1).

9° Transport des blessés par eau.

L'Exposition de 1878 nous offrait peu de sujets d'étude ayant trait au transport des blessés par eau. Ainsi, après avoir parlé de l'exposition du Ministère de la Marine française et décrit un modèle de barque pour le transport des blessés, présenté par le Ministère de la Marine des Pays-Bas, nous finirons par la description d'un appareil contre le mal de mer, exposé dans la section italienne.

France. — Le Ministère de la Marine française exposait un *hamac réglementaire de matelot, disposé pour le transport des blessés à bord, pendant le combat,* d'après la méthode du Dr J. Maréchal, médecin principal au port de Brest. Le hamac sert en même temps à descendre les malades ou blessés, ceux-ci étant emmaillotés dans le hamac et celui-ci étant placé dans une gouttière en métal.

Le hamac réglementaire que l'on a toujours à bord, est tendu, dans sa longueur (pl. I, fig. 9), par des lattes flexibles passées sur sa face dorsale, en dehors et vers le milieu du mince matelas qui le double, ainsi que par deux bâtons, un de chaque côté, qui doivent servir à soulever le blessé ou le malade une fois emmailloté, maintenu immédiatement, et pour toute la durée des soins ultérieurs, dans une enveloppe qui l'abrite contre les violences et facilite sa transmission. Les bâtons doivent être tenus à distance convenable par des attelles percées qui traversent les extrémités. Ce hamac est muni en outre de deux traversins, l'un pour soutenir la nuque, l'autre pour maintenir les jambes en demi-flexion. Huit crochets

(1) Voir notre brancard [illegible] pour le transport par voitures ou wagons, p. 461.

boutons permettent un transfilage rapide à l'aide d'une corde terminée par une boucle à l'une de ses extrémités. L'application de cette enveloppe demi-rigide et matelassée a pour but de supprimer l'usage des brancards peu pratiques à bord. Le malade transfilé dans son hamac est présenté obliquement à une gouttière en métal préalablement inclinée de 25 degrés (pl. I, fig. 8); arrivé dans la batterie, il est saisi à l'extrémité inférieure du cadre-hamac par un premier porteur. Un deuxième porteur se tient prêt à saisir l'extrémité supérieure du cadre-hamac, dès que la descente par glissement sera complète et que la tête du blessé ou du malade sera arrivée à hauteur de ceinture. Un troisième servant se dispose à peser les cartahus suspenseurs de la gouttière pour la remettre dans le cadre du panneau. Le blessé ou le malade est alors déposé à la place qui lui est assignée ou à l'orifice d'une nouvelle gouttière de transmission s'il y a plusieurs étages à traverser. Le patient peut être ainsi descendu dans la gouttière jusqu'au dernier étage, au moyen de poulies adaptées dans chaque plancher.

Pour démontrer la méthode nouvelle de transport des blessés à bord pendant le combat, du Dr J. Maréchal, le Ministère de la Marine française exposait le modèle réduit d'un segment de frégate où le passage des blessés et la manœuvre (glissement sur un plan à inclinaison variable, transmission *oblique* à travers des panneaux *indépendants*) était figurée, conformément à des croquis exposés sous cadre, et contradictoirement à l'ancienne méthode (transmission *verticale* à travers des panneaux *dépendants*). En face, on trouvait un modèle correspondant démontrant le transport des blessés par transmission verticale à travers des panneaux superposés.

Les croquis exposés sous cadre, dont nous parlions tout à l'heure et dont nous donnons une reproduction démontrent la méthode du Dr J. Maréchal, appliquée au transport des blessés à bord de l'Océan. C'est à tort que les deux panneaux ont été figurés l'un au-dessus de l'autre et se correspondant, puisque la méthode n'a nul besoin de cette superposition.

Pour terminer avec l'exposition du Ministère de la Marine française, nous ne ferons que mentionner, ne pouvant en donner un dessin, un petit *modèle de cadre de bord* modifié par M. Duval et exposé par ce Ministère. Il est fâcheux qu'il ne nous ait pas été donné, pour cela comme pour bien d'autres objets, la possibilité d'en prendre le croquis, aussi négligerons-nous de parler de bien des choses qui certainement seraient intéressantes à signaler, mais qui ne peuvent être rendues compréhensibles qu'à l'aide du crayon.

Pays-Bas. — Le modèle de *Barque pour le transport des blessés*, exposé par le Ministère de la Marine des Pays-Bas (fig. 13), a été exécuté, d'après le système du lieutenant de vaisseau de première classe C. J. Marinkelle, par MM. G. Léen et Klopper à Willemsord, en Janvier 1878, pour la deuxième expédition de la guerre d'Adjeh. Le modèle a 2m,10 de long et 0m,60 de large. La barque est recouverte par une voile en forme de toit, inclinée sur un des côtés et par conséquent offrant une seule pente. Cette voile de 1m,55 de long et de 0m,60 de large, porte à chacune de ses extrémités une tringle en bois de 0m,01 de diamètre, munie dans son milieu d'un crochet qui peut glisser dans tous les sens et permet de la suspendre à une tringle en fer transversale fixée dans l'embarcation. La tringle transversale est recourbée et a la forme d'une ellipse, l'une de ses branches est fixée sur un poteau en fer à une hauteur de 0m,30. Les bords de la toile sont garnis de tringles en bois, demi-rondes, traversées par des cordes qui vont rattacher la toile sur les bords de l'embarcation. A l'aide de ces dispositions, on peut raidir la toile autant que l'on veut. A l'intérieur de la barque, à 0m,15 du fond, se trouve un plancher mobile sur lequel sont placées des couchettes en bois de 0^{m},40 de long et de 0^{m},18 de large. Le fond de ces couchettes en bois lisse, est légèrement cintré. Sur chaque couchette repose un cadre-brancard en bois, garni d'un matelas et d'un oreiller en toile cirée. Ce cadre tout entier, ainsi que la couchette est placé dans un sac litière, hamac en toile, qui dépasse le matelas de 0^{m},10. Aux bords les plus courts se trouvent des traverses en bois portant cordes et anneaux de suspension. Ces deux anneaux de suspension sont accrochés sur une tringle en fer de 0^{m},40 de long, pourvue à chaque extrémité d'un fort crochet. Une fois accrochés les hamacs sont hissés sur le navire au moyen d'une poulie. De chaque côté du

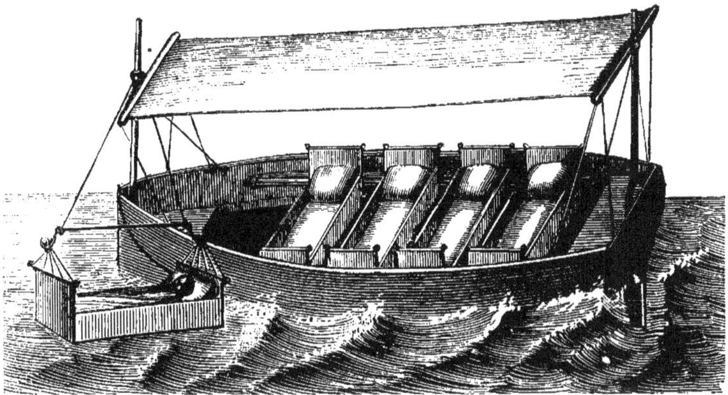

Fig. 13. — Modèle de barque pour le transport des blessés (Pays-Bas).

navire, il y a des cylindres en bois pour faciliter le glissement et aider au chargement. Dans l'intérieur, il y a place pour six lits et des banquettes sont placées tout autour pour recevoir des blessés assis.

Un dessin qui accompagnait ce modèle montrait six hommes portant sur leur tête une couchette qu'ils vont déposer dans le canot, les couchettes sont pourvues d'une enveloppe pour qu'on puisse, au besoin, les incliner sans crainte de faire tomber les malades. Un autre dessin montrait l'embarcation près du grand navire qui doit recevoir et transporter les blessés.

Italie. — Enfin dans la section italienne, M. d'Amora, lieutenant de vaisseau italien, avait placé le modèle d'un appareil à double suspension contre le mal de mer. Ce modèle (fig. 14) était au $^{1}/_{4}$ du véritable appareil.

Au plafond d'une cabine de vaisseau, est suspendu un double mouvement, comme pour les chronomètres de marine, qui supporte un cadre en cuivre de 0^{m},20 de long et de 0^{m},12 de large. Chaque coin de ce cadre est relié au moyen de tringles également en cuivre à un autre cadre en bois de 0^{m},45 de long et de 0^{m},15 de large qui se trouve au-dessous. Ce second cadre qui représente une garniture, porte au-dessous de chaque coin, un galet à joues, en bois, de 0^{m},03 de long et de 0^{m},025 de large, entouré d'une rondelle en caoutchouc. Celle-ci entoure également un autre galet de même grandeur qui se trouve au-dessous du premier à une distance de 0^{m},005. Ce second galet est fixé sur un autre cadre en bois, de manière que les deux galets se trouvent interposés entre les cadres. Le cadre inférieur représente la couchette, il est entièrement garni par une toile et fixé de chaque côté au parquet au moyen de caoutchoucs qui le maintiennent mollement. La distance entre le sol et ce cadre est de $0^m,17$

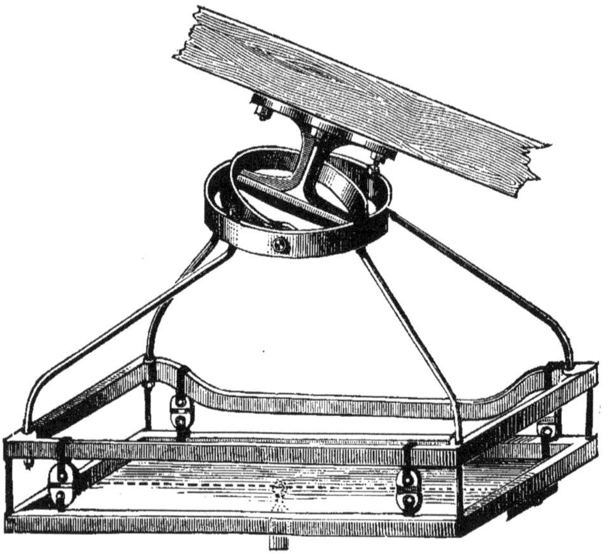

Fig. 14. — Appareil contre le mal de mer (Italie).

Enfin au-dessous de ce dernier, se trouve une caisse en cuivre glissant sur deux tringles et servant de lest pour équilibrer l'appareil. On trouvait, à côté de ce modèle, une brochure explicative datée de 1877.

II. — ABRIS PROVISOIRES ET DÉFINITIFS.

Dans notre premier chapitre, nous avons passé en revue les divers moyens employés pour retirer les blessés du champ de bataille afin de les amener aussi rapidement et aussi sûrement que possible à l'ambulance la plus voisine, ainsi que les moyens destinés à les transporter ensuite dans les ambulances et hôpitaux éloignés du lieu du combat. Dans ce deuxième chapitre, nous allons étudier les différents abris où les blessés sont appelés à recevoir les soins que demande leur état. Nous décrirons successivement les ambulances de première ligne où ils reçoivent les premiers secours; les abris provisoires établis en seconde et en troisième ligne, et nous finirons par les abris définitifs, les hôpitaux ou lazarets où ils doivent rester d'une manière fixe, jusqu'à complète guérison.

L'hygiène hospitalière s'occupe de plus en plus des moyens à employer pour éviter, dans un même lieu, l'agglomération d'un nombre plus ou moins considérable de malades ou de blessés, agglomération qui peut amener le développement des complications les plus dangereuses; et de les placer dans un milieu aussi aéré que possible, tout en les garantissant contre toutes les variations de la température. Elle s'occupe également d'avoir des abris qui permettent d'hospitaliser sur le champ de bataille ou dans ses environs immédiats les blessés les plus gravement atteints, afin d'éviter, autant qu'il se peut, le moyen meurtrier des évacuations. C'est pour cela que l'on confectionne aujourd'hui des tentes pouvant servir de tentes-hôpitaux et que, poussé par le besoin de conserver autour des blessés une température constante et convenable, on construit des hôpitaux-baraques d'une installation moins rapide que les tentes, mais appelés comme ces dernières, à rendre d'immenses services.

La tente militaire, fermée par une seule toile, abrite bien contre le vent et contre la pluie, mais n'abrite ni contre la chaleur ni contre le froid. Exposée au soleil, il règne sous cette tente une chaleur intolérable, et le froid glacial de la nuit s'y fait sentir d'une manière trop sensible. La nécessité d'employer des tentes doubles, c'est-à-dire couvertes par deux toiles espacées l'une de l'autre, et pourvues des moyens de ventilation nécessaires, doit donc être regardée aujourd'hui comme d'absolue nécessité.

La médecine militaire, obligée de se servir de tentes et de baraques pendant la guerre de sécession des États-Unis établit, pour ce qui concerne la guerre, la supériorité de ces abris sur l'hôpital permanent, et aujourd'hui l'hospitalisation sous tentes et sous baraques est établie pendant l'été dans la plupart des grandes villes de l'Europe. Le point de départ de ce mode d'hospitalisation vient de ce que l'on a reconnu que le traitement sous tentes et dans des baraques, où les blessés se trouvent dans un air sans cesse renouvelé, prévient la formation d'une atmosphère viciée et le développement de beaucoup de complications. On y a trouvé, pour les soins à donner aux blessés militaires, l'avantage de pouvoir les établir à peu près partout de manière à former des hôpitaux temporaires rapidement installés, répondre aux besoins les plus urgents et permettre de soigner et quelquefois guérir les blessés, sur le lieu même du combat.

La baraque offre un caractère de stabilité beaucoup plus grande que la tente et pour cela est beaucoup plus difficile à installer; mais d'un autre côté elle peut être plus facilement chauffée, et sous ce rapport, peut servir en tout temps bien plus que la tente. Toujours est-il que l'on cherche de plus en plus à améliorer ces abris, de manière à éviter autant que possible le transport si préjudiciable des blessés et à pouvoir installer le plus rapidement possible et dans les meilleures conditions, des hôpitaux mobiles où ceux-ci puissent recevoir tous les soins que demande leur position. Quelle est la supériorité de la tente sur la baraque ou de la baraque sur la tente? Il serait certes très-difficile de se prononcer aujourd'hui d'une manière positive, mais ce qui nous paraît certain, c'est que l'une et l'autre sont destinées à rendre d'immenses services et des services différents.

Quelques principes généraux sont applicables à l'installation et à la construction des tentes et des baraques. Pour leur installation, il faut surtout éviter de les placer dans un endroit humide; il faut de préférence, les établir sur un sol sec, sablonneux, à l'abri des grands vents, un peu élevé, autant que possible, afin d'avoir un air plus pur et une pente nécessaire à l'écoulement des eaux. Si l'on ne peut trouver un terrain remplissant ces conditions, il faut toujours enlever la terre végétale, humide et sans résistance, la remplacer par du gravier, du sable, etc. et exhausser le sol sur lequel repose la baraque ou la tente, soit par un remblai, soit en l'entourant d'une tranchée plus ou moins profonde. Si les tentes et les baraques étaient installées pour demeurer longtemps, on pourrait recouvrir le terrain d'une couche de bitume. Le sol recouvert ainsi et surtout par une couche suffisamment épaisse de petits graviers si simple à enlever et à remplacer par une autre si elle est souillée, nous paraît de beaucoup préférable à l'installation d'un plancher.

Dans ce dernier cas, pour empêcher le séjour des immondices qui pénètrent à travers les fentes, nous avons adopté un double plan, légèrement incliné, un centimètre par mètre, de sorte que par cette simple pente, les immondices liquides : urine, eaux sales, etc., s'écoulent naturellement. On peut également, avec ce système, laver parfaitement en faisant couler de l'eau pour nettoyer les places souillées.

Pour les baraques, jusqu'à ce jour on a toujours eu recours à un plancher posé à une certaine hauteur au-dessus du sol, pour permettre la circulation de l'air au-dessous. Quant aux tentes, les avis sont partagés; ceux qui veulent un plancher invoquent surtout le danger de l'humidité et la pénétration des souillures dans le sol, mais en recouvrant celui-ci comme nous le disions tout à l'heure, ces dangers peuvent être évités. D'un autre côté, tout plancher supporté par des solives couchées sur le sol est généralement sujet à des vibrations produites par la marche qui retentissent douloureusement et dangereusement sur les blessés, surtout sur ceux qui sont atteints grièvement.

Pour éviter ces vibrations nous avons proposé et fait adopter dans plusieurs circonstances le moyen suivant. On isole du plancher les pieds de chaque lit au moyen d'entailles faites dans ce plancher, et on place dans ces entailles, soit une brique, soit un morceau de bois reposant d'un côté sur le sol, et recevant d'autre part les pieds du lit, sans changer le niveau du plancher, de manière à pouvoir déranger le lit à volonté si besoin est, et le ramener ensuite à sa place. Nous avons également adopté ce système pour le fonctionnement, dans les laboratoires, chambres noires, etc., des grands instruments de précision, instruments d'optique, etc.

Dans la construction il faut surtout chercher à éviter le froid et la chaleur extrêmes. Pour cela, qu'il s'agisse de tentes ou de baraques, il faut employer une double paroi de toile ou de bois et ménager entre elles un intervalle de dix à vingt centimètres, afin d'avoir une couche d'air isolante qui mette l'atmosphère intérieure à l'abri des variations de la température extérieure. Il faut également que ces parois présentent des moyens de ventilation assez énergiques pour que l'air intérieur puisse pour ainsi dire être généralement renouvelé, aussi bien sous le rapport de l'hygiène, qu'au point de vue du bien-être des blessés.

Dans notre chapitre sur les abris présentés à l'Exposition de 1878, nous étudierons d'abord quelques abris particuliers : lit-abri, hamac-tente, abri improvisé, nous continuerons par la description des tentes-voitures d'ambulance, des tentes, des baraques et nous terminerons par l'étude des hôpitaux qui ont pour caractère la permanence. Comme pour le mode de transport des blessés, nous suivrons dans ce chapitre l'ordre alphabétique des pays qui ont fait figurer à l'Exposition, des sujets d'étude ayant trait à notre travail. Mais avant de commencer, nous dirons que l'abri le plus simple que l'on puisse imaginer serait une toile accrochée d'un côté à un mur, une voiture, une élévation quelconque et qui descendrait ensuite en biais jusqu'au sol, en formant un plan incliné pour l'écoulement de la pluie.

1° Hamacs-tentes, lit-abri, abri improvisé.

Nous renverrons le lecteur à notre paragraphe sur les hamacs où nous avons décrit plusieurs hamacs-tentes-abris. Nous le prierons de se reporter d'abord dans la section anglaise, page 450 où nous avons étudié un hamac abrité par une toile servant de couverture et formant ainsi tente; ce hamac-tente, comme nous l'avons dit, est surnommé *Gwinfé*.

Nous prierons également le lecteur de voir de nouveau les autres hamacs, hamacs-brancards, etc., que nous avons déjà étudiés et qui peuvent facilement être recouverts pour former de véritables abris. Nous le renvoyons notamment aux hamacs-brancards exposés dans la section des Pays-Bas et décrits page 453.

France. *Lit-abri du Dr Judée.* — Ce lit, exposé dans la section française a la forme d'un lit de camp, surmonté d'une toile d'abri. Il se compose d'une forte toile soutenue, à $0^m,40$ au-dessus du sol, par deux bâtons de $1^m,90$ de long, brisés au milieu pour pouvoir être démontés. A la tête du lit, une tringle traversant la toile, donne l'élévation de l'oreiller. Les bâtons qui supportent la toile sont tenus écartés par quatre tringles en bois de 1 mètre de hauteur, réunies deux à deux à leur sommet et allongées de chaque côté jusqu'à terre pour former pieds; l'écartement des pieds sur le sol est de $0^m,90$. Ces tringles sont maintenues par deux tringles en fer et forment deux triangles de $0^m,80$ de haut, un à la tête du lit et le second à $1^m,14$ du premier. Une toile, posée sur le sommet de chaque triangle, recouvre tout le lit en laissant arriver l'air; elle descend jusqu'à terre en suivant les côtés des triangles sur lesquels elle est tendue à l'aide d'œillets et de pitons. Du côté des pieds, elle descend du sommet du triangle pour envelopper les deux bâtons qui supportent la toile servant au coucher et forme une côte de toit sur une longueur de $0^m,60$. Au milieu, sur un des côtés, la toile servant de couverture peut être élevée ou abaissée à volonté, au moyen de deux tringles ou baguettes mobiles, afin de donner du jour ou de l'air, suivant le besoin. Ce milieu, quand il est relevé, peut être fermé au moyen d'une gaze verte. Le poids du lit-abri est de 6 à 8 kilogrammes; pris en grande quantité, il coûterait de 20 à 25 francs. Le lit-abri du Dr Judée présente sous un petit volume toute la solidité et tout le confort qu'on peut demander à un petit meuble portatif de cette nature; son mécanisme est aussi ingénieux que simple, il peut être d'une grande utilité.

La Société française de secours aux blessés militaires présentait un *abri improvisé construit en bois et paille*. Les dimensions de ce spécimen d'improvisation sont de $2^m,85$ de long sur $2^m,85$ de large et $3^m,46$ de hauteur. Une charpente en bois des plus simples et des plus élémentaires reçoit des paillassons de jardiniers qui forment le toit, les parois, les portes et les fenêtres de l'abri. Les parties servant de fenêtres sont maintenues plus ou moins écartées, à la façon des stores ordinaires. Les parties formant portes se relèvent et s'enroulent sur elles-mêmes, comme les stores treillis. L'intérieur de cet abri était aménagé avec les matériaux qui ont servi à le construire. Des brancards, des lits de repos, des appareils à maintenir les fractures, etc., faits au moyen de paillassons de jardiniers, ainsi que le brancard improvisé de M. le comte de Beaufort, que nous avons décrit dans notre paragraphe sur les brancards page 460.

2° Tentes-voitures d'ambulance.

Une tente, hôpital mobile formé au moyen de cadres de voitures, exposée dans la section française et une tente-voiture d'ambulance exposée par le Ministère de la guerre des Pays-Bas, sont les seuls sujets que nous ayons à décrire dans ce paragraphe.

France. — La Société française de secours aux blessés militaires présentait une *tente, pavillon de l'hôpital instantané* formé au moyen de voitures-cadres-tentes du Dr Olive, voitures-cadres que nous avons décrites dans notre étude sur les voitures d'ambulance page 478. Ce pavillon (pl. IV, fig. 3), dit pavillon n° 2 de l'hôpital provisoire instantané est constitué au moyen de quatre cadres de voitures (pl. IV, fig. 2), placés un à chaque coin de la tente, et fermés en arrière, sur un des côtés et en dessus, au moyen de toiles imperméables dont ils sont pourvus. Une toile formant toit est supportée au milieu par une traverse en bois formant crête, soutenue par trois perches verticales de 5 mètres de haut reposant sur le sol. Sur les côtés, cette toile est supportée par de petites tringles de 1 mètre de long qui sont adaptées à chaque cadre et qui traversent la toile maintenue au dehors au moyen de cordes. Entre les cadres, on accroche des toiles, pour compléter la fermeture; sur les côtés, la partie intérieure de chaque cadre est plus élevée que la partie extérieure pour donner une pente au toit, afin de faciliter l'écoulement de la pluie. La hauteur de la tente est d'environ 5 mètres, la largeur de 7 à 8 et la longueur de 4m,50. Le tout est très-léger. Un pavillon entier contient au besoin de 20 à 28 blessés et la réunion de deux, trois, quatre pavillons peut constituer un hôpital mobile. Cette construction de tentes pourrait être très-utilement employée et rendrait de grands services.

Pays-Bas. — Le Ministère de la guerre des Pays-Bas avait exposé une *tente-voiture d'ambulance*, du lieutenant-colonel du génie J. K. Kromhout. Ce fourgon très-fort, entièrement en bois et fer, se compose d'une caisse de 3 mètres de long, 1m,35 de large et 1m,65 de haut, suspendue et montée sur quatre roues, deux derrière de 1m,40 et deux devant de 0m,95 de diamètre et d'une épaisseur de 0m,06. Il est muni de quatre lanternes placées à l'extérieur et de quatre tuyaux de ventilation qui pénètrent dans la voiture, un à chaque coin. La ventilation est indépendante des lanternes. Au milieu et également pour la ventilation, le toit de la voiture est surélevé de 0m,30 dans toute la longueur. La partie inférieure des côtés de la caisse est fermée en tôle sur une hauteur de 0m,30, le reste est complétement ouvert et ne se ferme que par des toiles imperméables. En avant, la voiture est munie dans sa partie inférieure, de tiroirs contenant toutes sortes d'appareils de pansement : du linge, des bandes, des compresses, de la ouate, etc., etc. Ces tiroirs sont fermés au moyen de verrous, leur hauteur totale est de 0m,35 et le dessus forme le siège du cocher. Le reste de l'avant, derrière le cocher, est fermé par une porte à double battant ; il en est de même du devant des tiroirs. Le derrière de la voiture est également fermé par une porte à double battant, et de chaque côté de cette porte, dans chaque coin de la voiture, est suspendu un flacon garni d'osier, pouvant contenir trois litres. Au-dessous de la caisse, derrière, entre les ressorts, on trouve un grand coffre de 0m,55 de profondeur et de 0m,68 de long, s'ouvrant à deux battants et surmonté d'un autre grand coffre qui s'ouvre également à deux battants. Ces deux grands coffres contiennent des ustensiles de cuisine en fer blanc : assiettes, gobelets, cuillers, fourchettes, un fourneau à pétrole muni de deux larges mèches, etc.

Entre les essieux, se trouve une suspension en bois qui porte un tonneau pouvant contenir environ 70 litres et qui est muni d'un robinet en bois. Des seaux en toile imperméable sont également suspendus au-dessous de la voiture. Des pelles et des pioches sont accrochées sur les côtés. L'intérieur renferme de nombreux ustensiles nécessaires pour monter une tente et pour soigner des blessés : des toiles, des cordes, des piquets, des chevilles, des maillets, trois brancards, une table d'opérations, des appareils de pansement, des médicaments, du linge, des couvertures, etc., etc. De chaque côté du fourgon, descendent des toiles destinées à former une tente dont la voiture est le centre. Les différents côtés des toiles tendues forment alors une tente carrée pouvant au besoin contenir 21 blessés couchés, six sur des brancards et les autres sur des paillasses.

Un des côtés de la tente se trouvait dévèloppé et meublé. La largeur de la voiture au bord de la toile qui ferme le côté tendu, est de 2^{m},60 et la longueur de ce côté est de 5 mètres. La toile est forte, molle, souple, en coton croisé et garnie sur ses bords de fortes sangles en fil de 0^{m},055 de large. Elle est formée de lais réunis de 0^{m},72 de large et à leur jonction, ces lais sont doublés, repliés les uns sur les autres et forment quatre épaisseurs. Ils sont réunis entre eux par de petits cordons en fil et de petits bâtons de bois. Cette toile est suspendue d'un côté à la partie supérieure de la voiture, elle descend d'abord obliquement jusqu'à une distance de 2^{m},60 de cette voiture et de 1^{m},70 du sol, et est maintenue à cette hauteur par des montants en bois verticaux posés sur la terre. Elle tombe ensuite verticalement jusqu'au sol. Toute sa partie inférieure est garnie par une forte toile écrue en chanvre, large de 0^{m},40, qui la dépasse de 0^{m},10. Dans cette doublure, à l'endroit de réunion des deux toiles, se trouve une sangle, et, dans ces trois épaisseurs, toile de coton, sangle et toile de chanvre, on a placé des œillets de 0^{m},01 de diamètre, dans lesquels glissent des cordes de 0^{m},008 de diamètre garnies d'une planchette en bois de 0^{m},10 de large et de 0^{m},015 d'épaisseur. Ces planchettes, à doubles trous, servent à tendre les cordes qui fixent la tente à des piquets enfoncés dans le sol. A la hauteur de l'extrémité des montants qui soutiennent les côtés de la tente, c'est-à-dire à la hauteur d'où la toile tombe verticalement, il y a également des œillets munis chacun d'une corde à nœuds et garnis comme ceux dont nous venons de parler. Les nœuds des cordes passent dans des anneaux en bois de 0^{m},035 de diamètre et de 0^{m},015 d'épaisseur. Ces anneaux forment bouton et leur ouverture permet à une corde de passer. Les cordes permettent de fixer et de tendre la toile à la distance qu'on veut, au moyen de piquets enfoncés dans le sol. Sur la toile en coton, on peut dérouler une autre toile imperméable, blanche, pour empêcher l'humidité. C'est cette dernière toile qui ferme la voiture pendant le voyage quand tous les objets sont aménagés dans la caisse (pl. IV, fig. 8).

Ameublement du côté tendu. — Sous ce côté de la tente se trouvaient trois brancards en bois, que nous avons décrits dans notre paragraphe sur les brancards, page 465 une table à opérations en bois et une boîte à pansement également en bois, que nous étudierons plus loin, pages 565 et 586; enfin, trois pliants en bois garnis de sangles pour asseoir les malades.

3° Tentes.

Angleterre. — Dans la section anglaise, M. John Unite, de Londres, avait placé dans une vitrine, différents *modèles de tentes :* un modèle de tente ronde forme entonnoir; un modèle de tente carrée, la toile est soutenue par quatre poteaux verticaux, un à chaque coin; un modèle de tente allongée, les deux extrémités allongées, un bâton fixé dans chaque extrémité et des bâtons fixés tout autour soutiennent la toile.

Dans un autre modèle, deux grands bâtons, fixés dans les moyeux de deux grandes roues de voiture couchées par terre, s'élèvent verticalement et sont réunis en haut par un bâton qui les maintient en écartement et supporte la toile. Les deux grandes roues de voiture forment donc la base de cette tente. Deux autres modèles de petites tentes toit portant par terre : une de ces tentes est supportée par des croisillons, un à chaque extrémité, et l'autre par deux bâtons. Toutes ces tentes sont fixées au moyen de cordes et de piquets implantés dans le sol.

Belgique. — Nous allons décrire une *tente* qui était exposée dans le parc du Champ-de-Mars par le major Bouyet, du corps d'état-major belge. Cette tente n'était pas organisée pour le service des ambulances auquel du reste elle n'est pas destinée. Le major Bouyet a présenté un essai sur le campement des troupes

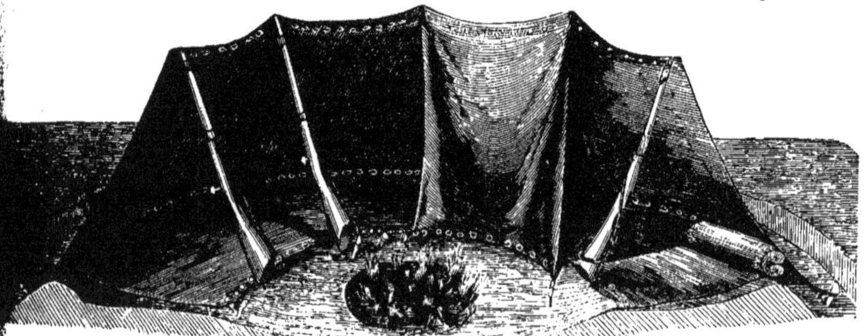

Fig. 15. — Tente-abri pour 42 hommes, du major Bouyet (Belgique).

tendant à l'abolition des logements militaires en temps de paix, nous ne la donnons donc ici que comme spécimen de tente-abri. Puis nous verrons ensuite comment on peut dresser un hôpital temporaire, au moyen des manteaux qui servent à la former.

Cette tente (fig. 15), en forme de fer-à-cheval pour 42 hommes, offre un toit à une seule pente. Elle est faite au moyen du manteau, du fusil et de la corde tendue dont chaque soldat est porteur. Chaque manteau en toile ou en coton a deux mètres de long et 1m,20 de large. Les bords des manteaux sont doublés de tous côtés et munis d'œillets garnis de toile. On trouve également sur les bords, de distance en distance, des cordes destinées à les fixer. Cette tente permet au soldat de se mettre à l'abri contre la pluie, le vent et le soleil, de se coucher sans être en contact avec le sol et d'être chauffé par un feu de bivouac. Chaque travée fixée entre deux fusils (les fusils sont placés à 1m,90 les uns des autres), est formée de deux manteaux dont les bords superposés sont réunis par leur côté horizontal et maintenus au moyen de cordes ; chaque travée abrite un groupe de trois hommes. Le troisième manteau de ce groupe peut servir : 1° de tapis, en l'étendant sur le sol, comme on le voit dans la première travée à gauche en regardant le fond de l'abri ; 2° de rideau, en le fixant aux fusils (3e travée à gauche) ; 3° de lit de camp hamac, en le tendant sur un bâti en bois ou bien sur trois petites excavations au-dessus desquelles la toile, portant à faux, empêche les trois hommes du groupe d'être en contact avec le sol (2e travée à droite) ; 4° de matelas ou de traversin, de sac à distribution ou de sac à terre, en le pliant en deux ou bien en réunissant ces objets deux à deux, puis en laçant et en cousant les côtés qui se recouvrent ; 5° de hamac ordinaire (4e travée à droite).

Tous les manteaux sont du même modèle, ils sont tannés et imbibés d'acétate d'alumine ; un certain nombre doivent être en réserve. Ceux qui forment la moitié droite de l'abri sont en grosse toile, d'une solidité suffisante pour être employés à tous les usages qui viennent d'être énumérés. Les manteaux formant la moitié gauche de l'abri, sont en coton léger ; ils ne peuvent par conséquent servir de hamacs ; des petits filets rectangulaires en ficelle en tiennent lieu (2e travée à gauche). Le fusil s'emploie à volonté sans baïonnette (4 premières travées de droite), ou avec baïonnette (autres travées). Pour l'enlever, il suffit de diminuer la tension de la corde tendue qui le soutient et de le soutenir en l'inclinant.

A l'extérieur, tout autour, la tente est fixée au sol au moyen de crochets en fil de fer qui passent d'un côté dans les œillets des manteaux et qui, de l'autre côté, s'accrochent à de forts piquets en bois implantés solidement dans le sol. On accroche également à ces piquets, les cordes qui tendent les manteaux ou les filets étendus par terre pour servir de hamacs. Trois bâtonnets assemblés bout à bout forment un montant tenant lieu de fusil, mais on peut s'en passer. Il en est de même des crochets en fil de fer, qui fixent le bas de l'abri aux piquets. Pour bien tendre la tente, aux points où les coins des quatre manteaux se réunissent, on se sert d'un œillet en ficelle avec clavette. Le poids total de ces objets de campement est de 925 grammes pour chaque homme, s'il porte un manteau de coton léger et de 2 kilogrammes si le manteau est en grosse toile à voile.

A l'intérieur, tout autour, en face de chaque point de réunion des travées, à peu près à $1^m,50$ de distance et en avant, des piquets sont enfoncés dans le sol pour permettre d'y attacher les cordes qui relient les manteaux. Plus près, à $0^m,30$ des fusils, on enfonce d'autres piquets auxquels on fixe le manteau ou le filet étendu par terre. Dans les travées on trouve : des hamacs-filets, des manteaux étendus, des sacs à dos, sacs à terre, sacs formant matelas, sacs formant traversins. Les matelas et traversins sont garnis de paille. Au milieu de la tente, on a dressé sur le sol, un feu de bivouac destiné à être établi pendant la nuit ou par des temps froids ou pluvieux. Ce feu de bivouac est entouré de tranchées. La fumée s'échappe par l'ouverture de l'abri qui est orienté de façon à ce que sa convexité soit tournée du côté d'où vient le vent. Il suffit de déplacer quelques piquets et quelques fusils lorsque le vent change pour que l'abri soit orienté de nouveau. Sous les manteaux formant tente, le terrain est en pente douce de dehors en dedans. Dans certaines travées, on a creusé la terre, on a fait des tranchées de $0^m,30$ à 40 de profondeur, pour empêcher que les manteaux ou les filets qui forment le hamac ne reposent directement sur le sol. A l'intérieur de cette tente on a suspendu trois tableaux dont voici la composition :

PREMIER TABLEAU (*15 figures*).

1. — Manteau déployé.
2. — Manteau entourant le corps.
3. — Bords de manteaux attachés l'un à l'autre au moyen d'une corde.
4. — Bords de manteaux attachés l'un à l'autre au moyen d'une corde et de goupilles.
5. — Bords de manteaux attachés l'un à l'autre au moyen de ganses en corde, de rondelles en cuir et de clavettes.
6. — Bords de manteaux attachés l'un à l'autre au moyen de boutons et de clavettes.
7. — Piquet.
8. — Corde avec ridelle.
9. — Canon d'un fusil sans baïonnette, employé comme montant de tente (garni d'un bouchon à pointe).
10. — Couvre-tranchant d'une baïonnette-scie.
11. — Bâtonnet. — Coupe suivant l'axe. — Élévation. — Plan.
12. — Hamac suspendu à un crochet et à deux bâtons en X. — Plan. — Élévation.
13. — Civière.
14. — Lit de camp-hamac : 1° Dispositif pour chambrée, baraque ou corps-de-garde. Élévation. Plan. — 2° Dispositif pour hôpital. Coupe. Moitié de l'élévation. — Plan.
15. — Bâche pour couvrir une voiture, un bateau, un magasin temporaire.

DEUXIÈME TABLEAU (*8 figures*).

16. — Ambulance ou hôpital temporaire. — Coupe verticale de la moitié gauche de l'abri. — Lucarne faite au moyen d'un carreau de vitre engagé entre les coins repliés de quatre manteaux adjacents. — Élévation de la moitié droite de l'abri. — Un poêle. — Coupe horizontale. — Coupe verticale.
16 *bis*. — Abri peu élevé.
16 *ter*. — Autre système d'abri.
17. — Abri de campagne pour douze hommes (1er système) avec feu de bivouac et cheminée. — Profil. — Feu de bivouac dans une cheminée faite en troncs d'arbres. — Plan de l'abri. —
18. — Profil d'un abri soutenu par des fusils sans baïonnettes.
18 *bis*. — Bouchon de fusil attaché à la toile.
19. — Autre disposition des manteaux, le grand côté dans le sens de la longueur des soldats. — Feu de bivouac dans une cheminée faite en troncs d'arbres.
20. — Abri dans une tranchée. — Hamac recouvrant trois fossés. (Les toiles sont supposées transparentes.)

TROISIÈME TABLEAU (*8 figures*).

21. — Abri de campagne pour 30 hommes, forme tronc de cône. — Plan.
22. — Abri de campagne pour 58 hommes (3e système) en forme de fer à cheval. — Plan. — Au milieu, deux feux de bivouac.
23. — Manteaux de forme trapézoïdale réunis pour former des bandes (pour abri-plan).
24. — Camp d'un bataillon d'infanterie de 800 hommes en ligne. — Dispositions diverses des abris selon le vent : 1er système, 21 à 24 hommes ; 2e système, 22 à 30 hommes.
26. — Abri établi le long d'un mur et maintenu au moyen de lances. — Profil. — Élévation.
27. — Profil d'un abri établi le long d'un mur et soutenu par une charpente légère. — Plan de l'abri, les toiles étant censées transparentes.
28. — Profil d'un abri établi en rase campagne, soutenu par des lances et des sabres, à défaut de montants.
29. — Montant pouvant être fixé au sabre pour éviter la construction d'un petit parapet.

A l'entrée de la tente-abri, à gauche, on trouvait un mannequin avec manteau et accessoires (cordes, piquet, filets), à l'aide desquels chaque homme établit sa part de campement. Poids total, 225 grammes.

A l'entrée à droite, on avait placé un *abri-écurie de campagne*, formé au moyen de travées de 3 à 4 manteaux pour chaque groupe de deux chevaux, et orienté de façon à s'incliner du côté d'où vient le vent. On soutient cet abri à l'aide de lances, d'autres armes ou de branches dressées sur une levée de terre. A l'occasion on appuie l'abri à un mur ou à une rangée d'arbres, etc., etc. Les chevaux sont attachés à des piquets au moyen de courtes longes fixées à l'un de leurs pâturons (système en usage dans la cavalerie belge).

Un peu plus loin à droite, était placé un *lit de camp-hamac* fait au moyen d'un

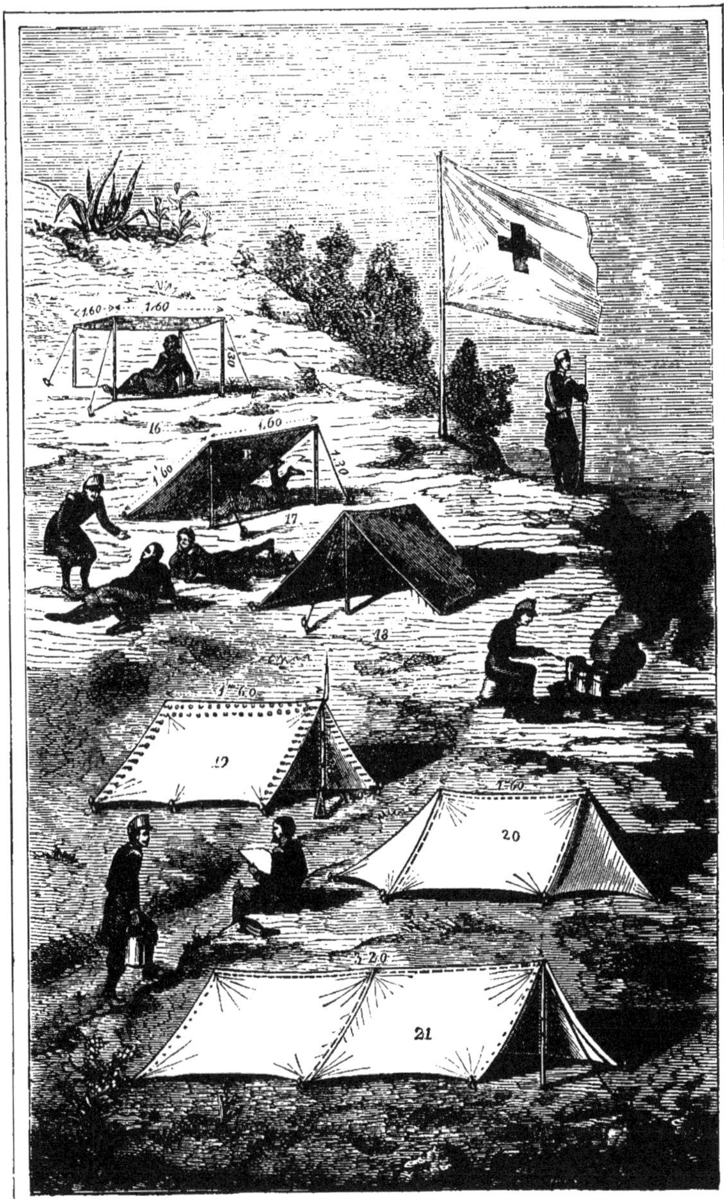

Fig. 16, 17, 18, 19, 20, 21. — ESPAGNE. — Tentes-abris (modèles).

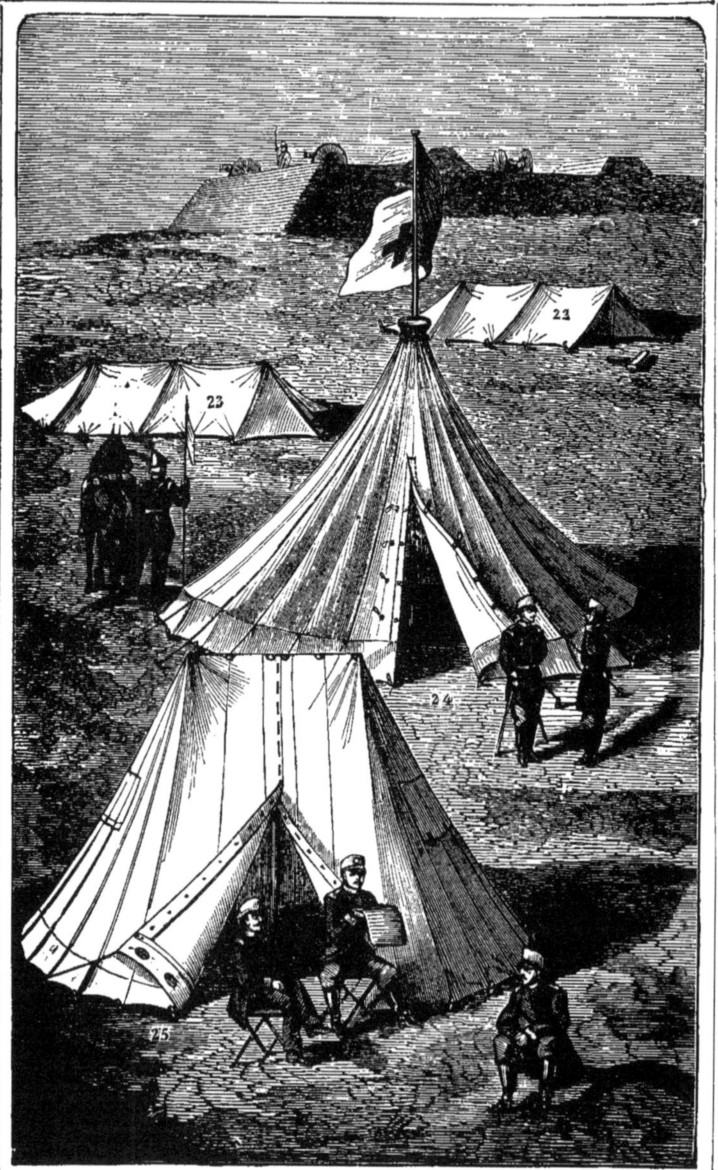

Fig. 22, 23, 24, 25. — Espagne. — Tentes-abris (modèles).

manteau recouvrant trois excavations. Nous avons décrit ce lit de camp-hamac dans notre paragraphe sur les hamacs page 452 auquel nous prions le lecteur de se reporter.

Enfin devant cette tente-abri, M. le major Bouyet exposait un *modèle d'hôpital* temporaire. La charpente est composée de fascines courbées en demi-cercle. La couverture est en forme de bâche. Les lits de camp et les matelas sont faits au moyen des manteaux des blessés et des manteaux de réserve. Chaque travée, comprise entre deux fascines courbées, abrite deux lits placés en sens contraire; elle est faite au moyen de 8 à 12 manteaux, soit 4 à 6 par homme. En y ajoutant le manteau formant le lit de camp et les deux manteaux attachés ensemble pour former le matelas, on peut établir un hôpital de campagne au moyen de 12 à 15 manteaux par lit.

Les manteaux nécessaires aux différents usages que nous venons d'énumérer sont portés, partie par les hommes et partie par le fourgon de l'escadron; quelques-uns peuvent remplacer la bâche du dit fourgon, servir de sacs à avoine, de sacs à paille, etc.

Espagne. — Le Parc militaire de santé de Madrid, exposait 13 *modèles de tentes* de différents systèmes, depuis le système le plus simple jusqu'au plus complexe.

Une toile fixée dans le sol d'un côté et montant ensuite en biais pour être maintenue en avant par deux montants (fig. 17, page 514).

Une toile horizontale soutenue par quatre bâtons verticaux, un à chaque coin. La tente est par conséquent ouverte de tous côtés (fig. 16, page 514).

Une toile soutenue par son milieu formant toit, au moyen de deux fusils, un à chaque extrémité; les deux côtés sont rabattus à droite et à gauche, l'avant et l'arrière sont complétement ouverts (fig. 19, page 514).

Une autre tente pareille soutenue par deux bâtons en place de fusil.

Une toile soutenue par deux bâtons, un à chaque extrémité, les deux côtés rabattus, le derrière fermé, le devant seul ouvert (fig. 18, page 514).

Une autre tente semblable, les quatre côtés fermés (fig. 20, page 514).

Les autres modèles représentent la réunion de ces modèles deux à deux (fig. 21, page 514 et fig. 22 et 23, page 515).

Un modèle d'une grande tente. La toile est soutenue en haut par une traverse supportée au centre par une tringle verticale; elle descend ensuite jusqu'au sol où elle est fixée au moyen de piquets (fig. 25, page 515).

Un autre modèle montre une toile soutenue au centre par une seule tringle allant du sol au faîte. La toile descend tout autour en forme d'entonnoir et est doublement fixée au moyen de piquets (fig. 24, page 515).

Un autre modèle présente une charpente en bois rectangulaire, en forme de maison avec toit, fixée dans le sol (fig. 25, page 515). Toutes les parties de cette charpente sont articulées et le tout est recouvert avec une toile fixée au sol au moyen de piquets.

Etats-Unis. — Dans la section des États-Unis, M. le Dr Thomas W. Évans exposait un *modèle de tente, charpente en bois et double toile.*

Le devant, le derrière et les côtés de cette tente, qui a une forme allongée, sont soutenus par des châssis en bois. Sur les côtés, la longueur du châssis est de 1m,80 et sa hauteur de 0m,20. Les châssis de devant et de derrière, larges de 0m,57 remontent en formant toit jusqu'au sommet de la tente qui au milieu est haute de 0m,49. La tente est soutenue au milieu par quatre bâtons en bois terminés chacun par une pointe en fer qui traverse la toile munie d'œillets en cuivre pour laisser passer ces pointes.

Les bâtons sont distants l'un de l'autre de 0m,45; les deux du milieu s'appuient sur le sol, les deux autres, ceux des extrémités, s'appuient sur les traverses de la charpente fixées à 0m,20 au-dessus du sol. A 0m,20 du sol, se trouvent donc les traverses qui forment la charpente de la tente; de cette hauteur et de chaque côté, descendent des toiles en coutil qui sont cousues avec la toile qui recouvre le toit. Ces toiles sont munies, sur les côtés, d'ouvertures garnies de fil, afin de pouvoir laisser passer des pitons à vis qui sont enfoncés dans les montants supportant les traverses de la charpente. A cet endroit, les toiles sont maintenues au moyen de cordes que l'on passe dans ces pitons. Ces toiles sont en coutil; elles peuvent être relevées entre les montants et maintenues sur les traverses au moyen de courroies en cuir.

L'avant et l'arrière sont fermés par des toiles également en coutil, fixées de tous côtés sur la charpente. Au milieu, à une extrémité, une large porte, à deux battants, fait communiquer cette tente avec le dehors et à l'autre extrémité, une autre porte semblable fait communiquer la tente avec un pavillon muni de deux portes, une de chaque côté et fermé par une toile libre d'un côté. La toile en coutil est percée d'une large ouverture sur un des côtés de la tente. Deux toiles recouvrent la partie supérieure; la première, en coton, descend de la crète du toit et est cousue, comme nous l'avons dit, avec la toile en coutil qui ferme les côtés. A une distance de 0m,12 de ces côtés et de chaque côté, se trouve un deuxième châssis en bois, enfoncé dans la terre, composé de montants réunis par une double rangée de traverses distantes les unes des autres de 0m,03. La première toile, en coton, est fixée à la traverse la plus basse au moyen de cordes passant dans des œillets en cuivre qui se trouvent aux bords doublés de la toile, à 0m,11 les uns des autres. Sur les traverses supérieures, vient se fixer, de la même manière, une seconde toile en fil qui recouvre la première en laissant entre les deux toiles, un espace assez vaste pour la ventilation. La première toile est pourvue, de distance en distance, également pour la ventilation, de larges ouvertures recouvertes d'une toile.

Outre le pavillon annexe, dont nous avons parlé et qui se trouve à une des extrémités de la tente, on trouve encore, à côté, une autre toile qui recouvre un escalier conduisant sous le pavillon annexe, dans un petit souterrain où on a placé un appareil de chauffage muni d'un large tuyau qui passe sous toute la tente et dont le tuyau de dégagement se trouve à l'autre extrémité.

Dans l'intérieur de la tente, on a ménagé, dans le milieu laissé complétement libre et dans toute la longueur, des bouches de chaleur placées de distance en distance. Chaque bouche de chaleur est munie d'un couvercle en métal, à charnières. Les côtés de la tente sont garnis de lits de fer, destinés à recevoir des malades ou des blessés.

C'est de ce type américain, que sont partis tous les types de tentes qui ont été construites en Europe depuis la guerre de sécession des États-Unis. C'est pour cela que l'on doit rendre justice aux États-Unis qui, par leur exposition de 1867, ont amené tous les peuples à chercher les moyens de rendre les plus grands services aux blessés.

France. — *Tente Couette.* — Cette tente, construite en bois et couverte en toile, a la forme d'un rectangle; son toit présente une crête, deux pentes, l'une à droite, l'autre à gauche et deux pignons droits, l'un en avant, l'autre en arrière. Elle est large de 8m,20, haute d'environ 5 mètres et longue de 9m,60. Celle qui était exposée en 1878, présentait la réunion de deux tentes, car elle se composait de parties ayant 4m,80 de longueur et l'on peut toujours en réunir autant qu'il est nécessaire pour ne former qu'une seule et même tente. Les dimensions sont donc indéterminées.

Elle est recouverte par deux toiles, l'une extérieure, l'autre intérieure, réunies vers le faîte et séparées ensuite l'une de l'autre pour la circulation de l'air. La toile extérieure descend obliquement, en s'écartant toujours de plus en plus de la toile intérieure, jusqu'au sol où la distance entre les deux toiles est d'environ $1^m,50$; elle est fixée en terre au moyen de piquets. La toile intérieure descend également obliquement jusqu'au bord inférieur du toit et tombe ensuite verticalement, d'une hauteur de $1^m,80$ environ, pour former les parois latérales intérieures. Ces parois sont formées de lais de toile, larges de $0^m,90$, réunis entre eux par des lacets en corde passant dans des œillets garnis de cuivre.

A l'intérieur et dans chaque tente, la toile est supportée, au milieu et dans toute sa longueur, par une tige horizontale en bois qui repose sur des pieds conjugués, également en bois, de $0^m,06$ de diamètre. Ces pieds, réunis en haut, sont maintenus au moyen de cordes et descendent, en s'écartant comme les branches d'un compas, jusqu'au sol où ils sont distants l'un de l'autre de $1^m,50$. Au pourtour, la tente est soutenue par des tringles en bois de $0^m,05$ de diamètre et de $1^m,80$ environ de hauteur, posées verticalement sur le sol. Ces tringles traversent la toile intérieure, garnie d'anneaux en corde à leur passage, et vont ensuite s'appuyer sur la toile extérieure qui est fortement doublée à ce niveau. A l'endroit où elles traversent la toile intérieure, elles sont maintenues écartées les unes des autres par des tringles transversales en bois, longues de $0^m,90$ et de $0^m,04$ de diamètre dont les bouts butent contre les tringles verticales et sont assujettis au moyen de cordes. La toile intérieure repose sur ces tringles transversales, tandis que la toile extérieure ne porte que sur l'extrémité des tringles verticales. A cette hauteur, l'espace compris entre les deux toiles est d'environ $0^m,50$.

Pour l'aération, on peut relever la toile extérieure jusqu'au sommet des tringles qui forment le pourtour; la toile intérieure peut se relever de la même façon, par parties ou en entier. Au niveau du toit, la toile intérieure présente des ouvertures garnies d'un tissu spécial (espèce de canevas), qui tamise l'air et la lumière, tout en arrêtant la neige et la pluie. Elles peuvent être fermées au moyen d'un store fonctionnant de l'intérieur comme une jalousie. Dans la toile extérieure, on a percé des ventilateurs en face des ouvertures intérieures. La toile intérieure est en outre percée d'ouvertures en forme de fenêtres à la hauteur des lits. En avant et en arrière, la tente est pourvue de portes formées de rideaux mobiles.

Cette tente, d'une construction solide, très-bien aérée, à l'abri des rayons solaires par la double toile qui la recouvre, se recommande par la facilité avec laquelle on la monte et la démonte. Sa charpente offre le grand avantage de ne se composer que de bois et de cordes que l'on peut trouver partout.

Ameublement. — Dans l'intérieur de ces deux tentes réunies, se trouvaient dix *lits de camp*. Chaque lit est monté sur quatre paires de bois en X qui supportent une toile large de $0^m,70$, tendue à une hauteur de $0^m,40$ au-dessus du sol et fixée au moyen de lacs passant dans des œillets garnis de corde. Cette toile est en outre tendue, à chaque extrémité, au moyen de cordes qui vont obliquement se fixer à un pieu enfoncé dans le sol. La paire de bois en X qui se trouve du côté de la tête est plus haute que les autres; elle est surélevée de $0^m,15$. Chaque couchette ainsi composée pèse 3 kilog., et coûte 12 francs.

On trouvait encore dans ces tentes, un pliant en fer creux très-solide et des lits de même métal, dont les extrémités se rabattent sur la partie supérieure et dont les pieds se couchent en dessous. L'un des lits en fer creux de $0^m,02$ de diamètre, sert en même temps de brancard. Il est très-léger et muni d'allonges également en fer creux articulées pour pouvoir se replier au-dessous du lit.

Tous ces lits sont d'une construction légère et assez solide pour rendre de bons services.

Tente pour une seule personne. — Cette tente construite en bois et couverte en toile, a une forme allongée; elle présente un toit à deux pentes, l'une en avant, l'autre en arrière. Chaque extrémité, à droite et à gauche, est arrondie et s'écarte jusqu'au sol en s'élargissant comme un entonnoir renversé. La longueur de la tente est de 3 mètres, sa largeur de $2^m,50$ et sa hauteur de $1^m,80$. Elle est recouverte par une seule toile fixée dans le sol, à l'extérieur, au moyen de piquets et supportée, à l'intérieur, par les croisillons en X du lit de camp qui sert de couchette. A cet effet, les extrémités supérieures des croisillons portent, du côté de la tête et du côté des pieds, des montants en bois conjugués de 1 mètre de long qui se réunissent en haut pour soutenir une tringle horizontale de $0^m,60$ de long sur laquelle se fixe le sommet de la toile. Le hamac est maintenu au moyen de piquets en bois.

En avant, se trouve une porte d'entrée supportée par deux bâtons fixés dans le sol et maintenue en outre au moyen de cordes que l'on attache de chaque côté à un piquet enfoncé dans le sol. De l'autre côté, à la hauteur de la tête du hamac, la toile est percée d'une ouverture en forme de fenêtre.

Construction solide et confortable.

A la fin de l'Exposition, le même exposant avait placé, sous sa grande tente, une petite tente allongée pour quatre ou cinq personnes. La charpente de celle-ci, comme celle des autres, était uniquement en bois maintenu par des cordes.

Tente Everickx. — Cette tente, construite en bois garni de fer et couverte en toile, est de forme oblongue, arrondie aux extrémités. Elle a à peu près 4 mètres de long, 3 mètres de large et $2^m,50$ de haut. Elle est recouverte d'une seule toile composée de plusieurs pièces cousues et réunies entre elles par des sangles et fixée tout autour à l'extérieur au moyen de piquets enfoncés dans le sol. En avant, elle est pourvue d'une porte en forme de voile et de chaque côté, pour la ventilation, de deux ouvertures munies de rideaux mobiles.

A l'intérieur et à chaque extrémité, la crête du toit est supportée par le sommet de deux tringles carrées en bois. Ces tringles sont conjuguées en forme de compas dont les branches, articulées par des charnières à leur sommet, descendent en s'écartant jusqu'au sol où elles sont fixées au moyen de tiges de fer. Chaque branche, longue de 3 mètres, est divisée en deux parties garnies de fer et réunies, au milieu, par un écrou qui permet de les allonger à volonté. L'écartement de ces branches est maintenu par deux autres tringles carrées en bois en forme de compas renversé. Ces deux tringles sont articulées à leur extrémité inférieure, au milieu du premier compas, elles se croisent à angle droit avec les branches de ce dernier et le bout extrême de chacune d'elles est muni d'une pointe de fer qui vient, de chaque côté, traverser la toile pour soutenir les côtés de la tente, déjà soutenue au milieu, comme nous l'avons vu par la pointe du premier compas. Après avoir traversé la toile, les extrémités des tringles sont maintenues à l'extérieur par des tirants en corde garnis de pattes en cuir qui vont s'accrocher à de forts piquets implantés dans le sol.

Construction ingénieuse et très-solide, mais n'ayant qu'une seule toile comme couverture.

Ameublement. — A l'intérieur, six *lits de camp* en tringles de bois. Chaque lit se compose d'une toile de $1^m,80$ de long et de $0^m,60$ de large, bordée de coulisses à droite et à gauche, ainsi que du côté de la tête et du côté des pieds

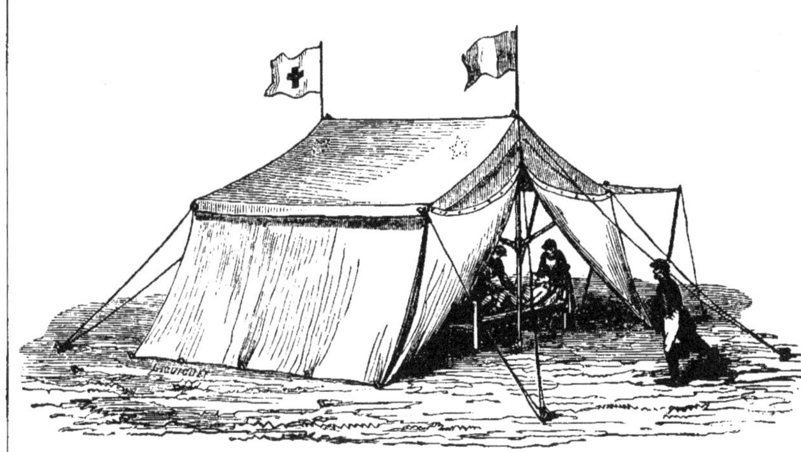

Fig. 26. — Tente isolée (modèle du Dr Léon Le Fort).

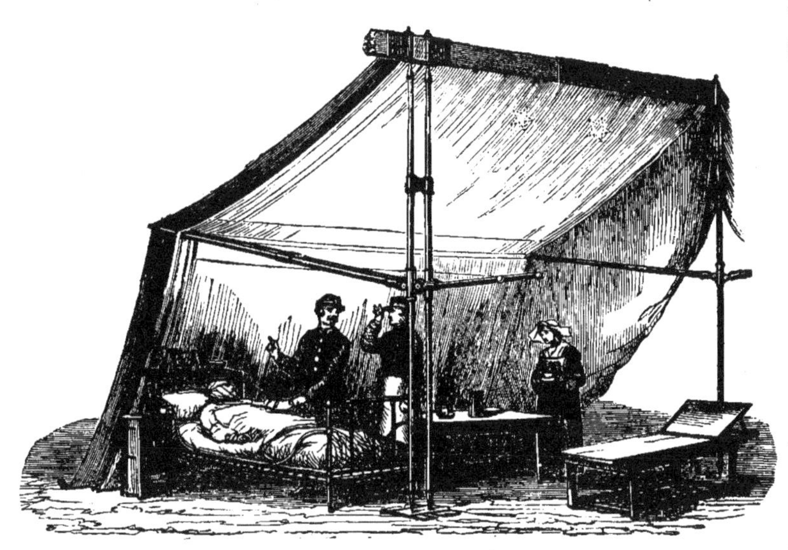

Fig. 27. — Mode d'accouplement des tentes (système du Dr Le Fort).

pour recevoir les bâtons qui la tendent. Ces bâtons sont au nombre de quatre : deux bâtons latéraux tenus écartés, à chaque extrémité, par deux autres bâtons transversaux de 0m,60 de longueur ; ils sont en bois et ont 0m,02 de diamètre. Les bâtons latéraux, dont la longueur totale est de 1m,80 sont brisés, divisés en trois parties. Celle du milieu est plus longue que les autres, sa longueur est à peu près de 0m,65 tandis que la longueur de chacune des deux autres n'est guère que de 0m,55. Ces trois parties sont réunies les unes aux autres au moyen de petites ferrures en tôle. Les bâtons reposent sur quatre paires de pieds en bois, deux paires pour la partie du milieu, une paire pour la partie correspondant à la tête et une paire pour la partie correspondant aux pieds. Les pieds du milieu sont tenus écartés par une petite tringle transversale en bois et sont dirigés verticalement. Les autres, ceux de la tête et ceux du pied du lit, se dirigent obliquement; ils s'écartent du centre du lit.

La partie de la toile correspondant à la tête est surélevée et maintenue par deux baguettes en bois qui, d'une part, se fixent au bâton transversal supportant la toile de ce côté, et d'autre part, dans la jonction avec les bâtons latéraux. Ces baguettes sont maintenues, dans cette jonction, par des plaques de tôle triangulaires. Toute ces pièces en bois sont mobiles et peuvent se démonter facilement.

Chaque lit démonté, entouré de sa toile, forme un volume de 0m,65 de longueur sur 0m,15 à 0m,18 de diamètre ; son poids est à peu près de 4 kilog. Un des lits à peu près semblable à celui que nous venons de décrire est fixé sur un coffret qui lui sert de réceptacle, le couvercle du coffret levé lui sert de point d'appui.

Ce lit de campement peut très-bien être utilisé en campagne.

Tente d'ambulance. — Système du professeur Léon Le Fort. Employée par l'administration des hôpitaux (hôpital Cochin, 1868-1870. — Beaujon 1873-1878, et par la Société de secours aux blessés, 1870). Constructeurs : MM. Chapon frères. Cette tente peut servir de tente isolée, ou par sa réunion avec d'autres tentes (voir page 525) constituer une salle d'hôpital plus ou moins longue.

Le premier spécimen exposé est la tente à toile simple, telle qu'elle fut utilisée pendant la guerre Franco-Allemande. Cette tente (fig. 26) haute de 3m,50, est carrée. Chaque côté a 5 mètres, elle présente donc une surface de 25 mètres carrés et peut renfermer huit lits. Le squelette de la tente est formé par une armature en bois composé des pièces suivantes (fig. 27). Elle est supportée à ses deux extrémités par deux tiges verticales de bois de frêne, hautes de 3m,50 et terminées à leur extrémité supérieure par une douille de fer, supportant une tige qui s'engage dans la douille que porte de chaque côté la pièce de faîte. Cette pièce de faîte est constituée par une planche placée de champ, ayant 5 mètres de long, mais se divisant en deux parties égales de 2m,50 réunies par un manchon en fer creux. Le long des tiges verticales glisse un manchon en fer auquel sont articulées deux tiges de bois de frêne formant un compas dont l'angle est ouvert en haut. Ces tiges obliques sont destinées à maintenir l'écartement des toiles et à former le rebord inférieur du toit.

La toile de la tente est une forte toile de chanvre dite toile à voile, trempée dans une solution de sulfate de cuivre qui la rend imputrescible et incombustible et dans une solution brevetée qui la rend imperméable. Attachée au sommet de la tente à la pièce de faîtage, par des courroies appliquées à sa face inférieure, elle descend obliquement à droite et à gauche en forme de toit. Au bord inférieur du toit, une sangle très-forte, cousue à la face intérieure de la toile, donne de la rigidité et elle porte aux deux extrémités deux ouvertures bordées par un œillet en cuivre au milieu duquel s'engage la tige de fer qui

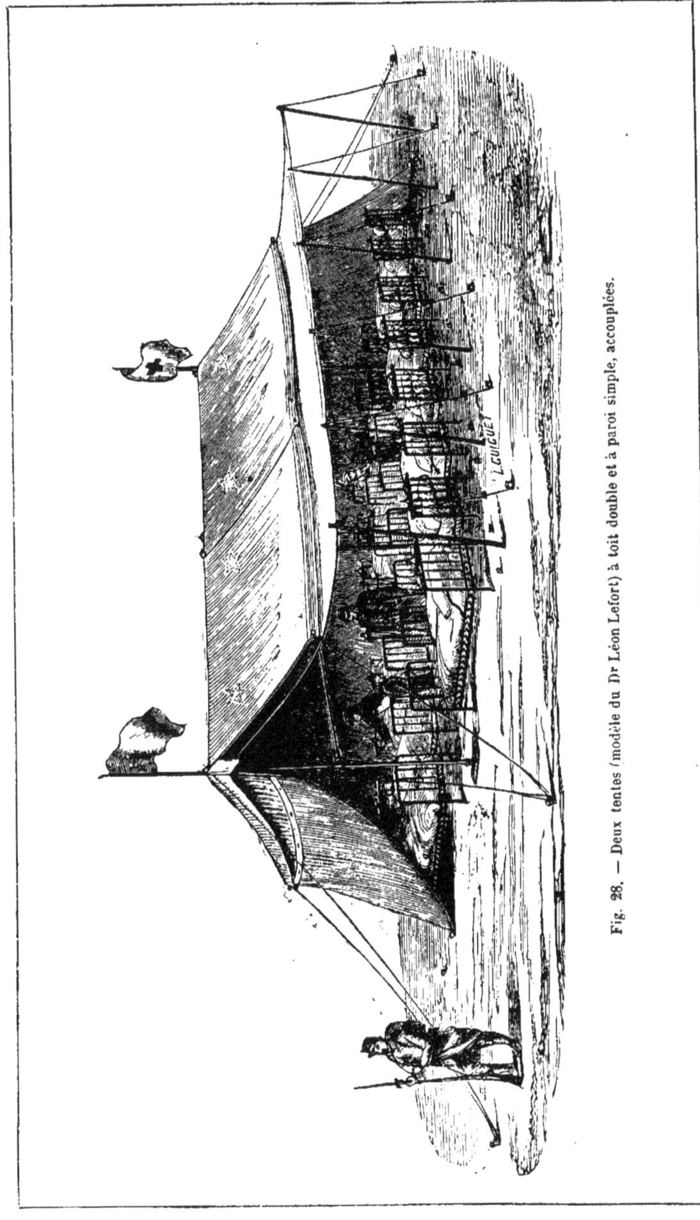

Fig. 28. — Deux tentes (modèle du Dr Léon Lefort) à toit double et à paroi simple, accouplées.

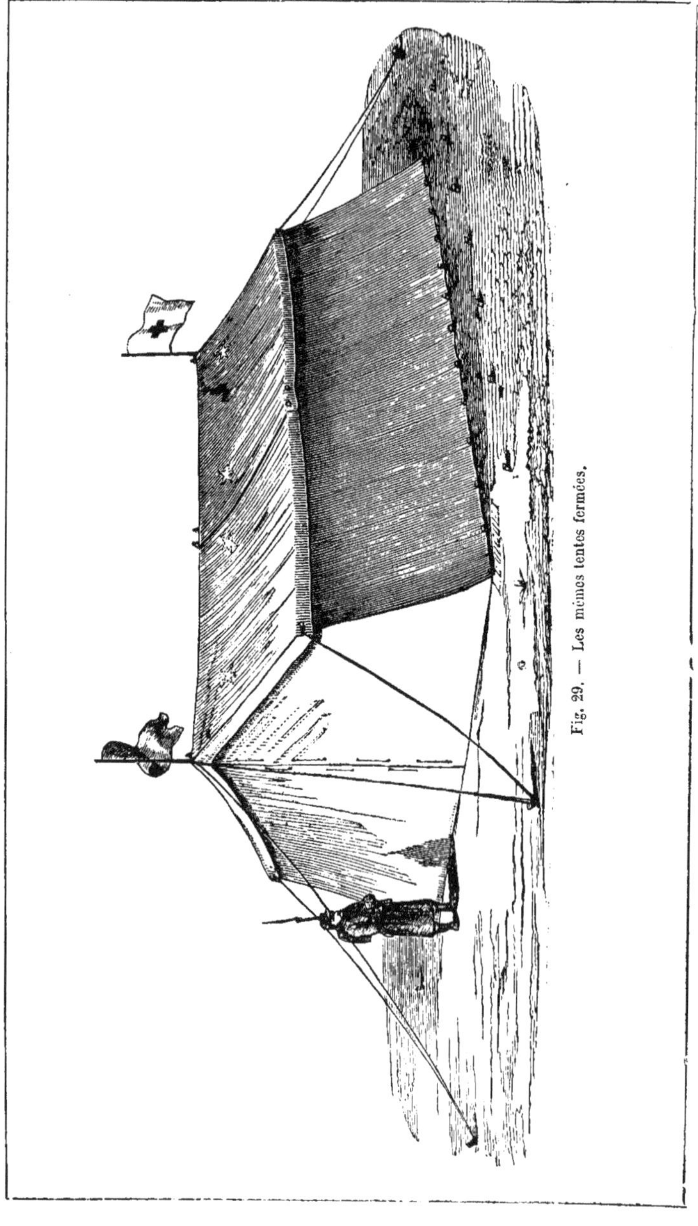

Fig. 29. — Les mêmes tentes fermées.

termine le compas. A partir de ce point, la toile descend obliquement jusqu'au sol, en constituant la paroi latérale de la tente et se fixe sur le sol à une rangée de piquets au moyen d'anses de corde passées également dans des œillets en cuivre.

Les compas ont pour but : 1° de permettre de régler la tension de la toile suivant l'état hygrométrique de l'air; 2° de rendre la tension du toit indépendante de la tension des parois, de sorte qu'on peut à volonté, sans nuire à la stabilité de la tente, relever horizontalement sous forme d'auvent la toile qui forme les deux parois latérales, ce qui, par le beau temps, convertit la tente en une sorte de hangar largement ouvert. Les pignons de la tente sont fermés par une pièce de toile dont la forme représente la coupe transversale de la tente. Cette toile s'attache en haut, par son angle supérieur, au sommet de la tige verticale qui s'engage dans une ouverture percée à ce niveau ; sur les côtés, elle s'attache, de la même façon, avec les extrémités du compas. La stabilité de la tente est assurée par des haubans attachés au sommet des tiges verticales et à l'extrémité des compas. Des ouvertures constituées par des œillets en cuivre, placés dans le toit, assurent la ventilation.

Cette tente, d'une solidité à toute épreuve, a été longtemps expérimentée avec avantage, mais la toile simple qui la recouvre présente moins d'avantages quand il s'agit d'abriter les blessés contre la grande chaleur ou contre le grand froid.

Tente d'ambulance. Système Léon Le Fort.— Deux tentes réunies(fig. 28 et 29). La tente simple que nous venons d'étudier, bien qu'employée d'ordinaire du mois de mai à la fin d'octobre ne met pas suffisamment à l'abri de la chaleur solaire. Le second modèle à toit double supprime cet inconvénient. Les deux tentes qui par leur réunion, forment une petite salle d'hôpital ne sont pas semblables. Toutes deux sont à toit double, mais l'une est à parois latérales simples ; l'autre est à parois latérales doubles.

Le squelette de ces tentes est le même que celui de la tente précédemment décrite, avec cette différence que la pièce de faîtage porte à son bord inférieur des écrous qui fixent la toile intérieure et que les compas se terminent par des tiges de fer de 25 centimètres de long. Au niveau du faîte, les deux toiles sont écartées de la hauteur de la pièce de faîtage, c'est-à-dire d'environ 25 centimètres. Elles descendent obliquement et parallèlement avec le même écartement. Au niveau du bord inférieur du toit, la toile inférieure, dans une ouverture de laquelle s'engage le fer terminal des compas, s'arrête sur la saillie que forme le diamètre plus considérable de la tige de bois de frêne. La toile extérieure repose dans un écrou vissé sur la tige de fer à une distance de 20 centimètres de la précédente, un second écrou vissé en dehors la maintient dans cette position. La toile extérieure s'arrête au niveau du bord inférieur du toit; la toile intérieure descend jusqu'au sol.

Pour transformer cette tente en tente à toit et à parois doubles, une toile latérale garnie à son bord supérieur d'une série d'anneaux, s'attache à une série de crochets que porte le bord inférieur de la toile extérieure qui forme le toit. Toutes ces toiles sont de 20 centimètres plus longues que la tente elle-même, de telle sorte que la partie excédante s'engage dans les tiges verticales et dans les compas de la tente voisine et complète l'occlusion dans l'intervalle des deux tentes placées bout à bout.

Le poids de la tente à toit double et à paroi simple est de 130 kilogrammes divisés ainsi :

Armatures et accessoires : 65 kilogrammes.

Toiles garnies de sangles et cuirs : 65 kilogrammes.

Le poids de la tente à paroi latérale double s'augmente de 20 kilogrammes.

Quatre tentes accouplées du premier type peuvent loger 32 lits, pèsent 520 kilog., et coûtent 2,400 fr. Quatre tentes du deuxième type pèsent 600 kilog. et coûtent 2,800 francs. Le prix de revient par lit est donc de 75 francs pour le premier type et de 87f,50 pour le second type.

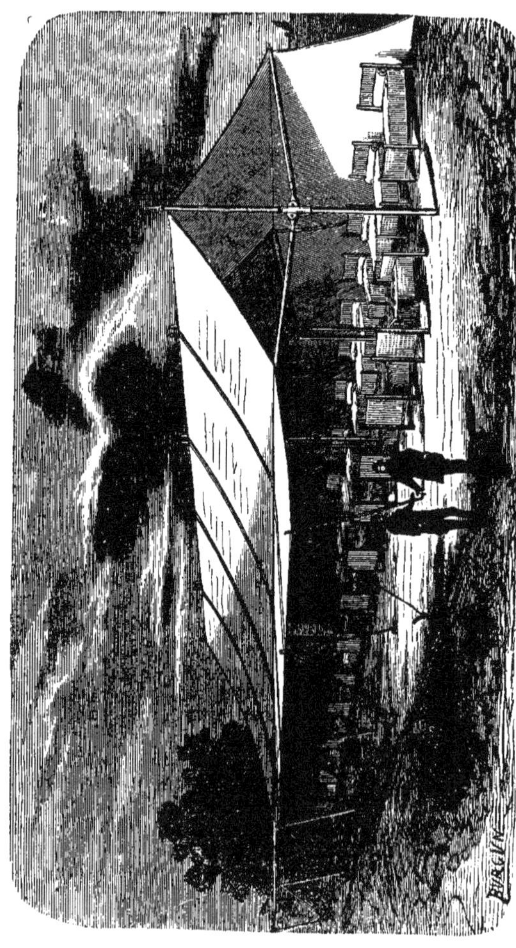

Fig. 30. — Tentes (modèle du Dr Léon Le Fort) à paroi simple, accouplées pour former une salle d'hôpital, Metz, 1870.

La figure 30 représente l'hôpital mobile établi à Metz en 1870-1871, au moyen des tentes du Dr Le Fort.

Cette construction réunit tous les avantages qu'on peut désirer d'une tente d'ambulance.

Ameublement. — On trouvait six lits dans chaque tente. Un lit pliant en bois blanc, dont les pièces s'articulent au moyen de larges charnières en fer. Ce lit contenait un cadre de $0^m,10$ de haut, également pliant à charnières, garni de toile ; un des côtés de la toile porte un bâton transversal emmanché dans une coulisse pour permettre d'exhausser la tête. Un autre lit également en bois blanc, mais sans charnières, portait une paillasse en place du cadre garni de toile. Le reste de la tente tout à fait meublé comme les salles des hôpitaux, contenait une table d'opération.

Tente d'ambulance. Système Léon Le Fort. — Trois tentes réunies. Au milieu, une vaste salle octogonale de 14 mètres de long sur 6 mètres de haut, et de chaque côté, un pavillon de 13 mètres de long, 8 mètres de large et 3 mètres de haut. Ces pavillons qui ont la forme de rectangles allongés, présentent des toits à deux pentes, l'une à droite, l'autre à gauche et des pignons droits à chaque extrémité. Chaque toit est surélevé au milieu et dans toute la longueur d'environ $0^m,40$ pour donner accès à l'air.

L'avant et l'arrière de la salle octogonale, ainsi que les deux pignons des pavillons, sont percés d'ouvertures larges de $3^m,50$, servant d'entrée et de sortie. Chacune de ces ouvertures est garnie de rideaux et munie d'un auvent en toile, soutenu par des tringles. A l'extérieur, les trois pièces sont recouvertes par une toile verte rayée noir qui suit d'abord les pentes des toits et qui descend ensuite verticalement jusqu'à terre, où elle est fixée, au moyen de crochets, à une grande poutre en bois formant rigole fixée dans le sol. A l'avant et à l'arrière de la salle octogonale et à chaque pignon, cette toile verte rayée noir est clouée sur la charpente qui est toute en bois. A l'intérieur, les trois pièces sont planchéiées, mais le parquet de la salle du milieu est de $0^m,15$ plus élevé que celui des pavillons.

La salle octogonale communique avec les pavillons par deux ouvertures, larges de $3^m,80$, garnies de portières. Une toile blanche forme le plafond de cette salle, et le centre de ce plafond présente une ouverture octogonale vitrée de 3 mètres de diamètre, surélevée de 1 mètre et surmontée d'une voûte de même hauteur en forme de lanterne. Au milieu du plafond, des tirants en fer de $0^m,02$ de diamètre, se réunissent au-dessous de l'ouverture octogonale et sont reliés, à leur point de réunion, par un poteau situé au centre de la toiture de surélévation. Au milieu, au centre de réunion des tirants, se trouve un cadre avec la croix rouge. Les panneaux sont garnis de rideaux blancs rayés rouge, cloués sur a charpente ; le haut des panneaux est garni d'un vitrage de $0^m,80$ de hauteur en verre dépoli pour diminuer l'intensité des rayons lumineux.

Dans les pavillons, le plafond est formé de toiles fortement tendues de chaque côté. Ces toiles laissent entre elles, au milieu et dans toute la longueur, un espace de $0^m,30$ de large et sont maintenues dans cet espace par de larges lacets. Entre le plafond et le toit, il existe un espace imitant un grenier. Les côtés sont garnis de grands rideaux blancs flottants, encadrés de rouge. Les deux tentes qui se trouvent jointes au pavillon octogone sont parfaitement bien comprises. Construction solide, facile à monter et démonter, aération parfaite ; la toile blanche qui forme plafond est ingénieusement établie pour faciliter la ventilation et empêcher la trop grande chaleur.

Le pavillon octogone d'une construction élégante peut également servir comme ambulance ou comme salle de réunion pour les malades. Les objets que ces trois pavillons contenaient étaient très-variés et présentaient l'aspect d'un vrai musée d'ustensiles d'ameublement pour les hôpitaux et ambulances de terre et de mer. Les uns étaient exposés de grandeur naturelle, les autres réduits ou en dessin. Cette riche collection était l'un des points brillants de l'exposition française de l'art médical au Champ-de-Mars.

Tente Perreaux. — Cette tente hexagonale, d'un diamètre de 2m,50 et d'une hauteur de 2m,30 est très-légère. Elle est construite en fer et couverte en toile. La toile est composée de six pans réunis entre eux par des lacets en corde. Elle est soutenue à l'intérieur par trois paires de cerceaux en fer de 0m,03 de large sur 0m,003 d'épaisseur. Ces cerceaux sont croisés et réunis dansleur partie centrale par un écrou pour former la voûte. Les branches descendent verticalement vers la terre, où elles sont maintenues par des pieux en bois munis chacun de deux agrafes dans lesquelles elles s'emmanchent. Les cerceaux sont garnis dans toute la longueur, par une toile collante, formant gaîne. La toile est tendue sur ces cerceaux en fer au moyen de pitons mobiles, fixés à l'aide de vis.

Au-dessus on trouve, soutenue par de petites bielles en fer, une deuxième toile formant un toit hexagonal, pour éviter le rayonnement du soleil. Cette seconde toile est maintenue à une distance de 20 à 30 centimètres de la première. Ce système de lames métalliques qui a pour but d'éviter les piquets et les cordages, offre une grande élasticité en même temps qu'une grande solidité.

La Société française de secours aux blessés militaires a exposé une *tente pour 12 blessés*,système américain (fig. 31). Cette tente, exposée comme modèle type de la Société,a été exécutée par M. Walcker, propriétaire du Bazar du voyage soumissionnaire, sur les indications, pour la partie médicale et hygiénique, des Comités de la Société, représentés par M. le Dr Riant, et sous la surveillance, pour la conduite des travaux, de M. J. Duval, membre du Conseil. D'une forme rectangulaire, elle présente un toit à deux pentes, l'une à droite, l'autre à gauche et deux pignons droits, un à chaque extrémité. Elle est recouverte par deux toiles espacées partout l'une de l'autre d'au moins 0m,50. A l'extérieur, elle a 11 mètres de long, 8 mètres de large et 5 mètres de haut, et à l'intérieur 10m,50 de long, 6 mètres de large et 4m,50 de haut.

La toile intérieure est en coton, elle est soutenue en haut, au milieu et dans toute la longueur, par une longue tige de bois supportée par trois colonnes en bois de 11 centimètres carrés, divisées chacune en deux parties qui s'emboîtent et posées sur le sol. Cette tente descend obliquement jusqu'à une distance de 1m,75 du sol ; à cette hauteur, les côtés sont soutenus par des montants en bois (6 de chaque côté) qui, d'une part, s'enfoncent dans le sol et de l'autre, percent la toile pour la soutenir. Ces montants sont maintenus en écartement à leurs extrémités supérieures par des tringles en fer. A partir de ces tringles, les deux côtés de la tente sont garnis de rideaux tombant verticalement jusqu'au sol, suspendus sur les tringles au moyen de crochets. Ces rideaux sont mobiles et maintenus entre eux par des cordes en coton qui se réunissent toutes de haut en bas.

Les toiles de l'entrée et du fond sont d'une seule pièce dans toute la hauteur. Le devant s'ouvre de trois quarts, et sur les côtés les toiles qui forment rideaux, s'ouvrent et se ferment à volonté au moyen d'agrafes. Toutes les agrafes se composent d'un nœud de corde qui traverse un œillet très-solidement fait en cuir et en cuivre ; les bords de la toile où passent ces cordes sont garnis d'une sangle et tous les nœuds sont recouverts avec des cuirs solidement cousus. Les agrafes sont fixées sur un petit bâtonnet tourné en bois.

La toile extérieure est en fil, elle est suspendue au sommet par un second faîtage qui est supporté par le premier et qui se trouve à 0m,50 au-dessus. Cette toile descend d'abord de chaque côté parallèlement à la toile intérieure, jusqu'à une hauteur de 2m,25 au-dessus du niveau du sol ; à cette hauteur, elle est soutenue tout du long par de petits montants en bois de 0m,50 de haut. L'extrémité inférieure de ces montants s'emmanche dans la partie supérieure de ceux qui supportent la toile intérieure, et l'extrémité supérieure traverse la toile extérieure pour la soutenir et est surmontée d'une petite boule à vis en cuivre. La toile extérieure descend ensuite obliquement jusqu'à terre où elle est distante de la toile intérieure de 2 mètres pour former un couloir tout du long. Ce couloir est en pente et cette pente aboutit à une rigole qui longe la toile pour recevoir la pluie et en faciliter l'écoulement. La paroi latérale extérieure de la tente a donc une hauteur de 2m,25; elle est mobile et peut s'ouvrir par travées, par fractions; elle peut s'attacher comme des rideaux ou bien se relever horizontalement sur des piquets. Aux deux pignons de la tente, la toile

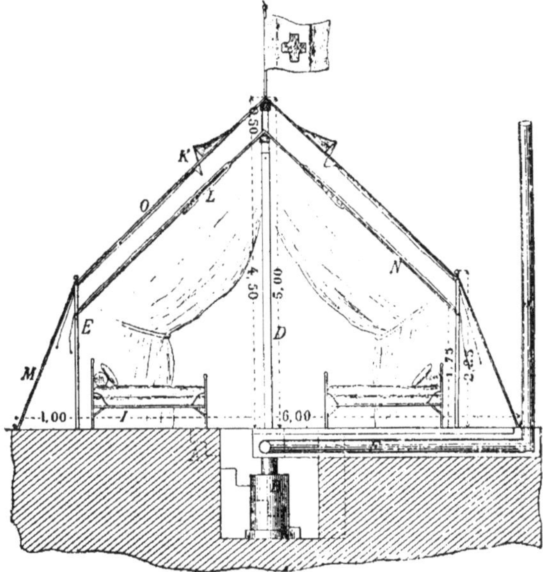

Fig. 31. — TENTE D'AMBULANCE, type adopté par la Société française. — Coupe.
Légende : B. Poêle-calorifère, placé dans un sous-sol pour le chauffage de la tente. — D. Une des trois grandes colonnes supportant la pièce de faîtage. — E. Montant soutenant les côtés. — F. Tuyau du poêle qui, après avoir passé sous la tente, vient dégager la fumée par le conduit latéral J, placé sur le côté. — K. Ventilateur de la toile extérieure. — L. Ventilateur de la toile intérieure. — M. Corde de tension. — N. Toile intérieure (coton). — O. Toile extérieure (chanvre).
(Entre la corde M et le montant latéral E, on voit deux cordes destinées à ouvrir et à fermer les ventilateurs K et L ; ces ventilateurs ne sont pas placés en face les uns des autres, ils alternent pour empêcher que la pluie ou la neige pénètre dans la tente).

extérieure forme une ouverture ou porte pourvue d'agrafes pour pouvoir être ouverte ou fermée à volonté.

Outre les portes et les parois relevées, sur piquets ou en portières, qui servent à l'entrée et à la sortie de l'air, outre la distance qui sépare les deux toiles et où celui-ci circule constamment, la tente possède encore d'autres ouvertures spéciales pour la ventilation. Ainsi, la toile extérieure présente dans sa partie supérieure et de chaque côté du toit, quatre ventilateurs surmontés d'une toile qui peut se soulever comme un vasistas sans laisser passer la pluie. Ces ventilateurs s'ouvrent et se ferment à volonté au moyen de cordes de tirage. Le toit intérieur présente six ventilateurs (trois de chaque côté), de manière à empêcher l'introduction de la pluie ou l'accès trop direct de l'air froid. Ces ventilateurs sont munis de stores que l'on peut faire fonctionner d'en bas au moyen de cordes de tirage qui permettent de les ouvrir et de les fermer en partie ou en entier. En outre, aux deux pignons de la tente, la toile extérieure est pourvue, à droite et à gauche, d'une fenêtre de $0^m,80$ carrés, garnie d'un store mobile. Ces quatre fenêtres servent à l'aération et à l'éclairage quand le temps permet peu ou ne permet pas de se servir des autres ouvertures. La capacité intérieure de la tente est de 212 mètres cubes environ, ce qui donne un cubage d'air de près de 18 mètres cubes par malade.

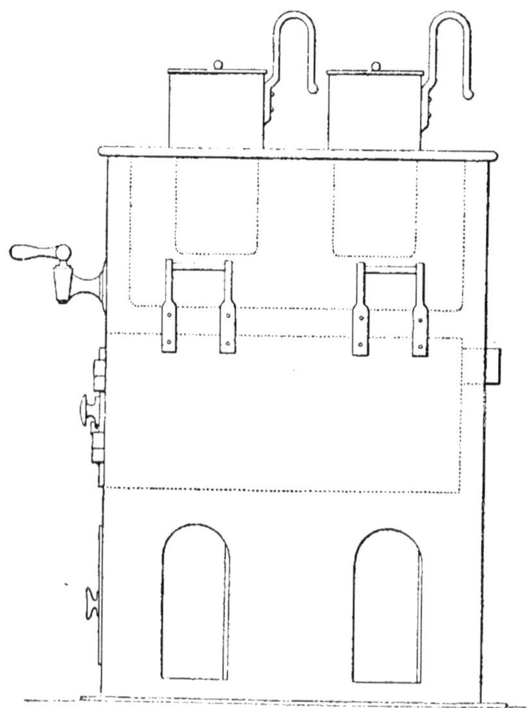

Fig. 32. — Calorifère portatif pour ambulances, de M. Langlois.

La tente est maintenue tout autour au moyen de cordes et de piquets implantés dans le sol. De plus, à chaque extrémité supérieure des montants verticaux qui soutiennent ses côtés, est fixée une corde de $0^m,01$ d'épaisseur fortement tendue et passée dans un morceau de bois fixé dans le sol tout autour de la tente. Cette corde entoure ce morceau de bois et remonte pour s'engager dans un bâtonnet qui, lui-même, glisse dans la première partie de la corde tendue ; ce qui permet de tendre ou de détendre la toile à volonté et de la fixer solidement.

A l'intérieur, le sol est sablé et caillouté ; au milieu se trouvent trois bouches de chaleur qui communiquent avec le canal d'un calorifère placé sous la tente, Ce calorifère est situé dans un sous-sol maçonné de $1^m,75$ de haut, de 2 mètres de large sur chaque côté, qui se trouve en dehors, à l'une des extrémités de la tente. Dix marches conduisent dans ce sous-sol ; au bas des marches, à gauche, se trouve une niche pour le charbon, et en face de cette niche, un appareil de chauffage, *calorifère portatif* pour tentes et ambulances construit par M. Langlois.

L'appareil (fig. 32) est entièrement métallique et peut être alimenté par toute espèce de combustible. Il est muni d'un grand réservoir à eau avec robinet, d'un bain-marie de $0^m,40$, de deux vases en ferblanc étamés de $0^m,30$ de haut et de $0^m,15$ de diamètre pour conserver les tisanes et boissons chaudes, et de deux poignées latérales pour le transporter. Le tuyau du calorifère s'engage dans un canal de $0^m,50$ de large, passe sous la tente dans toute la longueur, pour venir sortir à l'extrémité opposée où il se relève verticalement en dégageant la fumée au-dessus du toit. Ce canal forme une véritable chambre à air dont la température est constamment élevée par le passage du tuyau de fumée et la chaleur se dégage dans l'atmosphère de la tente, par les bouches de chaleur dont nous avons parlé. Ces bouches de chaleur, placées de distance en distance, sont de plus en plus larges à mesure que l'on s'éloigne du calorifère.

Ameublement. — A l'intérieur, on trouvait au milieu de cette tente, deux grandes tables en bois de 2 mètres de long et de $0^m,80$ de large. De chaque côté, on avait placé six lits en fer dont le fond était formé de plates-bandes en fer très-minces. Chaque lit, long de $1^m,90$ et large de $0^m,80$, était garni d'une paillasse, d'un matelas en coutil, d'un traversin et d'un oreiller en laine; à la tête de chaque lit, on avait fixé une petite planchette pour les ustensiles nécessaires au blessé ; au-dessus on avait accroché une pancarte pour l'indication sur le blessé et sa blessure. Enfin, à côté de chaque lit, on trouvait une table de nuit, une chaise pliante et une descente de lit.

Tente-brancard-élastique. — Avant de quitter la France, nous décrirons une tente-abri pour une seule personne, légère et transportable, que nous n'avons pas exposée mais qui fait partie du matériel que nous avons fait construire pour les malades et les blessés. Nous avons donné à cet abri, le nom de tente-brancard-élastique car, comme nous le verrons tout à l'heure, notre brancard que nous avons décrit au chapitre premier, page 462, sert au transport du patient qu'il porte et de notre tente qui abrite ce dernier.

Chaque tente, charpente en bois avec double toile, est de forme oblongue avec toit en forme de dôme. La charpente (pl. III, fig. 1) se compose de deux cadres en bois d'une très-grande légèreté : un cadre inférieur reposant sur le sol et un cadre supérieur supporté et réuni au premier par quatre montants. La longueur des cadres est de $1^m,45$, leur largeur de $0^m,80$; la hauteur des montants est de $1^m,45$. Le toit est formé par deux cerceaux en bois également très-légers, qui partent de l'extrémité supérieure de chaque montant et se croisent au milieu de leur parcours pour former dôme. La hauteur de la voûte au milieu est de $1^m,65$. Toutes les parties de la charpente sont assemblées entre elles et maintenues au moyen de quelques vis seulement, qu'on peut enlever facilement pour la démonter.

Cette charpente est recouverte par deux toiles (pl. III, fig. 2) : une toile intérieure, percée pour laisser passer les cerceaux qui constituent le dôme, forme plafond, repose sur le cadre supérieur et retombe tout autour. La toile extérieure, pourvue de deux ouvertures de ventilation placées sur les côtés, une à droite, l'autre à gauche, est posée sur les cerceaux, forme dôme et descend ensuite en s'écartant jusqu'au sol où on l'assujettit au moyen de piquets et de cordes, à la distance que l'on veut, en laissant un passage assez vaste entre les deux toiles. On peut avoir ainsi $5^m,50$ de long sur $2^m,50$ de large. Cette tente ainsi constituée, est d'une très-grande légèreté, et peut être transportée, en cas de besoin, avec le malade, couché sur un brancard, sans que ce malade quitte son abri. En effet, le même brancard sert à transporter la tente et le malade couché. Dans ce cas là, le cadre inférieur de la tente, placé sous le brancard, est fixé à ses hampes au moyen de quatre cordes.

Sous une grande *tente* qu'exposait la *Corderie centrale*, tente très-élevée et dont la carcasse était en bois, se trouvaient plusieurs petites tentes portatives pouvant servir pour campement.

Trois *modèles de tentes* dont le point fixe, placé au centre, présente la forme d'une tige de parapluie portant à sa partie supérieure une croix en bois, pour soutenir la toile fixée elle-même à terre, par des tirants en corde.

Une *tente* plus petite et de même construction, la toile au lieu d'être soutenue par une croix en bois, est supportée par des tringles en bois, emmanchées dans des manchons en cuivre.

On trouvait encore dans cette tente un grand *parasol* muni d'un rideau et d'une table; des *hamacs* de suspension de forme ordinaire et des *lits-pliants* en bois supportés par deux X, pourvus de toiles capitonnées et pouvant se mettre dans un sac.

M. Ernest Cauvin exposait une *tente* montée sur une tige en forme de bambou de $0^m,08$ de diamètre, terminée en parapluie avec dix rayons très-solides destinés à soutenir une toile imperméable fixée tout autour dans le sol au moyen d'attaches très-fortes. Le même exposant présentait aussi une *tente* du même genre, dont la toile était soutenue, en place de rayons, par des bois en forme de croix.

Dans une grande *tente* solidement construite, planchéiée et pourvue de portes et de fenêtres, se trouvaient exposés divers produits de la fabrique de toiles imperméables (toiles enduites, galvanisées et peintes) de MM. Bonnot et Cie. On remarquait plusieurs *modèles de tentes* allongées au milieu et arrondies en forme d'entonnoir aux deux extrémités. Dans la partie allongée du milieu se trouve un auvent maintenu par des tringles de fer et des cordes; la partie ovale est soutenue à l'intérieur par deux montants en bois qui traversent le sommet de l'entonnoir. L'écartement est maintenu par une tringle en fer circulaire qui, dans chaque entonnoir, glisse dans une coulisse de la toile et qui est ensuite engagée dans un bâton en bois maintenu également dans une coulisse bordant la toile qui forme l'auvent. Le reste de l'entonnoir est fixé par des crochets et des cordes. Un autre modèle reproduisait une tente américaine dite *tente cirque* perfectionnée pour l'armée. Cette tente se compose d'une forte toile, soutenue au milieu par un montant et descendant obliquement tout au tour jusqu'au sol où elle est fixée par des piquets implantés de distance en distance.

M. Walcker exposait 1° une *tente* de $2^m,50$ de long, supportée par quatre bâtons, deux devant et deux derrière, fixés à un fort piquet au moyen de cordes. La toile que l'on place sur ces bâtons tombe jusqu'à terre; en avant elle s'ouvre et se ferme à volonté. Dans l'intérieur une toile était étendue sur le sol.

2° Une autre tente plus grande, de 3 mètres de diamètre et pourvue d'une toile doublée de reps, contenant : une table, un pliant et un lit. Le lit s'adapte sur une cantine dans laquelle on referme la tente, la table et le pliant.

3° Une autre *tente* beaucoup plus grande renfermant : un *parasol* en coutil de $2^m,60$ de diamètre abritant une table, une *causeuse* (meuble en rotin à 3 places) et fermé d'un côté par un rideau en coutil de $4^m,20$ de large; un autre parasol avec table et rideaux faisant le tour, et beaucoup d'autres objets que nous verrons dans un autre chapitre.

M. Eugène Legrand exposait une *tente* longue de $5^m,50$ et large de 2 mètres. Les montants de cette tente sont verticaux; le pourtour est fixé au moyen de crochets et de cordes à des piquets enfoncés dans le sol. L'ameublement se composait : d'un lit, d'une table et d'une chaise; le tout se démontant par morceaux de $0^m,80$ de long et pouvant être contenu dans un coffre formant la base.

Maroc. — Dans la section du Maroc, on trouvait un spécimen de *tente ronde.* Le toit de cette tente est soutenu par un bâton placé au milieu et les côtés, fixés au moyen de cordes, sont supportés par des bâtons enfoncés dans le sol tout autour, à une distance de $0^m,60$ les uns des autres.

Tunis. — Enfin dans la section tunisienne, on avait placé une *tente quadrangulaire* ayant ses quatre côtés soutenus à chaque extrémité par un bâton fixé d'une part dans le sol et maintenu d'autre part au moyen d'une corde. Elle présentait une surface d'environ 3 mètres carrés, et était garnie d'étoffes de couleurs diverses, cousues entre elles.

Les abris militaires pour les soldats blessés ou malades se confondent, jusqu'à un certain point, avec les abris pour les soldats valides; c'est ce qui nous a poussé à réunir, dans ce paragraphe, non-seulement les tentes organisées spécialement pour le service des ambulances, mais encore toutes les différentes tentes qui ont figuré à l'Exposition.

4° Baraques.

Belgique. — L'Association belge de secours aux militaires blessés, croix rouge de Belgique, exposait un *spécimen au vingtième du baraquement du champ de manœuvre établi à Bruxelles en* 1870-1871, et présentant un système de ventilation isolant les malades. L'air pénètre par le plancher entre chaque lit et sort par le lanterneau.

Ce modèle en bois mesure $1^m,60$ de long, $0^m,38$ de large et $0^m,40$ de haut. Il présente deux grandes ouvertures à chaque extrémité. Le milieu du toit large à ce niveau de $0^m,14$ est surélevé de $0^m,10$ dans toute la longueur pour la ventilation. La baraque est surélevée au-dessus du sol de $0^m,013$, au moyen de piliers en briques hautes de $0^m,013$ et larges de $0^m,03$ sur chaque face.

Dans la même section, M. le Dr Harzé avait placé le *modèle d'un hôpital-baraque* pour douze ouvriers houilleurs, exécuté en 1874, d'après ses plans, pour les charbonnages du Hazard. Ce modèle qui représente une construction légère en planches de sapin, montée sur des piliers en briques, a la forme rectangulaire et mesure $0^m,65$ de long sur $0^m,70$ de large; la hauteur des côtés est de $0^m,22$ et celle du toit de $0^m,30$. Le milieu du toit est surélevé de $0^m,10$ dans toute la longueur pour laisser passer l'air. Cette surélévation est fermée par des persiennes de $0^m,06$ de large sur $0^m,30$ de long. Ces persiennes mobiles sont commandées à l'intérieur par une tige qui permet de les ouvrir et de les fermer à volonté. Les panneaux qui composent les parois de l'hôpital sont mobiles autour de leur axe, et chaque paroi porte à l'intérieur une doublure mobile, sur l'un des côtés, au moyen de charnières. L'extrémité supérieure de chaque panneau est vitrée pour l'éclairage de la salle. La toiture est couverte de papier goudronné. A une extrémité de la baraque, on trouve une salle pour les infirmiers, et à l'autre extrémité, une pharmacie, une lingerie, une salle d'opérations, une salle de bains et des cabinets d'aisance. L'intérieur de la salle aménagée pour douze lits, est chauffé par deux poêles. La fumée passe dans un tuyau qui se rend dans un grand cylindre de ventilation de $0^m,03$ de diamètre. Ce dernier s'élève verticalement à partir du plancher et s'ouvre sur le toit; il prend l'air au-dessous dans un double-fond et est pourvu, dans sa partie supérieure, d'une grande porte à glissement, commandée par une tringle qui permet de l'ouvrir ou de la fermer d'en bas. Le poêle lui-même est entouré d'une enveloppe en tôle, et entre cette enveloppe et le poêle il y a par terre à une distance de $0^m,03$ de chaque côté, six ouvertures de $0^m,01$ de diamètre pour la ventilation. Ce modèle est un spécimen d'une construction des mieux entendues.

Etats-Unis. — Dans la section des Etats-Unis, M. le Dr Thomas W. Ewans a exposé un *modèle d'hôpital-baraque*. Ce modèle large de $0^m,27$, long de $0^m,63$ et haut de $0^m,28$, a la forme d'une maison; il est construit au moyen de montants en bois réunis par du ciment, et son toit qui dépasse de chaque côté de près de $0^m,03$ est formé de planches couvertes avec du papier goudronné. Ce toit est double dans sa partie médiane, sur une largeur de $0^m,04$. Chaque côté du modèle présente quatre fenêtres garnies de vitres; à l'arrière et à l'avant se trouve une porte et une fenêtre vitrée de chaque côté de ces portes. Sur un côté entre les deux premières fenêtres, s'élève un tuyau de cheminée formé de troncs d'arbres réunis par du ciment, et de l'autre côté, entre les deux dernières fenêtres, on trouve un autre tuyau semblable. A l'extérieur, tout autour, à une distance de $0^m,06$ de la baraque, on a placé une galerie en bois.

A l'intérieur, d'un bout à l'autre et au milieu, existe un grand espace vide. A droite et à gauche, en face des tuyaux des cheminées se trouvent les foyers de ces cheminées, et de chaque côté, entre les fenêtres, on a placé cinq lits en fer garnis de matelas et de traversins. A côté de chaque lit, on a fixé une planchette destinée à supporter les ustensiles des malades. Nous ne pouvons que féliciter l'auteur de ce modèle de construction, aussi bien sous le point de vue du confort que de l'hygiène.

France. — La Société française de secours aux blessés militaires, présentait plusieurs spécimens d'ambulances baraques; une ambulance baraquée; une ambulance de gare et de ravitaillement, un plan d'un hôpital-baraque, etc., que nous allons étudier successivement.

Ambulance baraquée. — Pavillon n° 1, salle d'ambulance en bois pour quatorze lits. La baraque exposée (fig. 33, 34 et 35, p. 534) occupait, dans son ensemble un espace de 28 mètres de long, sur 7 mètres de large. Elle comprenait une salle d'ambulance de 20 mètres de long, 7 mètres de large et 7 mètres de haut, y compris une surélévation de $1^m,50$ qui se trouve au milieu et dans toute la longueur du plafond, pour la ventilation. Cette surélévation est garnie de 16 ventilateurs vitrés munis de volets en bois. La salle cube environ 700 mètres d'air, ce qui donne à peu près 50 mètres par malade, si l'on a disposé 14 lits. Aux deux extrémités, à droite et à gauche, on a ménagé deux pièces, chacune de $3^m,50$ de long et de $2^m,75$ de large, s'ouvrant sur un couloir central de $1^m,50$ de large, qui sert à l'entrée et à la sortie de la salle. Ce couloir fait communiquer avec la salle, au moyen d'une large porte à deux battants, et avec l'extérieur, au moyen d'une porte vitrée à un seul battant. A une extrémité, les deux pièces auxquelles on accède par le couloir sont destinées, l'une aux infirmiers, l'autre à la lingerie. Le couloir de l'autre extrémité donne accès, d'un côté, à un lavabo et à des water-closet, et de l'autre à un dépôt de matériel et à une salle de bains, où l'on remarquait une baignoire en fer émaillé, un appareil pour chauffer les bains, une auge pour les bains de pieds et les bains de mains, et quelques autres ustensiles de M. Drouot de Boulogne-sur-Seine. Toutes les pièces sont munies de croisées.

La baraque est entièrement construite en bois. La charpente se compose de poteaux en sapin de $0^{m},12$ carrés, supportant les fermes du comble et reliés par des traverses boulonnées sur ces poteaux. Les parements intérieur et extérieur de la construction, sont formés de panneaux en planches placés dans des coulisses pour faciliter le montage et le démontage. Entre ces parements qui constituent une double paroi, il y a un espace libre de $0^{m},08$ où l'air peut circuler. Cette couche d'air isolante qui se trouve tout autour de la salle, a

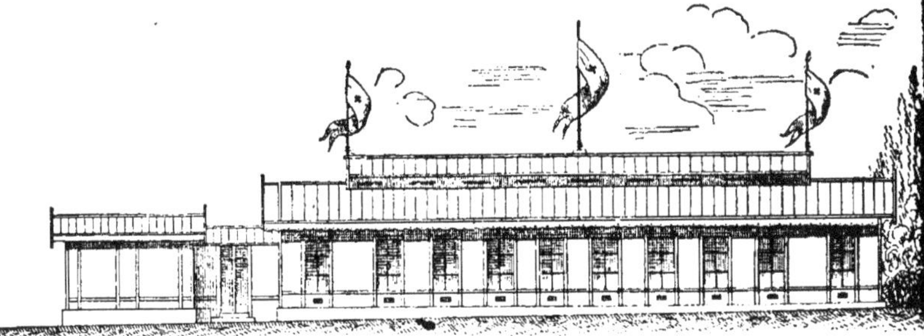

Fig. 33. — Baraque-hôpital, perspective.

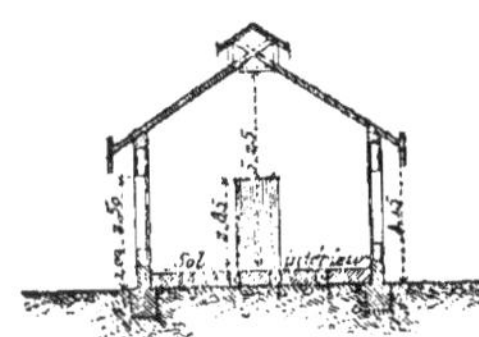

Fig. 34. — Coupe.

Fig. 33, 34 et 35. — BARAQUE-HOPITAL.

1. Salle d'opérations. — 2. Galerie. — 3. Grande salle. — 4. Salle pour les inf — 5. Lingerie. — 6. Hangars. — 7. Water-closets. — 8. Salle de ba 9. Lavabo. — 10. Dépôt du matériel.

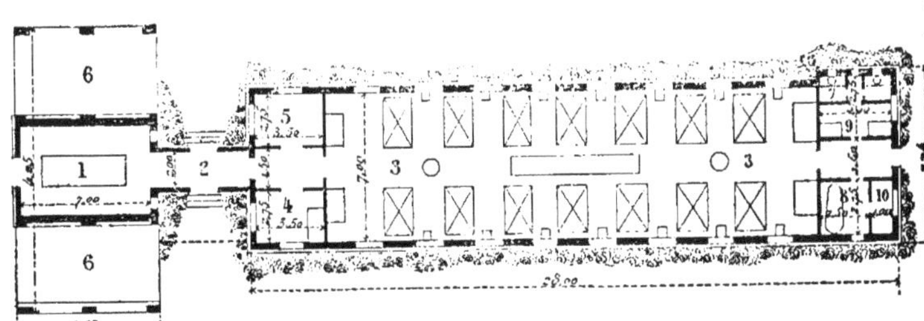

Fig. 35. — Baraque-hôpital, plan.

pour but de mettre l'atmosphère de la baraque à l'abri des variations de la température extérieure. La baraque est planchéiée et le plancher est élevé de $0^{m},60$ au-dessus du sol pour empêcher l'humidité. L'immeuble repose sur un soubassement en briques ; le sol est recouvert d'une couche de béton, l'espace compris entre le sol et le plancher est fermé au moyen de planches, et enfin une rigole reçoit et conduit au-dehors les eaux qui descendent du toit.

Les parois de la baraque, verticales jusqu'à une hauteur de 4 mètres vont ensuite en s'inclinant vers le faite, afin de conduire le long de surfaces arrondies, l'air vicié, jusqu'à la partie surélevée du milieu, d'où il s'échappe par les vasistas qui y ont été disposés.

La salle est éclairée par 16 fenêtres (8 de chaque côté), de $2^m,50$ de haut, et $1^m,30$ de large qui s'ouvrent à $0^m,85$ au-dessus du plancher. Les fenêtres sont munies de stores qui se meuvent au moyen de sangles plates larges de $0^m,012$. Ces sangles se meuvent facilement et s'abaissent pour être retenues au moyen de petits marteaux. La nuit, on allume quatre lanternes à huile garnies de carreaux verts pour adoucir la lumière. Les cheminées de dégagement de ces lanternes remontent jusqu'au plafond, traversent le toit et servent de ventilateurs. La chaleur développée entraîne les gaz de la combustion et l'air vicié de la salle, au moyen de ces cheminées.

La ventilation qui est faite au moyen des 16 fenêtres dont nous avons parlé et des châssis de la partie surélevée du milieu dont nous avons également parlé est encore assurée par 16 trappes ou bouches d'appel garnies d'un treillis, à l'extérieur, et munies à l'intérieur, d'une fermeture à tiroir, en forme de prise d'air de calorifère. Il y a une de ces ouvertures au-dessous de chaque fenêtre. Des vasistas de différents systèmes sont en outre établis dans les parties supérieures des fenêtres et disposés de façon à diriger l'air pur vers les parties élevées de la salle sans incommoder les blessés par l'action directe du courant.

Toutes les surfaces intérieures de la baraque sont vernies. Les parquets ont reçu une couche d'huile de lin bouillante pour que le lavage soit facile et le séchage aussi complet et prompt que possible. Cinq à six voitures peuvent transporter les matériaux de la baraque qui peut être montée en huit à dix jours. La baraque exposée a été construite par M. Walcker, propriétaire du bazar du voyage, soumissionnaire, sur les indications, pour la partie médicale et hygiénique, des Comités de la Société, représentés par M. le Dr Riant, et sous la surveillance, pour la conduite des travaux, de M. J. Duval, membre du Conseil; son prix est d'environ 15,000 francs.

Ameublement. — Au milieu, deux poêles-calorifères avec ventilateurs au-dessous du tuyau de dégagement de la fumée, des tables étagères, une table pliante, une grande table et six chaises. Au milieu encore, une table pupitre surmontée d'une pancarte de la Société française de secours aux blessés des armées de terre et de mer, avec indication et liste des Membres du Conseil. Le siège de la Société est à Paris; elle se compose de membres fondateurs et de membres souscripteurs; les membres fondateurs versent 30 francs par an et les souscripteurs 6 francs. Pour faire partie de cette Société, il faut s'adresser à M. le duc de Nemours, président. A côté de cette table, une brochure de M. le Dr Riant, Notice sur le vicomte Armand de Melun, vice-président de la Société, vendue 1 franc au profit des blessés militaires. Entre les poêles et chacune de ces tables, dans toute la longueur, des brancards disposés pour recevoir ou pour transporter des blessés. Un de ces brancards était placé sur le support élastique de M. le comte de Beaufort que nous avons étudié dans un autre chapitre, page 493.

Dans les coins de la baraque, des brancards étaient pliés et appuyés le long des parois; de chaque côté on avait placé sept lits de différents modèles. Chaque lit était pourvu d'une descente de lit, d'une table de nuit, d'une chaise pliante, d'une planchette fixe ou mobile pour les ustensiles du malade, d'un cadre pancarte indicatrice de tout ce qui concerne le malade et sa maladie, et enfin d'un tuyau d'appel à air. La sonnerie corrrespondant à ce tuyau d'appel se trouvait à l'extérieur de la baraque. Parmi les lits qui étaient exposés dans cette salle, nous pouvons citer quatre lits montés, modèles d'hôpital, tout prêts pour recevoir les malades. Ces lits que la Société a fait construire par M. Walcker sont très-faciles à monter et à démonter, d'un poids et d'un volume peu considérables, conditions essentielles pour un mobilier d'ambulance, et d'une hauteur bien calculée pour la visite du médecin, pour les opérations et le service des pansements. Les uns sont munis d'une planchette fixe pour recevoir les objets que le malade doit avoir sous la main, les autres d'une planchette mobile que l'on suspend à la tête du lit au moyen de deux petits crochets. Ils sont garnis d'une paillasse, d'un matelas, d'un traversin et d'un oreiller en varech. Tous les matelas ne sont pas comme les matelas ordinaires, en laine et crin, la Société a présenté, à titre de spécimen, quelques matelas en foin regain. Ces matelas d'un très-bas prix sont destinés à être brûlés quand ils ont servi à un malade atteint d'une maladie contagieuse.

Deux lits mécaniques (système d'Haisne) permettant d'abaisser la partie centrale du lit, afin d'enlever le bassin et donner les soins de propreté au malade sans le déranger. Nous étudierons ces lits dans un autre chapitre.

Sur un lit se trouvait un modèle de chemise pour malades et blessés; à côté d'un autre, une table inclinée, imitation partielle du système anglais, pour permettre au patient de lire dans son lit.

Sur un autre lit, on avait placé l'appareil pour lever les malades et blessés, de MM. Child et Hinde de Londres, exposé dans la section anglaise. A côté de cet appareil, que nous décrirons plus loin, on voyait une pancarte indicatrice de l'appareil de ces messieurs, portant le timbre de la Société, mais sur laquelle les noms des inventeurs avaient été enlevés. Enfin, sur un brancard, était placé un matelas de sauvetage rempli de sciure de liège, envoyé par M. Sadon de Roubaix.

Sur les parois de la salle d'ambulance, on trouvait trois petits cadres à vue destinés à recevoir les lettres. Près d'un des lits mécaniques, on avait placé un thermomètre à mercure maxima. Sur les parois du pavillon où se trouvaient la salle des infirmiers et la lingerie, d'un côté, une sonnerie à air, et de chaque côté, différents plans de la Société. Enfin, dans l'autre pavillon, à côté du lavabo, un plan, et à côté de la salle de bains, deux dessins d'un fourneau portatif pour ambulance, de M. Langlois.

Salle d'opérations (fig. 33 et 35, p. 534). — Le dernier pavillon de la salle d'ambulance baraquée, celui où se trouvaient la salle pour les infirmiers et la lingerie, communiquait avec une salle d'opérations, par un couloir de 4 mètres de long, couvert et fermé de chaque côté, par une large porte vitrée à deux battants, glissant sur des galets. La salle d'opérations est assez rapprochée de la salle d'ambulance pour que le transport des blessés ne les expose pas au refroidissement et assez distante pour que les blessés n'entendent pas les cris des opérés.

De même que la baraque et les deux pavillons qui communiquent avec elle, la salle d'opérations est entièrement en bois et planchéiée. Elle a 6 mètres de longueur, 4^m^,25 de large et 3^m^,50 de haut. A l'entrée une porte à deux battants et une fenêtre de chaque côté de cette porte. A l'autre extrémité, en face de la porte, une large fenêtre vitrée, à deux battants, garnie d'un store. Aucune ouverture sur les côtés. Cette salle contenait tous les appareils nécessaires à la médecine, à la chirurgie et à la pharmacie. Au centre de la pièce, deux modèles de tables à opérations, pliantes et portatives; sur les côtés, divers modèles de brancards, des appareils chirurgicaux, des boîtes de pharmacie et de pansement; deux grandes vitrines étaient en outre garnies d'instruments de chirurgie et de divers moyens de secours. Nous avons remarqué surtout différents appareils médicaux et chirurgicaux, types qui ont été adoptés par le comité médical de la Société française de secours aux blessés militaires, et que nous étudierons dans le chapitre suivant. De chaque côté de sa salle d'opérations, la Société française avait disposé à l'Exposition, un hangar pour une ou deux voitures. C'était la plus belle construction de ce genre à l'Exposition. Elle réunissait jusque dans ses moindres détails, tout le perfectionnement que le génie bienfaisant moderne a combiné pour soulager les malades et les blessés. C'était une des vraies merveilles de l'Exposition.

Ambulance de gare et de ravitaillement. — Cette ambulance représentait une construction provisoire, dressée le long d'une voie ferrée et destinée à recevoir les blessés amenés par le chemin de fer, pour qu'on puisse leur donner rapidement les soins qu'exigent leur état. Elle se composait d'une vaste salle rectangulaire, toute boisée, en sapin couleur naturelle, présentant un toit à deux pentes, l'une à droite, l'autre à gauche et deux pignons droits. A l'intérieur, toute la salle était planchéiée, le plafond également tout boisé était bien et solidement composé. Elle était divisée en deux parties : une salle de ravitaillement pour les malades et blessés d'un train, qui sont en état de recevoir des vivres, et un dortoir pour ceux qui peuvent reprendre leur route après quelques heures de repos. Toute cette ambulance de gare était très-belle, très-vaste ; son aspect était très-gai.

Première partie. Dortoir. — Au milieu de la première partie, une large porte vitrée à deux battants, de 3 mètres de haut sur 2 mètres de large, formant l'entrée. De chaque côté de cette porte, une haute et large fenêtre également à deux battants. Un des côtés de ce dortoir complètement fermé, et l'autre côté percé d'une large fenêtre à deux battants, flanquée de chaque côté, d'un grand châssis vitré fixe. Au-dessus des fenêtres et de la porte d'entrée, des vasistas fixes. Toutes les ouvertures étaient garnies de stores.

Cette première moitié contenait 8 brancards-lits mobiles, formés au moyen de brancards types de la Société, reposant sur des petits tréteaux élevés, ceux du pied de 0m,40 et ceux de la tête de 0m,50. Chaque brancard était muni d'un matelas et d'un oreiller en laine. A côté d'un de ces lits-brancards, on trouvait une descente de lit, et à côté de deux autres, deux tables de nuit recouvertes de toiles cirées.

Au milieu on avait placé une grande table et un poêle en tôle de 0m,20 de diamètre, muni dans sa partie inférieure d'une ouverture pour la ventilation.

Le dortoir contenait encore quatre *chaises cannées, articulées* et soutenues par un levier en bois. Ces chaises sont organisées de la manière la plus simple et la plus ingénieuse. Le dossier de la chaise se couche sur le châssis canné qui forme le siège ; les pieds de devant sont articulés et se plient sur le dessous du châssis canné ; ils pivotent en outre sur un petit châssis en bois qui est articulé d'une part, sur le tiers supérieur des pieds de devant, et d'autre part, au moyen d'un petit triangle en cuivre, sur la partie intérieure et latérale du tiers supérieur des pieds de derrière. Ce petit châssis est placé horizontalement. Entre les deux châssis, le châssis canné formant siège, et celui dont nous venons de parler, se trouve un châssis articulé en arrière sur le châssis canné, et qui va en avant, s'emboîter sur la traverse qui tient l'écartement des pieds de devant. Les pieds de derrière se couchent sur le second châssis.

A droite et à gauche d'une large porte pleine, à deux battants, de 3 mètres de haut sur 2 mètres de large, placée au milieu et faisant communiquer le dortoir avec la salle de ravitaillement, on avait placé une petite table pliante de 0m,70 de long et de 0m,55 de large. Enfin, trois brancards étaient appuyés le long des parois.

Deuxième partie. Salle de ravitaillement. — Cette dernière moitié communiquait avec la première, comme nous l'avons dit, par une large porte pleine à deux battants; et communiquait, en outre, avec l'extérieur, par une large porte vitrée de 3 mètres de haut sur 2 mètres de large à deux battants, placée également au milieu. D'un côté de la salle on a percé une large croisée à deux battants, flanquée, à droite et à gauche, d'un grand châssis fixe vitré; ces ouvertures sont garnies de stores. Au-dessus des fenêtres et de la porte vitrée, on a ménagé des vasistas fixes. Sur l'autre côté qui est plein, deux petites portes font communiquer cette pièce avec deux petits cabinets, l'un portant le nom de cuisine et pourvu d'un fourneau, et l'autre servant de cabinet d'aisances à trois sièges. Ces deux cabinets donnent accès sur un petit couloir où se trouve une petite porte de dégagement pour le service.

Dans l'intérieur de la salle de ravitaillement, on trouvait : quatre banquettes en bois mobiles de 2 mètres de long, sur 0m,40 de large. Ces *banquettes cannées et articulées* sont montées sur des pieds fixés au moyen de charnières en bois. Ces pieds, au nombre de six, deux au milieu et deux à chaque extrémité, sont maintenus en écartement par des traverses en bois sur lesquelles viennent s'appuyer des leviers qui sont fixés au milieu du siège. Deux chaises articulées et organisées commes celles qui se trouvaient dans la première moitié de l'ambulance. Une grande table de 2m,50 de long sur 0m,80 de large, également articulée et pliante dans le même système que les banquettes. Les charnières des pieds sont formées par un fer en T fixé au-dessous de la table; les tiges des pieds pénètrent dans une fente qui forme deux joues et sont fixées par une tige en fer. Deux petites tables pliantes de 0m,70 de long et de 0m,55 de large.

Au milieu, un grand poêle en tôle de 1m,60 de haut, muni d'un tuyau de dégagement de 0m,20 de diamètre. C'était un calorifère portatif à double paroi et à prise d'air extérieure. D'un côté, entre la porte de communication du milieu et le petit cabinet cuisine, se trouvait un appareil de cuisine en fer de MM. Establie frères, que nous étudierons dans un autre chapitre.

De l'autre côté de la porte de communication on avait placé une bibliothèque qui contenait les documents de la Société; entre autres : des notices, comptes-rendus, l'annuaire de 1876, les conférences de 1877, le décret du 2 mars 1878, portant le règlement de la Société. A la fin de l'Exposition on trouvait dans cette bibliothèque, un livre de M. le Dr Riant, secrétaire et membre du Conseil de la Société intitulé : le Matériel de secours aux blessés de la Société à l'Exposition de 1878, et dont le prix est de 4 francs.

Dans un coin, un brancard appuyé le long de la paroi; un autre brancard appuyé un peu plus loin. Aux parois étaient suspendus des cadres contenant : 1° un diplôme et une médaille décernés à la Société par le Comité des ambulances de la Presse française ; 2° un diplôme décerné par le Jury de l'Exposition universelle de Vienne; 3° des modèles de récompenses que la Société décerne : médaille d'or, médaille d'argent, diplôme et croix de bronze; 4° un diplôme avec médaille de bronze de l'Exposition de 1867. Sur un panneau, à côté de la bibliothèque, on trouvait : trois photographies de voitures d'ambulances; le dessin d'un train de rapatriement d'Allemagne en France, des soldats français blessés ou malades, train d'évacuation arrivant en gare de Lille; wagon-cuisine ; coupe du wagon-lit. De l'autre côté de la bibliothèque : une photographie représentant le matériel de secours aux blessés, réuni au Palais de l'Industrie, à l'occasion de la visite de L. L. M. M. l'Empereur et l'Impératrice du Brésil et de celles des Princes de la famille d'Orléans, en janvier 1872; deux photographies de voitures; un plan de l'ambulance de la Grande Gerbe ou hôpital baraqué que nous étudierons page 539. Sur un autre panneau : quatre photographies de voitures d'ambulance; un dessin représentant une voiture-cuisine, pan et coupé, et enfin le dessin d'un avant-projet d'une ambulance baraquée de 240 lits à établir à Bois-le-Roi, sur la lisière de la forêt de Fontainebleau. Plan de l'emplacement et des abords. Avant-projet dressé sur les indications de MM. Bureaud-Riofray, président du Comité sectionnaire de Moret-sur-Loing, maire de Bois-le-Roi, par Edgard Vinson, architecte de Paris, 1878. Vue, perspective, plan, échelle au $0^m,002$.

Cette *ambulance-baraquée* se compose d'un certain nombre de pavillons ou baraques disposés en demi-cercle et placés comme des rayons autour d'un espace central où se trouvent les services généraux et la salle d'opérations. Des passages bitumés couverts et fermés sur les côtés par des rideaux mobiles, permettent la communication entre les pavillons en mettant les blessés et le personnel à l'abri de la pluie et du froid, tout en laissant arriver l'air. Des baraques ou tentes d'isolement sont disposées entre les rayons et sur le prolongement de certains d'entre eux. Les services généraux sont réunis en avant de l'hôpital : au milieu, un vestibule; à droite, un bureau d'entrée, une salle pour les sœurs, une cuisine; à gauche, la pharmacie et la lingerie; un premier étage est destiné à l'habitation du personnel. Au centre, la salle d'opérations; à droite, à gauche et en arrière, des baraques largement espacées et séparées par des jardins. Tout à fait en arrière, un hangar pour les voitures destinées à faire le service de l'hôpital, à amener les blessés et à faire les évacuations. A droite et à gauche du hangar, un petit pavillon pouvant servir, l'un de salle des morts, l'autre de dépôt pour le linge sale.

Ambulance de la Grande-Gerbe. — La Société française de secours aux blessés militaires avait placé à l'Exposition de 1878, ses voitures d'ambulance sont un hangar auquel elle avait donné la forme et l'apparence d'un des pavillons de l'ambulance de la Grande-Gerbe et, comme nous le disons plus haut, elle avait placé, dans son ambulance de gare, un plan de cet hôpital baraqué. L'ambulance de la Grande Gerbe ou hôpital baraqué, pouvant contenir 200 lits, a été construite dans le parc de Saint-Cloud, par la Société française de secours aux blessés, pendant la guerre de 1870, sur les plans et indications du Dr baron Mundy. La Société a donné depuis à l'armée française cette ambulance qui a servi longtemps d'hôpital militaire aux troupes du camp de Villeneuve-l'Étang.

Cette ambulance se composait de 25 bâtiments isolés les uns des autres : 8 baraques à 25 lits chacune, soit 200 lits; 3 pour médecins; 1 chalet pour la direction et l'administration; 1 baraque pour les opérations; 1 pour la pharmacie; 1 pour les morts; 2 pour les infirmiers; 1 pour la cuisine; 2 réfectoires; 2 pour lingerie et magasin (effets et armes); 1 hangar pour le linge sale; 1 hangar pour le combustible; 1 écurie.

Tous ces pavillons largement ouverts, étaient construits en bois, placés à distance les uns des autres et avaient une orientation différente. Chaque pavillon était long de 30 mètres, large de 5 mètres, haut en avant de $4^m,10$ et en arrière de 3 mètres. La face postérieure était formée d'une cloison double en planches et percée de fenêtres de distance en distance. Chaque pignon ou face latérale était formé de même et percé d'une fenêtre. La face antérieure n'avait pas de paroi fixe. Elle ne présentait que des poteaux ou supports, destinés à recevoir des rideaux, abaissés la nuit et par le mauvais temps, relevés le jour et par le beau temps, de manière à laisser alors cette face de l'ambulance complètement ouverte.

Le mobilier de chaque baraque se composait de 25 lits de fer, de 2 armoires pour le linge et les médicaments, de tables, de tables de nuit, etc. Chaque pavillon avait en arrière et à distance deux cabinets d'aisance, construits en bois, avec siéges de chêne et système de désinfection par un mélange de terre préparée (système Moule). Les différents pavillons et annexes constituaient un hôpital baraqué, d'une valeur incontestable pendant l'été.

Nous citerons encore dans la section française, plusieurs modèles de constructions spéciales à ossatures en fer, système de M. Tollet.

Une tranche *d'ambulance mobile*. Ossature en fer et double enveloppe composée de planches de longueur égale, sans clouage ni assemblage. Double série de planches épaisses de $0^m,015$, placées à une intervalle de $0^m,085$. L'intervalle entre les fers était de $0^m,07$. L'extérieur était recouvert avec du papier goudronné.

Un autre modèle avec ossature en fer simple, chaque bande de fer était large de $0^m,55$. Double fermeture en planches; les planches intérieures étaient placées sur le T formé par les fers et les planches extérieures étaient maintenues par des plates-bandes en fer. L'épaisseur du toit était de 8 à 9 centimètres, et le sommet offrait un espace surélevé pour le passage de l'air. Le tout était recouvert de feutre goudronné.

Un autre modèle tout en planches, simples devant et derrière et doubles sur les côtés. L'ossature était en bois. Ce modèle était recouvert au moyen de planches imbriquées garnies de feutre goudronné.

Pays-Bas et Indes-néerlandaises. — Dans la section des Pays-Bas,on remarquait, dans la partie réservée aux Indes-néerlandaises, le *modèle en bois d'une baraque-hôpital* établie à Adjeh. Le modèle, placé sur un plan carré de $0^m,95$ et représentant une baraque, était large de $0^m,50$,long de $0^m,85$ et haut de $0^m,45$. La baraque est couverte par un toit à deux pentes, l'une en avant, l'autre en arrière. Ce toit est formé de planches recouvertes avec des plaques de zinc ondulé, longues de $0^m,20$ et larges de $0^m,10$. En dehors et partant de ce bâtiment, on trouve des avances en bois de $0^m,25$ de long qui supportent un toit en planches, auxquelles sont suspendus de grands rideaux en toile, tombant jusqu'à terre. L'intérieur de la baraque est divisé en deux parties. Dans la partie gauche, quatre hamacs sont fixés sur des barres en bois solidement maintenues sur des montants également en bois. Ces hamacs sont composés de deux bâtons parallèles maintenus en écartement par des traverses en bois, fixées au moyen de pitons, garnis d'une housse en toile et distants de $0^m,06$ du sol. Au-dessus des hamacs, une planche de $0^m,47$ de long sur $0^m,10$ de large et destinée à recevoir les objets des malades, est suspendue au plafond au moyen de fers. La partie droite, séparée de la première par une porte, renferme une salle pour le service.

Dans la même section, partie des Pays-Bas proprement dits, le comité de la Société de secours aux blessés d'Utrecht, placé sous la haute protection de S. A. Royale le prince Henri des Pays-Bas, exposait le *plan d'un hospice* (fondation Amalia) élevé d'après les plans et projets de M. E. G. Wentink, architecte. Vue générale et plan de l'hospice (plan central, bâtiment d'administration et de service, pavillon). D'après les dessins, cette construction paraissait être en bois. La fondation Amalia contient un institut ou école de garde-malades.

5° Hôpitaux.

Angleterre. — On cherche de plus en plus à circonscrire la contagion miasmatique par des mesures d'hygiène, tout en cherchant à procurer aux malades le plus grand soulagement et le plus grand bien-être possible. Pour le traitement des maladies contagieuses, M. Henry Greenway, M. R. C. S., de Plymouth, présentait, dans la section anglaise, des dessins et un petit modèle démontrant une *méthode de construction d'hôpitaux* tout à fait nouvelle et fort remarquable.

D'après cette méthode très-ingénieuse, on peut circonscrire le foyer contagieux en isolant le malade, tout en lui permettant, au moyen de compartiments spéciaux, de voir ses voisins, de s'entretenir avec eux et de recevoir les visites de ses parents et de ses amis sans crainte aucune de leur communiquer la maladie. Deux dessins étaient exposés.

1er DESSIN. — Section transversale d'un bâtiment à un étage prise au milieu de deux compartiments faits de verre ou de plaques de fer émaillées et de verre. Corridors à droite et à gauche. De chaque côté un tuyau d'entrée de ventilation pour conduire l'air au milieu des compartiments à travers des grilles qui s'élèvent à quelques centimètres du plancher, l'air entrant par leurs côtés, évitant un courant d'air contre le dessous du lit. Des ventilateurs d'entrée supplémentaires s'ouvrant au-dessous des portes des compartiments. Dans la cloison, des tuyaux pour de l'eau chaude ou de la vapeur. La chaleur émanant de ces tuyaux doit augmenter le courant et plus la chaleur est grande, plus le courant d'air est grand. Conduites d'eau chaude ou de vapeur pour chauffer les compartiments lorsqu'il est nécessaire. Sur les côtés, des fenêtres avec balcons.

2e DESSIN. — Portion de plan, montrant les planchers de deux compartiments et portions de corridors, en rapport avec le premier dessin. Compartiments, portions de corridors fermés par des portes s'il est nécessaire. Grilles dans le plancher pour admettre l'air au-dessous des lits; les couvercles de ces grilles dépassent leurs côtés de façon à diriger l'air horizontalement. Porte à coulisse qu'on ne doit employer que dans des cas spéciaux, fenêtres et balcons.

MODÈLE. — Ce modèle d'une section transversale d'un bâtiment à un étage, sur l'échelle de deux centimètres et demi à trente centimètres, représentait une paire de compartiments en verre et des portions de corridors ; chaque compartiment ne doit contenir qu'un lit. La subdivision des corridors au moyen de portes en verre, pour pouvoir isoler le malade plus complétement pourrait peut-être ne pas être requise. (Le nombre des compartiments dans une rangée ne doit pas dépasser dix paires). L'extérieur du modèle montrait une portion du toit et des murs des deux côtés contenant chacun une fenêtre. Les ouvertures extérieures des tubes à ventilation qui amènent l'air frais dans les compartiments se voyaient au-dessous et au-dessus des fenêtres et les extrémités des tuyaux de sortie pour laisser échapper l'air vicié, s'élevaient au-dessus du faîte du toit.

Cette méthode de construction consiste en un bâtiment solide qui en renferme un plus petit, les espaces entre les côtés et les extrémités des deux bâtiments forment deux corridors. Le bâtiment intérieur est fait de verre ou de plaques de fer émaillées et de verre, fixées dans une charpente en fer. Il est divisé longitudinalement par une cloison en deux parties égales; ces parties sont subdivisées par des cloisons transversales de manière à former une double rangée de compartiments; chacun de ceux-ci a une entrée sur son corridor. Chaque compartiment reçoit l'air frais d'une grille placée dans le plancher, au moyen d'un tube à air qui passe dessous et par un autre tube passant au-dessus de la porte. L'air vicié est enlevé au moyen d'un tuyau chauffé qui passe du sommet du toit intérieur incliné ou plafond à travers le toit extérieur. Un des tubes d'alimentation peut être fermé dans les temps froids s'il est nécessaire. Le bâtiment est chauffé par des conduites d'eau chaude ou de vapeur. Les offices sont placées à chaque bout du bâtiment et s'étendent de chaque côté, de telle façon que le contour du plan du terrain ressemble à la lettre I. Les chambres des gardes sont situées de manière que l'infirmier puisse voir les malades à travers l'une ou l'autre rangée de compartiments transparents.

Par ce plan de construction d'hôpital, chaque malade est entouré d'air qui n'est vicié ni par lui-même, ni par ses voisins malades, ni par le bâtiment, car les matériaux qui entrent dans la construction des compartiments, y compris les planchers sont non absorbants et la ventilation est constante et complète, même si l'air extérieur est parfaitement calme. Le malade est isolé, sans se sentir seul; il peut voir et causer avec son voisin à travers la cloison de verre. Il n'est pas non plus exposé aux courants d'air, comme dans les hôpitaux ordinaires où le degré de ventilation nécessaire à certains malades est nuisible aux autres. Enfin, grâce aux matériaux qui entrent dans sa construction, chaque compartiment peut être purifié par des lavages, avec la plus grande facilité, après le départ du malade.

Dans le cas de maladies qui ne nécessitent pas l'isolement, les malades peuvent être placés ensemble dans de vastes salles capables d'en recevoir vingt ou davantage. Cette méthode de construction permet aux parents et amis des malades atteints de maladies contagieuses, de leur rendre visite sans courir le risque de recevoir l'infection, puisqu'ils peuvent rester dans les corridors, voir les malades et causer avec eux à travers les parois de verre des compartiments. Les corridors placés tout autour de l'hôpital empêchent les compartiments d'être exposés aux extrêmes de température et ne permettent pas aux bruits extérieurs d'arriver aux malades et de leur nuire. Cette méthode de construction était une des plus remarquables de l'Exposition.

Autriche-Hongrie. — Dans la section austro-hongroise, le Comité de la diète du Royaume de Bohême exposait les plans de l'hospice de la Maternité de Prague et un album avec détails; des plans et dessins d'un hospice pour les aliénés de Dobrzun et un album avec détails. — L'établissement philantropique de bouillon et thé, à Vienne, première société de bienfaisance pour ces distributions, présentait des plans et des photographies de l'intérieur des maisons de vente, ainsi que des cartons dans lesquels se trouvaient le but et les statuts de l'œuvre. — La municipalité de Vienne exposait des plans des hospices de la ville.

États-Unis. — M. le Dr Thomas W. Evans présentait, dans la section des Etats-Unis, un plan en relief de l'hôpital général de Philadelphie, pour 3,500 malades, établi de manière à ce qu'on puisse apprécier jusqu'aux moindres détails de l'administration. Ce vaste établissement (fig. 36) se composait de 51 pavillons en bois, contenant chacun 60 lits, disposés autour d'un vaste espace quadrilatéral, communiquant tous ensemble par la partie centrale, et assez espacés entre eux pour que l'accès en soit facile également de tous côtés. Les excellentes conditions dans lesquelles on avait établi cet hôpital méritaient d'autant plus d'attirer l'attention, qu'il n'avait été construit avec tant de soin qu'à titre provisoire, puisqu'il fut détruit après la guerre d'Amérique.

Le Dr Evans exposait encore un autre plan en relief d'une partie du même hôpital et un modèle de pavillon. Le pavillon représenté par ce modèle (fig. 37), est terminé à chaque extrémité par une salle qui dépasse de $0^m,17$ sur un côté. Une de ces salles sert pour les bains et l'autre pour les gens de service. La longueur totale du modèle est de $0^m,72$ et sa largeur, sans les salles annexes, est de $0^m,28$. Il est muni de 15 fenêtres de chaque côté, sans compter les fenêtres des salles annexes; ces fenêtres garnies de vitres s'ouvrent de bas en haut en glissant dans des coulisses. A l'intérieur, au milieu, un espace vide et dans toute la longueur, de chaque côté, entre les fenêtres, des lits en fer garnis et des chaises. Le toit est surélevé pour la ventilation et dépasse en outre de chaque côté d'environ $0^m,03$. Le plancher en briques est en surélévation et laisse, entre lui et le sol, un assez grand espace vide. Au centre de ce pavillon se trouvent des appareils pour le chauffage, l'éclairage et la ventilation qui est établie avec un soin tout particulier. Le pavillon est assez vaste pour assurer à tout malade plus

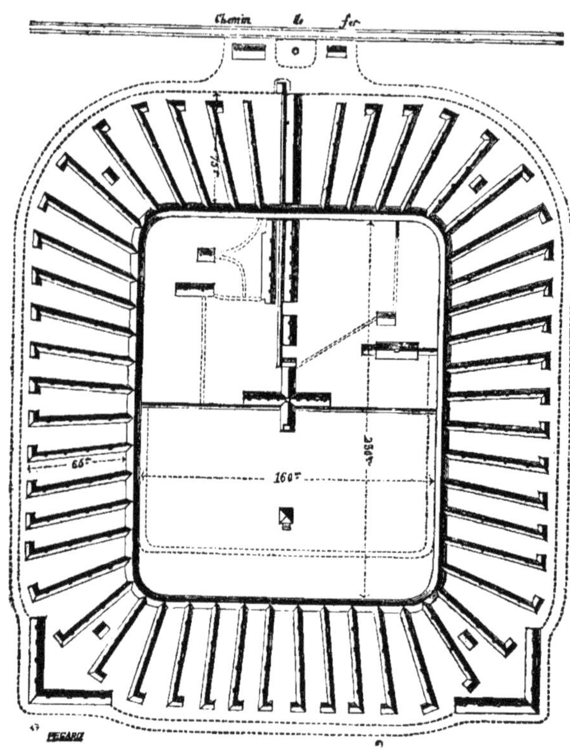

Fig. 36. — Plan en relief de l'hospice général de Philadelphie (États-Unis).

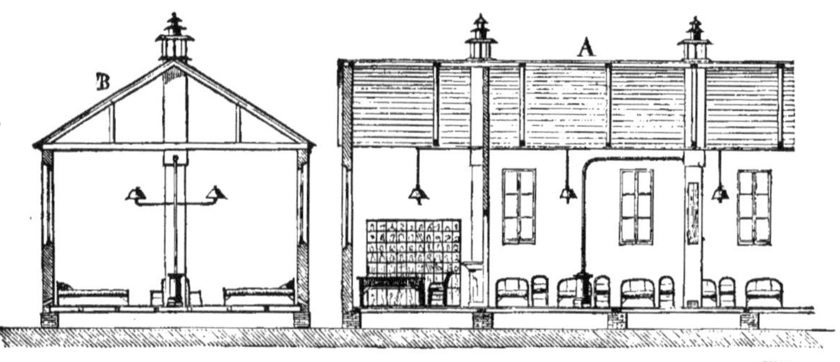

Fig. 37. — Pavillon du même hôpital : A, coupe longitudinale ; B, coupe transversale.

de 27 mètres cubes d'air. Un faux toit placé au-dessus de l'arête supérieure active la ventilation pendant l'été, et en hiver, quand les interstices du toit sont fermés, l'air est renouvelé par des cheminées d'appel. Chacun des quatre poêles qui chauffent la salle est muni, à sa base, d'une ouverture pour donner accès à l'air pur, ouverture que l'on peut fermer à volonté. Une cheminée, recouverte de tôle et assez large, descend à travers la charpente jusqu'à une assez grande distance au-dessus du poêle et reçoit le tuyau qui donne passage à la fumée et à l'air vicié.

France. — Dans la section française on remarquait le plan d'un hôpital sans étages à pavillons ogivaux isolés, disposé pour recevoir 120 lits du système Tollet (1), et du même, un modèle à $1/_{10}$ d'un pavillon d'hôpital avec salles annexes. Les constructions de M. Tollet, faciles à établir, seraient d'un prix peu élevé. C'est à peine si nous osons citer ces plans et les suivants, car que peut apprendre cette sèche nomenclature à nos lecteurs, puisqu' il nous est impossible de leur en donner la reproduction. Aussi ne nous arrêtons-nous généralement qu'aux objets qu'il nous a été donné d'étudier plus complétement, passons-nous sous silence une assez grande partie des notes prises par nous et négligeons-nous forcément de parler de bien des choses certainement intéressantes à signaler, mais qui ne peuvent être rendues compréhensibles qu'avec l'aide du crayon. C'est ainsi que nous avons remarqué un plan et une vue générale de l'asile d'aliénés élevé à Bron (Rhône) d'après les indications du Dr Constans, par M. Louvier, architecte du département. L'asile est entouré de grands terrains cultivés; il est situé dans une plaine fertile. Au centre on voit s'élever de grands bâtiments à deux étages, entourés de pavillons de différentes dimensions et de parties complétement isolées; cependant presque tout est relié par des corridors couverts.

Un modèle de l'asile d'aliénés de Montdevergue (Vaucluse). Pavillons isolés, entourés de jardins. Chaque pavillon a deux salles contenant douze lits.

Quatre photographies et un plan de la Maison Évangélique de refuge, de Nîmes (Gard); un plan d'ensemble de l'asile public d'aliénés de Bassens par Chambéry (Savoie), un plan et coupe de la salle de bains du même asile; une vue générale de l'asile départemental d'aliénés du Cher, des façades et coupes du même asile ainsi que le plan du premier étage et plus loin encore le plan du rez-de-chaussée dudit asile. Enfin, un type proposé pour hôpital communal par M. Lavezzari, architecte à Berck-sur-mer (Pas-de-Calais), dont nous ne parlons pas pour la raison indiquée ci-dessus. Tous ces plans et modèles se trouvaient dans la tente à trois pavillons dressée sur les indications du professeur Léon Le Fort qui, comme nous l'avons déjà dit et comme nous le verrons encore plus loin, constituait, par la variété des objets exposés, un véritable musée d'ustensiles pour les hôpitaux et ambulances de terre et de mer.

Derrière cette tente, M. Tollet avait placé encore différentes constructions spéciales à ossatures en fer, démontrant son système. Un modèle de pavillon, charpente en fer et construction en briques, dans lequel on trouvait un grand nombre de dessins, de projets et de modèles de constructions d'après ce système. La seule chose remarquable dans ce pavillon était la couverture composée de tuiles faites par M. Perrusson de Saône-et-Loire. Les tuiles s'enchevêtrent bien, de manière que les fentes de jonction aboutissent sur des tuiles placées au-dessous. Dans les côtés, ces tuiles s'agrafent les unes dans les autres. Les angles de la couverture sont doublés par une gouttière en zinc.

Une coupe, tranche d'une ambulance mobile construite en panneaux aéri-

(1) Voir page 540 et tome IV, page 313.

fères, système de M. Hugedé. Ces panneaux, à circulation d'air, moulage facile et rapide, n'exigeant ni cuisson, ni appareils, ni ouvriers spéciaux, sont recommandés par l'inventeur pour les soubassements des baraques d'ambulance, pour l'assainissement du sol et les parties construites des hôpitaux provisoires. A titre d'essai et de modèle, un trumeau de la baraque exposée par la Société française de secours aux blessés militaires, dont M. Hugedé est membre fondateur, avait été construit en panneaux aérifères avec prise d'air extérieure. La coupe, tranche d'ambulance mobile, dont nous parlons ici, était pourvue de deux enveloppes, un mur intérieur en briques creuses et un mur extérieur en pierres ou plâtre également creux.

Dans le pavillon de l'Algérie on remarquait un modèle de l'hôpital civil d'Oran, système de pavillons isolés entourés de jardins; quatorze pavillons.

Il nous est encore impossible de passer sous silence la magnifique exposition de la Ville de Paris, qui avait accumulé tant de richesses dans son superbe pavillon. Au point de vue de l'hygiène, nous avons remarqué : un matériel de secours pour les asphyxiés et les blessés, des appareils pour le traitement des aliénés, des tableaux, méthodes et appareils pour le traitement des enfants idiots et arriérés, un grand nombre de rapports et documents relatifs aux travaux du Conseil d'hygiène et de salubrité, tout le matériel d'un hôpital pour adultes, le matériel complet des hospices et enfin de nombreux plans d'hôpitaux.

Parmi ces derniers nous citerons le modèle de l'hôpital de Ménilmontant récemment construit et dans lequel on a appliqué pour la première fois à Paris, dans un hôpital ordinaire, le système d'isolement des malades atteints d'affections contagieuses. On a ménagé en effet, dans cet hôpital, un pavillon isolé contenant trente lits. Quand on considère tous les inconvénients et les dangers qu'il y a de confondre, dans les hôpitaux, tous les malades atteints de maladies contagieuses ou non, on est heureux de voir la France chercher enfin à appliquer le système d'isolement pour les malades pouvant propoger leur infection et adopter un système pratiqué depuis plus d'un siècle dans les autres pays et qui répond à un des plus grands besoins de l'hygiène hospitalière.

Le modèle d'un pavillon d'isolement de l'hospice de la Maternité de Paris. Ce pavillon construit d'après les données du docteur Tarnier, se compose d'un rez-de-chaussée et d'un étage. Le rez-de-chaussée et le premier contiennent chacun quatre chambres munies d'ouvertures donnant sur un espace libre. Au centre, se trouve un cabinet pour les gardes pourvu de croisées vitrées, afin qu'on puisse voir et surveiller dans chacune des pièces. Les chambres ont un parquet bitumé, les murs, aux coins arrondis et en pierres, sont enduits d'une couche de vernis. Tout y est organisé pour pouvoir entretenir la plus grande propreté au moyen de lavages. L'ameublement est en fer.

Ce pavillon suffit pour recevoir deux cents à deux cent cinquante femmes en couches par années; après le départ de chaque femme, non-seulement les murs sont lavés et brossés et le linge purifié, mais encore l'ameublement, même celui en fer, est complétement nettoyé et exposé à la chaleur pour que toutes les substances affectantes qui pourraient encore y adhérer soient entièrement détruites. Depuis son installation, il a donné les résultats les plus favorables. La mortalité n'a été que de 2 %, et on espère arriver à 1 %.

III. — Ressources médico-chirurgicales. — Transport du matériel.

Les ressources matérielles nécessaires au service des malades et des blessés sont : d'une part, les objets de pansement, les médicaments, les instruments de chirurgie, les ustensiles et objets mobiliers ; de l'autre,les moyens du transport du matériel. Pour le service du champ de bataille et des ambulances, les ressources matérielles sont réunies dans des coffres ou sacs dits cantines, sacs et sacoches d'ambulance, ou dans des fourgons dits caissons. Dans ce chapitre, nous étudierons successivement les objets de pansements, les instruments, les appareils à fractures, les appareils de prothèse et nous finirons par la description des cantines et caissons destinés au transport de tous ces objets. Il est bon de signaler le soin, l'intelligence qui distinguent la branche de l'industrie si complexe qui s'occupe des appareils et instruments qui viennent si puissamment en aide au médecin et au chirurgien et nous verrons quel perfectionnement a été apporté au matériel spécial de la médecine et de la chirurgie militaire, aux pansements, aux appareils à fractures, etc., qu'on a cherché à rendre aussi légers, aussi peu volumineux, aussi facilement transportables que possible.

1° Objets de pansement.

Avant de parler des objets de pansement présentés à l'Exposition, nous ne saurions trop insister sur le pansement par le coton qui nous a toujours paru et nous paraît toujours le meilleur.

Dès 1839, nous signalions déjà l'insuffisance de la charpie et du sparadrap presque exclusivement employés dans les pansements et nous constations les inconvénients résultant de leur usage. L'expérience, nous a montré combien nous avions raison. Nous avons de plus en plus reconnu le côté défectueux de ce mode de pansement et aujourd'hui comme alors nous sommes convaincus que la charpie et le sparadrap sont remplacés avec avantage par le coton, si facile à se procurer et que la nature nous fournit dans un état de pureté parfaite.

Une expérience de plus de 30 années pendant lesquelles nous avons employé le coton sans interruption nous permet d'affirmer qu'il joint, à tous les avantages que l'on attend de la charpie, une valeur propre des plus grandes. Le coton est à la fois un moyen de pansement et un excellent topique. Les nombreuses observations que nous possédons à ce sujet montrent en effet combien son usage accélère la cicatrisation des plaies de toute nature sur lesquelles on l'applique.

D'un autre côté, si l'on considère qu'elle économie l'usage général du coton réaliserait dans les hôpitaux et dans les ambulances, de quelle utilité serait en campagne un agent qu'on ne serait pas exposé à voir manquer, on n'hésitera pas à le substituer à des agents qu'il remplace d'ailleurs si avantageusement à tous les autres points de vue.

Avant de terminer, nous dirons que la méthode que nous employons se distingue surtout de celle qui est généralement suivie, en ce que nous faisons l'application directe et immédiate de ce topique. Une première couche de coton s'applique sur les parties malades aussi exactement qu'un appareil plâtré ; on lui donne une étendue et une épaisseur variables suivant l'indication. Sur cette couche de coton, on en étend une seconde, qu'on peut imprégner d'huile pure ; puis enfin une troisième mince et sèche. Ces sortes de pansements n'ont souvent besoin d'être levés et renouvelés qu'une fois.

Nous allons maintenant, toujours en suivant l'ordre alphabétique des pays, passer en revue les différents objets de pansement présentés à l'Exposition.

Angleterre. — Dans la section anglaise, MM. Robinson et Sons ont exposé différents *objets de pansement*, entre autres : de la ouate tissée pour bandages et de la gaze tissée en coton ; différentes espèces de charpies ; de la charpie de coton pur, des bandeaux roulés.

C'est la première fois, dans une Exposition, que l'on remarquait de la charpie-coton. De tout temps cependant, les Anglais avaient l'habitude de fabriquer de la charpie tissée en coton et il est étonnant que cette pratique si raisonnable ait pu passer si longtemps inapperçue par la chirurgie continentale qui s'obstinait à se servir de charpie de chanvre ou de laine.

France. — Dans la section française, M. Sadon a présenté également différents *objets de pansement* et notamment un tissu charpie pluché, charpie toison de chanvre en bandes de différentes longueurs et des cartouches de premier pansement.

Chaque cartouche longue de $0^m,09$ et d'un diamètre de $0^m,03$, est composée de la manière suivante. Dans un rouleau de papier sur lequel est écrite la description du pansement rapide, tissu-charpie-Sadon, se trouve une bande de toile de 2 mètres de long environ et de $0^m,06$ de large. Cette bande porte, vers une de ses extrémités, un plumasseau de charpie faisant corps avec la bande et tissé avec elle. Les brins de charpie ont la longueur et les caractères de notre charpie ordinaire. Au plumasseau de charpie fait suite un linge fenêtré. A côté de cette bande, un petit paquet renferme une compresse hémostatique préparée dans la solution normale du perchlorure de fer et enveloppée dans de la baudruche en gutta-percha. Le tout est roulé et maintenu par une épingle.

M. Arrault a exposé un pansement de poche et un sac de premier pansement.

M. le Dr Tourainne, médecin-major de l'armée, a présenté du *coton hydrophile* cardé et non cardé destiné à remplacer la charpie. Le coton hydrophile du Dr Tourainne date de 1855, époque où ce médecin faisait ses premières expériences dans les hôpitaux de Constantinople, pendant la guerre de Crimée. M. Tourainne prépare le coton hydrophile en soumettant au lessivage le coton livré par le commerce. Si on emploie la lessive de cendres, il ne faut pas se contenter d'un seul lavage, mais en faire successivement deux ou trois après avoir laissé sécher le coton sans le tordre ni le presser. Ce mode de préparation demande un certain temps. Pour obtenir une préparation plus rapide, M. Tourainne lessive le coton dans une solution de soude du commerce à 25 ou 30 %. Après avoir été immergé dans cette solution pendant environ une heure, le coton est lavé à grande eau puis on le laisse sécher, toujours en ayant soin de ne pas le tasser ni le comprimer.

La Société française de secours aux blessés militaires a placé dans ses vitrines plusieurs spécimens d'objets de pansement.

Une *bande hémostatique* de M. Houzé de l'Aulnoit. D'après ce docteur, la bande réglementée en caoutchouc est destinée à permettre à toute personne étrangère à l'art de guérir, d'arrêter une hémorrhagie des membres, sans exposer les blessés aux accidents d'une trop forte constriction. Elle fait partie du matériel des boîtes de secours de l'armée et des chemins de fer en Belgique. L'Allemagne vient d'en doter ses caisses de secours. Elle a été mise en pratique en Turquie, pendant la dernière guerre d'Orient et les chirurgiens russes qui l'ont appréciée à l'exposition d'hygiène et de sauvetage de Bruxelles, ont vulgarisé ce petit appareil dans leur pays.

Un *serre-bandes* de M. Maire (fig. 38). Ce petit appareil a la forme d'une boucle dont l'aiguille est remplacée par un axe d'enroulement pour la bande. Cet axe tourne à frottement doux dans deux supports placés à ses extrémités et relevés à angle droit sur le cadre de l'appareil. Un bouton qu'on prend entre les doigts permet le mouvement d'enroulement et un rochet muni d'un cliquet à ressort monté à vis sur le côté du support, en assure l'arrêt. L'axe d'enroulement est

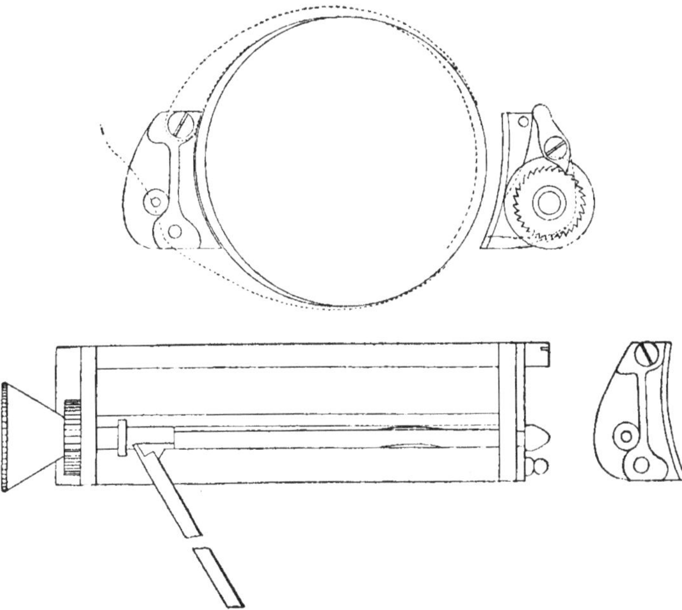

Fig. 38. — Serre-bandes de M. Maire (France.)

fendu diamétralement dans presque toute sa longueur, la partie mobile fait charnière et permet, quand on la rabat, de pincer le bout de la bande. Ce même axe, outre son mouvement de rotation, se meut encore dans le sens de la longueur, afin de pouvoir engager, quand on le ferme, et dégager, quand on l'ouvre, son extrémité dans le trou du support qui l'assujettit définitivement et fixe le bout de la bande. Un ressort monté à vis sur le côté du support pénètre dans une gorge pratiquée à l'extrémité de l'axe et forme verrou d'arrêt dans le sens longitudinal. En appuyant sur son extrémité terminée de manière à limiter son action, on le dégage de la gorge, l'axe glisse alors sur lui-même jusqu'à son embase, bute sur le support d'où l'on peut de nouveau ramener le serre-bande à sa position primitive. Pendant le mouvement de glissement, le rochet ne doit pas se dégager de son cliquet; ce dégagement ne peut se faire qu'en appuyant un peu sur l'extrémité de ce cliquet qui fait ressort et dans le cas seulement où l'on veut desserrer la bande de pansement. Pour se servir du serre-bande, le pansement doit être fait, la bande doit être enroulée sur le membre. On passe alors le bout libre de cette bande dans l'ouverture de la boucle, on la rabat en la faisant passer sur une des branches du cadre et on la fait revenir en sens contraire, en faisant ainsi le tour du membre, jusqu'à ce que son extrémité atteigne l'axe d'enroulement. On ouvre celui-ci, on passe la bande entre ses deux branches et on la pince en le fermant. On tourne alors le bouton dans le sens que permet le rochet afin de serrer la bande et l'encliquetage la maintient au point où l'on veut. L'encliquetage relevé, le déserrement se fait tout seul. Cet appareil a donc pour but de serrer ou de déserrer, à volonté, les bandes destinées aux pansements en supprimant les épingles et les boucles. Sa plus grande utilité est de permettre au malade de serrer ou de déserrer lui-même, avec une seule main, son bandage suivant qu'il en éprouve le besoin.

La même Société présentait également plusieurs spécimens des *objets de pansement* de M. Sadon, membre fondateur de la Société. 4 pansements rapides, charpie longue ; quatre pansements rapides, charpie courte ; une pièce de charpie nº 1 préparée à l'acide salicylique (formule Esmark) ; une pièce de charpie nº 2 préparée à l'acide salicylique (formule Esmark) ; une pièce de charpie nº 1 ordinaire ; une pièce, charpie extra ; une pièce, charpie nº 1 goudronnée ; deux échantillons de draps fanons Sadon ; un sac fait instantanément en coupant une gaîne de drap fanon Sadon et en le retournant.

Une *ceinture d'infirmier* de M. Duros, en toile et flanelle. Cette ceinture prend un large point d'appui sur les épaules et présente, à sa partie inférieure qui forme tablier, trois petites poches pour linge fenêtré, bandes, charpie, etc. Elle forme un véritable nécessaire de pansement que l'infirmier porte sur lui.

Des modèles de *chemises pour blessés ou malades* de M. Léger. Ces chemises, ouvertes sur les côtés, et à manches également ouvertes jusqu'au poignet, présentent l'avantage de pouvoir être passées ou enlevées sans déranger le blessé. Les pansements peuvent être faits, sans que l'on soit obligé d'enlever la chemise ou de découvrir le malade.

Des *bas élastiques* sans couture, de M. Jolifié. D'après l'inventeur, ces bas en tissu souple, élastique (coton ou soie) sans couture, permettent d'obtenir une pression partielle là où il est nécessaire.

Enfin, on trouvait encore, dans la section française des *objets de pansement*, charpie et linge, de M. Durand-Gonon de Saint-Brieuc.

Pays-Bas. — Dans une vitrine placée dans la section des Pays-Bas, Mme Vve Snyders, d'Amsterdam exposait différents *objets de pansement* : du drap de toile, des compresses de toile, etc., etc. Très-belle exposition ; les produits sont fabriqués avec beaucoup de soin.

Russie. — Dans la section Russe, M. Solomka, présentait des *cartouches de pansement* pour le soldat. Chaque cartouche forme un paquet de 0m,13 de long et de 0m,03 de large. Elle se compose d'une toile cirée entourée d'un caoutchouc, renfermant : une petite serviette triangulaire en coton, une bande en toile avec des épingles, de la ouate jaunie par du perchlorure de fer et enveloppée dans une gaze en coton entourée d'un papier ciré. Dans un autre papier, également ciré, se trouve une autre gaze en coton qui enveloppe de la ouate incolore ayant l'odeur du phénol. La cartouche contient en outre une petite feuille de papier portant l'indication du mode de pansement, d'un côté en russe et de l'autre en français. Voici l'indication française : Premier aide par soi-même en temps de guerre ; pansement sur le champ de bataille. Application du bandage : on met d'abord sur la blessure le coussinet de ouate arrêtant le sang (jaune), au-dessus, le coussinet de ouate carbolisée (blanc), et on les attache avec le fichu ou le bandage selon la facilité ou la commodité. Si la blessure est transpercée, on met un coussinet de chaque côté.

On remarquait à côté trois autres trousses de différentes formes et de différentes grandeurs. Une de ces trousses ou cartouche de premier pansement, beaucoup plus grande que les précédentes, est en cuir et porte à sa surface la croix rouge. Elle contient une serviette triangulaire sur laquelle on trouve écrit en allemand: Pansement d'après le professeur Esmarck et des dessins représentant les pansements différents, pour l'œil, le bras, les jambes, la tête. La serviette renferme des épingles, des bandelettes, une bande en caoutchouc, la nomenclature en russe des objets contenus, une feuille de papier parcheminé pour faire un cataplasme; ce petit sac est muni d'une petite bandelette qui sert à le maintenir. La cartouche contient encore du carton et une gaze. — Une autre trousse semblable; une troisième beaucoup plus grande, en toile, contenant beaucoup plus d'objets et destinée au médecin.

M. Semenof de Moscou a présenté des paquets portant la croix rouge à leur surface. Ce sont: des paquets de gaze antiseptique, des paquets de coton salicylique, des paquets de coton hygroscopique, des paquets de coton carbolisé, des paquets de coton hémostatique.

L'application des préparations de ouate pour les pansements, des ouates combinées avec différents médicaments, est toute nouvelle; elle ne remonte qu'à quelques années seulement et cependant on la rencontre aujourd'hui dans toutes les ambulances.

Les ouates hémostatiques préparées, aux acides, benzoïque, salicylique, etc. ont perdu leur qualité de surnager sur l'eau. En effet, avant d'imprégner la ouate d'un acide quelconque et pour qu'elle s'en imprègne, il faut chasser l'air qui se trouve dans ses fibrilles en pétrissant cette ouate sous l'eau jusqu'à ce qu'elle reste au fond, c'est alors seulement qu'elle prend la qualité de pouvoir se combiner avec un acide.

M. Martens de Saint-Pétersbourg a exposé un grand nombre de flacons contenant des ouates hémostatiques préparées aux acides: benzoïque, salicylique, borique, carbolique, thymotique, ouate goudronnée, ouate iodée, ouate ordinaire, papier vernis, papier parafiné, toile chirurgicale, charpie de coton. — 2 flacons extrait de kloukva, 1 flacon extrait de café sucré, siropeux, 1 flacon de café liquide.

Suisse. — Dans la section Suisse, la fabrique internationale d'objets de pansement de Schaffouse, dirigée par M. Ch. Baeschlin, avait exposé, dans une vitrine, toutes espèces *d'objets de pansement.* Diverses étoffes en laine et en coton, les unes serrées, les autres moëlleuses. Des compresses, du linge, des bandes, des tampons de charpie, cotons, caoutchouc, charpie en tous genres, charpie chimique pure, charpie imprégnée de matières antiseptiques.

Des objets de pansement antiseptique, aux acides: phénique, salycilique, benzoïque, boracique ou thymol, au perchlorure de fer. Gaze phéniquée et Catgut de Lister.

Avant de quitter les objets de pansement présentés à l'Exposition, nous décrirons les *cartouches de pansement* que nous avons distribuées aux combattants pendant la guerre de 1870-1871 et dans lesquelles nous avions remplacé la charpie par le coton.

Chaque cartouche d'une longueur de $0^m,10$ et d'un diamètre de $0^m,05$ se compose tout simplement d'un petit sac en cuir renfermant un petit flacon rempli d'huile d'olive, entouré de ouate et de papier gommé; le tout maintenu par une bande de toile de $0^m,03$ de large et de $2^m,20$ de longueur, attachée avec quelques épingles.

Dans chacune de ces cartouches que nous avons distribuées par milliers, on avait placé, en outre, l'indication imprimée du mode de pansement. Voici cette indication : Enduire la plaie avec l'huile, la couvrir avec un peu de ouate, appliquer dessus du papier gommé mouillé avec de la salive, maintenir le tout avec le ruban légèrement serré. Nous pouvons affirmer que ces cartouches si simples et si légères ont rendu de très grands services.

Comme pansement nous citerons encore la méthode plâtrée que le lecteur trouvera un peu plus loin.

2° Instruments et Appareils.

Dans ce paragraphe, nous étudierons les différents instruments, boites de chirurgie, appareils à fractures, attelles, gouttières, bandages et autres appareils présentés à l'Exposition et nous terminerons par la description des appareils de prothèse. Nous suivrons, comme toujours, l'ordre alphabétique des pays. Nous ne parlerons que des instruments présentés dans la partie réservée aux ambulances, et nullement de toutes les magnifiques collections que l'industrie a exposées en dehors de cette partie.

1° Instruments.

France. — Dans la section Française, M. Collin avait exposé une *boîte pour opérations générales* et un grand nombre d'instruments.

Le Ministère de la Marine présentait un *pnéomètre* du docteur J. Maréchal destiné à mesurer la force inspiratrice et expiratrice des poumons, des instruments hémostatiques, etc.

Dans les vitrines du Ministère de la Guerre, on remarquait : un nouvel arsenal chirurgical, des instruments pour les voies urinaires, des bougies Rondeau frères, une boîte pour les opérations de l'œil, une boîte pour les opérations de la vision, des verres d'essai, une boîte pour les paupières et les voies lacrymales, un ophthalmoscope, une boite pour les opérations de l'oreille, un explorateur électrique, des instruments pour opérations diverses, une boîte complémentaire, une boîte de chirurgie générale, des couteaux et des bistouris, des instruments de dissection, des instruments pour l'histologie, etc., etc.

Dans sa salle d'opérations, la Société Française de secours aux blessés avait placé un grand nombre d'instruments. Nous citerons les types suivants adoptés son comité médical.

Une *boîte de chirurgie d'ambulance*, fabricants MM. Aubry, Collin, Favre et Mathieu. Cette boîte longue de $0^m,50$, large de $0^m,25$ et haute de $0^m,14$ pèse complète 11 kilog 450. Pour le transport en campagne, on l'enferme dans une housse enveloppe, dont le poids est de 2 kil. 500.

Le corps de la boîte contient : 24 pinces hémostatiques, 1 scie à chaine, 1 sonde de Blandin, 1 long serre-nœuds, 1 pince à esquilles, 1 pince porte-aiguille, 1 trocart à drainage, 2 écarteurs en S, 1 manche et 1 boîte à cautères, 2 cautères, 1 flacon de chloroforme (étui en métal), 1 appareil d'Esmarck, 1 tourniquet à vis, 1 détache-tendon du docteur Olier, 1 tire-fond à anneaux, 1 seringue n° 3 en maillechort, une canule fine en gomme, 1 brosse pour tréphine, 2 douzaines de serres fines, 6 pinces serres fortes, 1 stylet de Nelaton, 1 sonde de poitrine, 1 stylet explorateur, 12 aiguilles à suture, 3 mètres de tubes à drainage, 2 sondes en gomme, 2 sondes en caoutchouc, 1 crochet de Graefe, 300 épingles, 8 paquets de fil d'argent, cire, fil à suture et à ligature, fil de fer pour serre-nœuds, pierre à repasser, 1 étui pour sonde.

Deux plateaux contiennent en outre, le premier : 1 forte pince à dissection,

1 paire de forts ciseaux, 1 davier courbe, 1 clef de Garengeot avec crochets, 1 pince à torsion, 1 pince à ligature profonde, 1 forte cisaille de Liston, 1 forte cisaille coudée, 1 davier de Farabœuf, 1 forte sonde cannelée, 1 scie avec 4 feuillets, 1 seringue de Pravaz dans son étui, 1 pince tire-balles, 1 aiguille de Chassaignac, une canule à trachéotomie, 1 dilatateur à deux branches, 1 sonde (homme et femme) en argent.

Le deuxième : 4 couteaux d'amputations variés de longueur, 1 bistouri à dos fort, 3 bistouris droits assortis, 1 tenaculum, 1 aiguille de Cooper, 1 rugine courbe, 1 spatule à manche, 1 paire de ciseaux burins, 1 gouge, 1 tréphine, 1 maillet en plomb, 1 aiguille à suture à manche.

Deux bassins sont encore appliqués sur les deux extrémités de la boîte

Une *trousse de chirurgie* de M. Favre. Cette trousse, longue de 0m,15, large de 0m,08, épaisse de 0m,03, pèse 285 grammes.

Elle contient : 1 bistouri droit, 1 bistouri boutonné, 1 tenaculum, 1 rasoir, 2 paires de ciseaux droits et courbes, 1 pince à pansement à tenon et à crémaillère, 1 pince à torsion, 1 spatule, 1 sonde cannelée, 1 stylet aiguillé en acier, 1 porte-mèche en acier, 1 stylet cannelé en argent, 1 sonde (homme et femme) en argent, 1 porte-nitrate, 3 lancettes, 4 aiguilles, 1 paquet de fil d'argent, 1 plaque porte-fil, 50 épingles, 1 trousse (maroquin, intérieur en velours).

Une *trousse d'infirmerie* de M. Favre. Cette trousse contient : 1 rasoir, 1 spatule, 1 paire de ciseaux et 1 pince à pansement.

M. Favre a encore placé dans la vitrine de la salle d'opérations de la Société, française :

Une boîte à opérations sur les dents, une boîte de sondes et de bougies, une boîte de couteaux de réserve, une boîte de cautères, 1 boîte de sondes de Mayor.

2° *Appareils à fractures.*

Les appareils pour les fractures par armes à feu peuvent être divisés en appareils irréguliers et provisoires et en appareils réguliers et définitifs ; mais il ne faut pas confondre les appareils provisoires dont nous parlons avec les appareils ainsi nommés dans les traités de pathologie. Les appareils provisoires appliqués sur les champs de bataille n'ont d'autre but que de permettre de relever et de transporter les blessés atteints de fractures, avec le plus de ménagements possible. Lorsque les blessés sont arrivés aux ambulances ou aux hôpitaux, ces appareils sont enlevés et remplacés en totalité ou en partie par des appareils définitifs. Les appareils provisoires peuvent être construits avec les ressources contenues dans les sacs, sacoches, cantines d'ambulances, mais, quand ces ressources sont épuisées, il faut chercher à les remplacer par d'autres éléments propres à cet usage. On peut prendre certaines pièces de l'armement et de l'équipement des blessés, les planchettes des havre-sacs, les fourreaux de sabres, les armes elles-mêmes, les bâtons de tentes-abris, que l'on transforme en attelle et que l'on assujettit avec les courroies dont tout soldat est porteur. On peut encore prendre des morceaux de planches, de caisses, des branches d'arbres, des roseaux, des joncs, de la paille même, pour tenir lieu d'attelles ou de fanons, que l'on maintient avec une corde, le mouchoir ou la cravate du blessé. On peut garnir ces appareils provisoires avec du linge, du foin, de l'herbe, de la mousse et exercer ainsi sur le membre une contention inoffensive. Il est bien évident que les appareils provisoires dont nous parlons ici sont d'une grande imperfection, mais il ne faut pas perdre de vue qu'ils ne sont appliqués que sur le champ de bataille, lorsque tous les autres font absolument défaut et qu'ils doivent être remplacés dès que le blessé est arrivé à l'ambulance ou à l'hôpital.

Les appareils modelés, les gouttières métalliques, les bandages plâtrés que l'on cherche toujours à perfectionner de plus en plus afin d'immobiliser la fracture pour permettre de transporter le blessé sans danger, doivent remplir les conditions suivantes : Contention exacte, application rapide et facile, légèreté, modicité de prix ; il faut en outre qu'ils puissent entrer facilement et en grand nombre dans les sacs, sacoches et cantines d'ambulance.

Avant de commencer notre description des appareils à fractures présentés à l'exposition, nous dirons que les bandages plâtrés paraissent avoir rendu de grands services aux chirurgiens allemands pendant la guerre de 1870-1871, mais que les chirurgiens français préfèrent généralement pour le transport du champ de bataille à l'ambulance, les appareils modelés, en carton, préparés et moulés à l'avance d'après la forme des membres sur lesquels ils doivent être appliqués, les appareils modelés en toile métallique, les appareils à attelles, à fanons, etc.

Angleterre. — Dans la section Anglaise, M. le major Porter exposait diverses *attelles en fil de fer* garnies de différentes façons, plâtrées et non plâtrées.

Autriche-Hongrie. — Dans la section austro-hongroise, M. Adolphe Zigmondi, médecin en chef de l'hôpital de Vienne, avait placé dans une vitrine des *bandages de sacs de plâtre* pour les bras, les jambes, la tête, etc. — Un sac garni de plâtre pulvérisé de $0^m,005$ d'épaisseur. Cette couche fournirait une attelle de la même épaisseur ($0^m,005$). — Une attelle de repos pour la face palmaire de la main, $0^m,0035$ d'épaisseur. — Un sac non rempli pour un corset plâtré appliqué aux fractures des côtes. On n'en roidit ordinairement que les côtés couvrant la partie malade. — Une botte plâtrée de $0^m,006$ d'épaisseur, complétée plus tard par une attelle percée, servant de couvercle, épaisseur 0^m005 déterminée à l'avance.

Ces sacs sont en flanelle ; dans l'intérieur ils portent une cloison en toile légère, de manière que chaque sac est formé en réalité de deux poches. On choisit ces sacs selon l'usage auquel on les destine. On met du plâtre pulvérisé en petite épaisseur ($0^m,005$ environ), on l'étend également, on saisit ensuite le sac par les deux extrémités, on le plonge légèrement dans l'eau pendant quelques instants ; le plâtre transformé en bouillie forme une espèce de cataplasme, on le retire et on l'applique alors sur la région malade. Il se moule exactement sur toutes les sinuosités où on le laisse en repos jusqu'à ce qu'il ait pris une consistance suffisante. S'il s'agit de mettre plusieurs sacs pour entourer un membre, on tourne celui-ci et on applique un second sac sur la partie qui en est dépourvue. L'avantage sur les bandes plâtrées est très-grand, car, une fois moulés, ces sacs conservent la forme de la région sur laquelle on les applique, de sorte qu'on peut les enlever pour examiner la partie malade, ce qui ne peut se faire avec les bandes plâtrées ; de plus les sacs plâtrés n'adhèrent pas aux parties sur lesquelles on les pose ; enfin on peut les employer dans des régions très-irrégulières, comme la face, là où les bandes ne peuvent s'appliquer.

Belgique. — Dans la section belge, le docteur Guillery exposait des *attelles estampées*, en zinc.

France. — Dans la section française, nous avons remarqué un certain nombre d'*appareils à fractures*.

M. Guillot exposait des *gouttières en tôle étamée*, faites sur les indications de M. le Dr Léon Lefort.

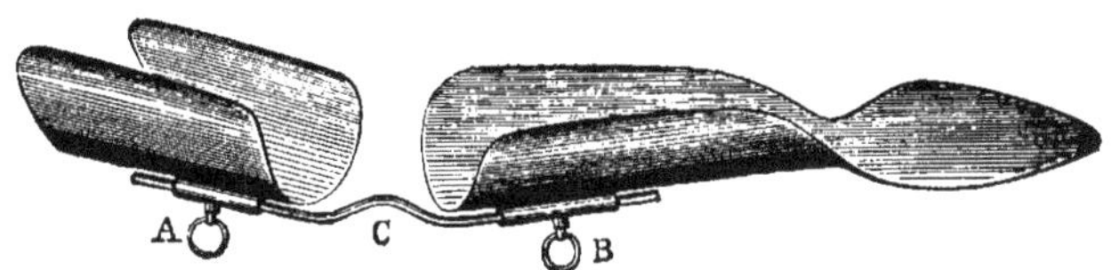

Fig. 39. — GOUTTIÈRE EN TÔLE ÉTAMÉE A INTERVENTION DESTINÉE AUX PLAIES ET RÉSECTIONS DU COUDE. — Systèm : du Dr Léon Le Fort. — A. Vis servant à fixer la partie du bras à la longueur voulue. — B. Deuxième vis servant à fixer la partie de l'avant-bras. — C. Tringle en fer que l'on courbe à volonté, selon le degré de flexion que l'on veut donner aux membres.

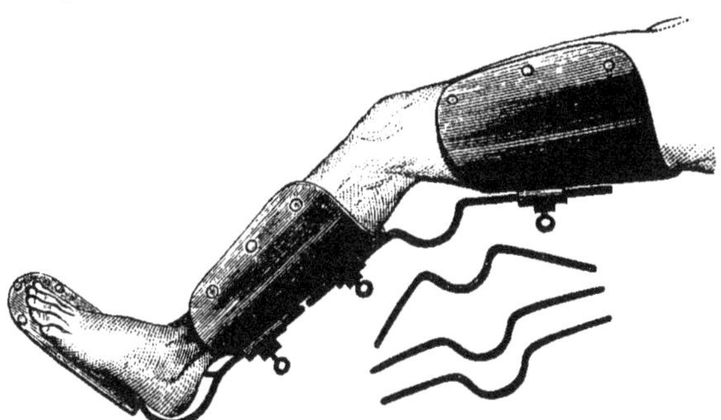

Fig. 40. — GOUTTIÈRE A INTERVENTION MOBILE APPLICABLE A LA RÉSECTION DU GENOU. — Système du Dr Léon Le Fort.

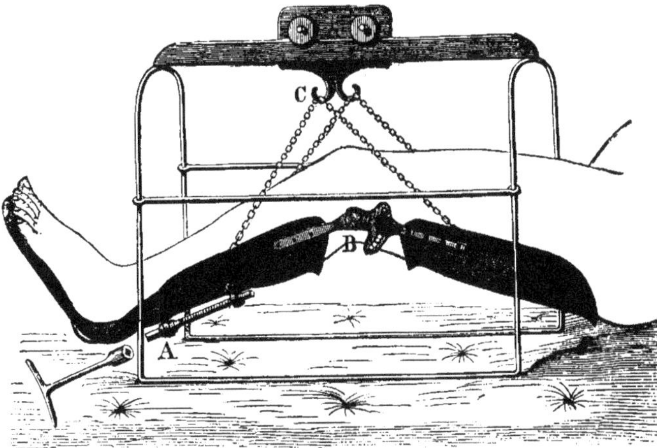

Fig. 41. — GOUTTIÈRE A SUSPENSION MOBILE DESTINÉE AU TRAITEMENT DES FRACTURES DE JAMBES. — (Système du Dr Lefort). — A. Vis d'extension. — B. Articulation du genou avec flexion limitée. — C. Double poulie mobile, avec crochets servant à faire la suspension de la jambe sur un cerceau en fer.

Une gouttière pour le bras (fig. 39). — Cette gouttière se compose de trois parties réunies entre elles par deux vis de pression qui permettent d'immobiliser le bras et l'avant-bras, unis par une tringle ronde en fil de fer qui peut se manier à volonté. Il y a une partie pour la main, une deuxième pour l'avant-bras, et une troisième pour le bras. Elle est applicable aux plaies et résections du coude et permet de faire le pansement sans sortir le bras de la gouttière. — Une autre gouttière du même genre toute droite.

Une gouttière du même système pour les jambes. — Cette gouttière (fig. 40), à intervention mobile est applicable à la résection du genou. Elle permet de faire le pansement sans défaire l'appareil, car le genou est entièrement à découvert; le pied est de même à découvert et maintenu sur une planchette où on le met au degré de flexion ou d'extension voulu, d'adduction ou d'abduction.

Il y a trois tringles de rechange pour chaque appareil afin de faire varier l'extension ou la flexion que l'on veut donner au membre. Ces gouttières spécialement faites pour les ambulances, ont été utilisées pendant la guerre de 1870-1871 par beaucoup de chirurgiens auxquels elles ont rendu les plus grands services.

Une gouttière à suspension mobile destinée au traitement des fractures de la jambe, faite également sur les indications de M. le docteur Léon Lefort. Cette gouttière (fig. 41) est applicable à toutes les fractures de jambes et principalement aux fractures multiples avec plaies, dont le pansement se fait sans avoir besoin de démonter l'appareil. La jambe est posée dans cette gouttière qui permet de laisser à découvert presque toute la jambe en entier pour faciliter le pansement et le redressement des deux fragments. Cette gouttière, en tôle étamée, est munie, à sa partie inférieure, d'une vis d'extension qui est fixée sur une partie des montants où glissent, dans une coulisse, les parties doubles de la gouttière qui lui permettent de s'allonger de toute la longueur de cette vis d'extension. De plus, elle est munie d'une articulation correspondant au genou et pouvant s'immobiliser à volonté selon le degré de flexion que l'on veut donner à la jambe pour empêcher tous mouvements. La jambe se trouve suspendue dans la gouttière au moyen de deux chaînettes s'accrochant dans divers trous qui se trouvent sur ses bords et venant se fixer sur une baguette arrondie dont est muni le cerceau en fer reposant sur le matelas du lit; de cette manière le malade peut se bouger sans éprouver la moindre douleur.

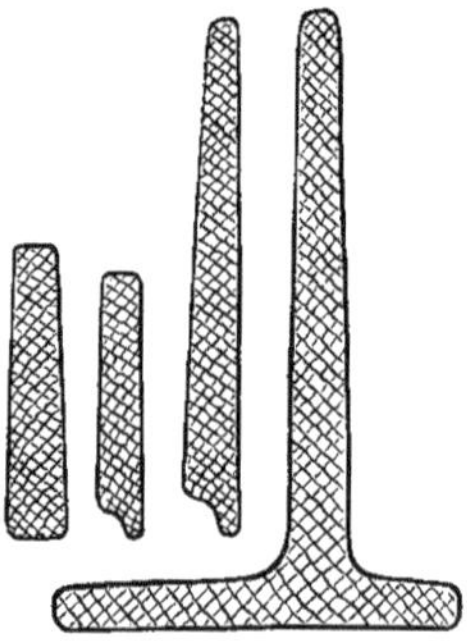

Fig. 42. — ATTELLES EN TOILE MÉTALLIQUE pour le traitement provisoire de la coxalgie et pour fractures de jambes et de cuisses.

M. Guillot exposait encore des *attelles en toile métallique* pour le traitement provisoire de la coxalgie et pour fractures de jambes et de cuisses. Ces attelles, (fig. 42 ci-dessus) sont en forme de T; la partie la plus courte fait le tour du corps, l'autre partie longe la jambe à sa face externe, la deuxième s'applique à la face interne de la jambe, la troisième s'applique à la face antérieure. Ces attelles rendent de grands services dans les cas pressants comme elles l'ont prouvé pendant la guerre de 1870-1871.

M. le docteur Noizet exposait des *appareils à fractures*, en zinc.

La Société française de secours aux blessés militaires avait réuni dans sa salle d'opérations et dans les vitrines qu'elle contenait, des *appareils à fractures et des modèles d'attelles et de gouttières.* On remarquait des attelles de différents modèles, des appareils à fractures en drap, des gouttières et cerceaux en fil de fer galvanisé et des gouttières bouclées du Dr Houzé de l'Aulnoit. D'après le Dr Houzé de l'Aulnoit, ces gouttières portant sur leurs bords des lanières en soie et en caoutchouc, cousues et munies de boucles, peuvent être appliquées instantanément par une personne étrangère à l'art de guérir et permettent d'obtenir l'immobilisation du membre blessé. D'un prix minime, revenant à 2f,50 le cent, elles sont assez simples pour être faites partout, par le premier ferblantier. M. Houzé de l'Aulnoit s'en sert pour l'immobilisation articulaire des moignons d'amputés. Il en fait confectionner pour le creux de l'aisselle, pour le pli de l'aine. Elles se composent de deux valves : l'axillaire d'une valve, appliquée à la face interne du bras, et la seconde, soudée à la première sous un angle de 50 degrés, contre la face externe du thorax. Pour la cuisse, de deux valves : l'une est posée au-devant de la face antérieure et supérieure de la cuisse, et la seconde au-devant de l'abdomen. Les courroies cousues sur les bords servent à l'immobilisation; elles maintiennent le membre demi-fléchi sous un angle de 105 degrés.

La même société exposait aussi des *appareils pour fractures* envoyés par M. Sadon, membre fondateur de la Société et, parmi lesquels on remarquait : un petit appareil à fractures, 3 attelles doubles accouplées pour fractures de jambes; 3 appareils à fractures, 3 attelles, 3 appareils pour bras, 3 appareils pour jambes; 3 appareils de bras, 8 attelles. Avec du drap fanon et des attelles de jambes, M. Sadon improvise un brancard de première ligne.

Pays-Bas. — Dans la section des Pays-Bas, M. le Dr Van de Loo de Venlo exposait des *bandages plâtrés*, pour la jambe, le genou, le talon et le pied. Un bandage plâtré amovo-inamovible d'emblée, à bandelettes de Scultet. Un bandage-tricot plâtré amovo-inamovible d'emblée. Trois bas superposés, fendus et attachés tout du long avec des rubans. Un bandage plâtré formé de trois pièces de flanelle superposées. Un bandage-tricot plâtré pour l'articulation du pied. Un bandage-tricot plâtré pour le bras gauche. Des attelles à bandelettes plâtrées. D'autres attelles à bandelettes plâtrées, divisées en deux parties, une partie supérieure et une partie inférieure (jambe, genou, pied). Un bas contenant du plâtre et moulé sur la jambe pour le côté droit; un autre semblable pour le côté gauche. Des bandes plâtrées pour le genou. Deux machines (Gyps-impressor) à rouler les bandes pour les imprégner de plâtre. Une brochure sur le bandage plâtré; Bruxelles, librairie Manceaux, 1867. Une brochure sur le Gyps-impressor, Linden.

Ces préparations sont faites de la même façon que les préparations du même genre que nous avons étudiées dans la section autrichienne et offrent les mêmes avantages. Ils n'en diffèrent que par l'enveloppe puisque nous avons ici des bas-tricots au lieu de sacs en flanelle (voir page 553).

Suisse. — Enfin, comme dernier appareil à fractures exposé, nous renvoyons le lecteur au *brancard-gouttière* de M. Demaurex, que nous avons étudié dans notre paragraphe sur les brancards, section suisse.

3° *Tables à opérations.*

France. — Dans la section française, une *table à opérations* ordinaire était placée sous la tente d'ambulance, système du Dr Léon Lefort, formée de deux tentes réunies.

Dans la salle d'opérations exposée par la Société française de secours aux blessés, on trouvait deux modèles de tables à opérations. 1° Le modèle de *brancard-table à opérations,* construit par M. Kellner sur les indications du Dr baron

Mundy. Nous avons déjà étudié ce modèle dans notre paragraphe sur les brancards. Dans la salle d'opérations, il était placé sur deux tréteaux et constituait une excellente table à opérations.

2° Un modèle, construit par M. Favre formant une *table à opérations* pliante et portative, plus légère que la précédente, mais ne se prêtant pas aux mêmes transformations. Cette table très-simple, est mobile par charnières et se plie dans tous les sens, elle est placée sur des sangles, recouverte par une toile cirée et montée sur des pieds que l'on peut plier facilement.

Pour le transport, on divise cet appareil en deux parties, la table et les pieds, et chacune de ces parties, repliée, ne présente que très-peu de volume. Le poids de l'appareil entier est de 19k,500.

Une *table à opérations* se trouvait dans le fourgon de chirurgie exposé par le Ministère de la guerre française (voir page 586).Les pieds de cette table, étaient suspendus extérieurement sur un des côtés du fourgon.

Pays-Bas. — Enfin, dans la section des Pays-Bas, on avait placé sous le côté tendu de la voiture-tente d'ambulance du lieutenant colonel Kromhout, (page 586) une *table à opérations* en bois, mobile, avec une surélévation pour la tête, mobile également et pouvant être enlevée complétement. Cette table est munie de pieds articulés, maintenus par un petit verrou en bois quand ils sont repliés en-dessous, et par une tringle en fer quand ils sont étendus.

4° *Appareils divers.*

Autriche-Hongrie. — Dans la section austro-hongroise, M. le Dr Mathé de Bude-Pesth, exposait un *soufflet portatif* pouvant être adapté à un réservoir pour obtenir l'insensibilité. L'opérateur a le petit réservoir suspendu en écharpe et fait marcher, avec son coude, le soufflet maintenu à son côté par une ceinture, de manière à pouvoir, en même temps, se servir du soufflet pour insensibiliser et de ses instruments pour faire l'opération.

M. le Dr Guillaume Gollmann de Vienne, présentait un *appareil portatif-conservateur de glace*, pour les hôpitaux et ambulances. Cet appareil se compose d'un réservoir de forme cylindrique en tôle de zinc à paroi double. Le réservoir a 0m,316 de hauteur et 0m,474 de diamètre. La paroi double qui l'entoure se trouve distante de 0m,026 de la première et cet espace est comblé de coton afin que la glace ne fonde pas si facilement et se conserve plus longtemps. Au milieu de l'appareil, à 0m 105 de distance de la paroi double se trouve un cylindre en tôle de zinc qui repose sur des pieds de 0m,015 de hauteur, de manière qu'il ne repose pas partout et qu'il soit surélevé pour laisser entre lui et le fond de l'appareil un espace vide de cette hauteur. Ce cylindre, mobile, a 0m,316 de hauteur sur 0m,237 de diamètre et est destiné à renfermer un seau en fer blanc devant recevoir de l'eau ou des médicaments, avec couvercle et anse, à l'intérieur duquel se trouve accroché un gobelet d'une contenance d'un demi-litre. Ce seau est également soutenu par des pieds qui se trouvent à l'intérieur du cylindre qui l'enveloppe, de manière qu'il ne descende pas jusqu'au fond. Entre les parois de l'appareil et le cylindre du milieu on place la glace qui doit être pillée ; dans cette partie, il y a sur les parois des crochets auxquels on suspend des boîtes mobiles en tôle dans lesquelles les médicaments sont tenus frais; les compresses sont placées sur la glace. Cet espace compris entre le récipient du centre et les parois de l'appareil est fermé presque hermétiquement par deux couvercles demi-ronds en zinc. Le seau du milieu dépasse le cylindre qui l'entoure de 0m,10 de manière à pouvoir être retiré sans que les couvercles demi-circulaires de l'appareil soient levés. Ce seau solidement étamé, facile à ôter et à mettre en place, peut contenir 14 litres d'eau.

Le Dr Gollmann a eu ainsi pour but de fournir de l'eau fraîche, des médicaments et des compresses froides aux malades et surtout aux blessés, en prenant en considération les difficultés de leur transport pendant les grandes chaleurs, où par manque d'eau fraîche pour boisson et compresses, leurs souffrances sont considérablement augmentées.

D'après les expériences et observations faites, il suffit de remplir entièrement de glace l'espace compris entre le récipient du milieu et les parois de l'appareil, une seule fois toutes les 48 heures. Cependant il est désirable d'avoir toujours de la glace en réserve. Cet appareil a été mis en pratique en Autriche, lors de la guerre de 1866 et a été ensuite adopté pour les hôpitaux de Vienne. Un seul suffit pour un transport ou pour un local de 25 à 30 hommes.

Belgique. — Dans la section belge, MM. R. Jolley et Cie de Bruxelles exposaient un *bidon-filtre-portatif* (Filtrage Buhring). Dans ce bidon de diamètre ordinaire, recouvert en étoffe, on trouve, d'un côté, un réservoir en fer blanc dans lequel plonge un morceau de charbon de bois rond, comprimé. Ce morceau de charbon porte, fixé dans son milieu, un tube qui communique avec un caoutchouc terminé par une embouchure en verre. Ce tube, avant de sortir du réservoir, est engagé dans un couvercle rond, troué, de manière qu'en aspirant l'eau, il ne se fasse pas de vide dans le bidon. L'autre bout de ce tube traverse le cylindre de charbon et porte une vis qui s'engage dans une garniture en liège. Le couvercle rond est surmonté d'une plaque mobile, tournante, qui sert de fermeture aux ouvertures.

Dans l'autre compartiment du bidon, se trouve un petit bocal en verre qui, par son embouchure, laisse passer un tube également en verre garni, à une de ses extrémités, par une rondelle en caoutchouc et surmonté, à l'autre extrémité, d'un petit tube également en caoutchouc.

A l'aide de ce tube qui lui-même traverse un bouchon en liège garni d'une embouchure à vis en métal, le liquide arrive dans un second tube en caoutchouc situé à l'extérieur et terminé comme le précédent. Le bouchon à vis est légèrement entaillé pour laisser passer l'air pendant l'aspiration. Ce petit bocal est destiné à recevoir des boissons, l'autre réservoir est destiné à recevoir de l'eau.

A côté, on trouvait un autre petit appareil, bidon portatif en fer blanc, moins complet et construit sur le même modèle. Un grand nombre de filtres de différents genres étaient également exposés. Le bidon et quelques autres filtres portaient la Croix-Rouge.

M. L. Cornélis, pharmacien à Dietz, présentait des *flacons à bouchon dessiccateur*; méthode générale pour la conservation indéfinie des substances médicamenteuses solides. Ces flacons ont pour but de maintenir les corps à l'état de siccité parfaite. On introduit, dans le creux du bouchon, quelques morceaux de chaux vive, on ferme l'ouverture au moyen d'une toile recouverte de papier à filtrer, ou plus simplement d'une peau blanche, afin d'empêcher la chaux de tamiser dans le médicament renfermé dans le flacon, et on graisse légèrement le goulot avec de l'axonge benziné pour obtenir une fermeture hermétique. On peut éviter le graissage du bouchon en renouvelant un peu plus souvent la chaux, réservant l'opération du graissage pour les substances peu employées et celles qui sont très-altérables.

M. le Dr Hubert Boëns de Charleroi, exposait un *soufflet pour asphyxie* et divers autres appareils.

États-Unis. — Dans la section des États-Unis, M. Laflin présentait un *appareil de salon destiné à remplacer l'exercice de la rame.* Cet appareil se compose d'une planche en bois de noyer placée horizontalement à 0m,20 au-dessus du sol, sur laquelle glisse une planchette également en bois de noyer formant siège à coulisse pour une personne assise. Une des extrémités de cette planche bute contre le mur et à cette extrémité sont accrochés deux boudins élastiques de 0m,80 de long, munis de poignées et pouvant s'étendre jusqu'à une longueur de 1m,50. En tirant sur ces deux élastiques, la personne assise sur la planchette formant siège se rapproche du mur, en glissant. Arrivée au mur, les jambes étant fléchies, la personne en les allongeant subitement contre ce mur repousse vivement le corps en arrière avec le siège sur lequel elle est assise. En répétant le même exercice, on simule pratiquement tous les mouvements de l'exercice de la rame. Pour pouvoir effectuer commodément, l'appareil porte un petit marche pied pour appuyer les pieds.

France.—Dans la section française, M. Guillot exposait un *seau à irrigation* à jet continu, fait sur les indications de M. le Dr Lefort. Ce seau (fig. 43), à suspension, dont on peut régler le jet à volonté, est composé d'un corps fait en fer battu verni, ne donnant point de prise à la rouille, d'une anse mobile et d'un bouchon en caoutchouc muni d'un tube métallique. A ce tube vient s'en adapter un autre en caoutchouc, muni à son extrémité d'un bout de canule dont l'orifice, percé d'un trou d'aiguille, permet de pénétrer avec une certaine force dans l'intérieur des plaies pour en faire le lavage, avec facilité de régler le jet à volonté. Cet appareil a été d'une très-grande utilité dans les ambulances pendant la guerre de 1870-71.

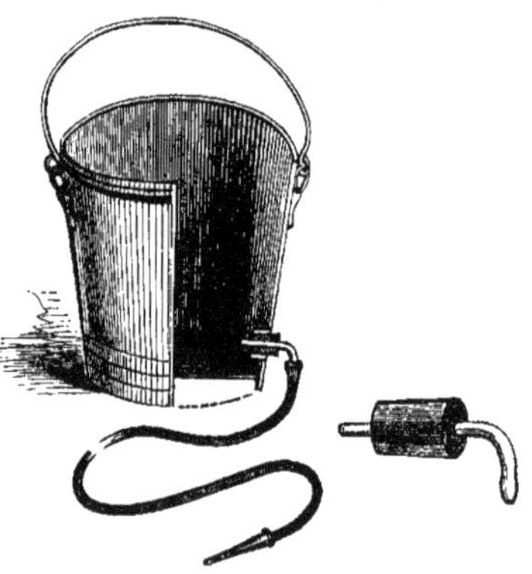
Fig 43. — Seau à irrigation à jet continu. — Système du Dr Lefort.

Le Ministère de la marine exposait un *modèle de matelas pour table à opérations* et trois flacons de *glycirrhizine ammoniacale* préparée à la réserve des médicaments de Marseille par M. Roussin.

Le Ministère de la guerre présentait des *gants pour frictions* et un *rouleau pour secours aux asphyxiés*. Ce rouleau renferme : 2 moufles ou gants en crin pour frictions, — 1 frottoir en serge, — 1 peignoir en laine, avec bonnet, — 1 étui en coutil, simulant le rouleau et renfermant le tout.

M. Rouy, mécanicien, présentait une *machine à faire la charpie.* Cette machine est munie d'une bandelette de 0m,15 de long et de 0m,10 de large, placée sur un fond en acier, entaillé parallèlement et laissant des interstices de 0m,001 de large. On rabat sur ce fond un peigne également en acier qui s'agrafe sur cette bande et fait sortir le fil destiné à faire la charpie. Un levier se rabat pour faire tomber les fils.

Nous avons encore remarqué, dans la même section : Des *appareils pour l'orthopédie*, de M. Rougemont, mécanicien orthopédiste. — Un *matelas à air ou à eau* de M. J. Schœnfeld. Ce matelas à air ou à eau, pour opérations chirurgicales, est pourvu d'une alèze à poche, et d'un tube conducteur pour l'écoulement. — Un *hamac* de bain, des *ceintures* et *brassières* pour enfants et des *ceintures* pour adultes de Mme Hélène-Julienne. — Des *béquilles* et *échelles gymnastiques* du Dr Bastien.

Dans une vitrine de la salle d'opérations exposée par la Société française de secours aux blessés, on voyait un *électro-aimant* pour l'extraction des projec-

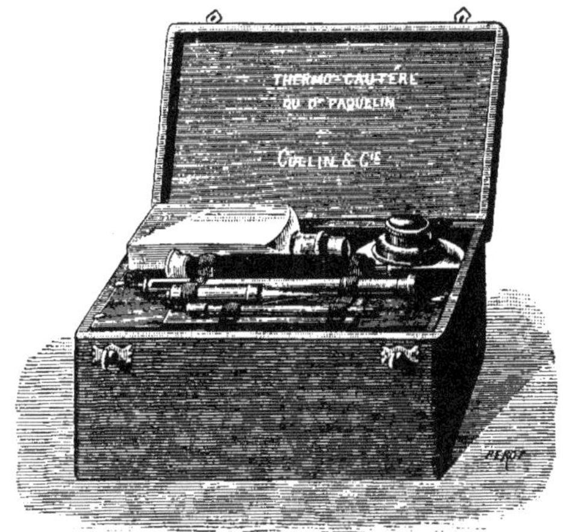

Fig. 44. — Thermo-cautère du Dr Paquelin, dans sa boîte.

tiles et des corps étrangers en fer, fonte de fer, acier et plomb avec des parties en fer du Dr Benjamin Millot.

Un *appareil pour la transfusion du sang*, de M. Mathieu.

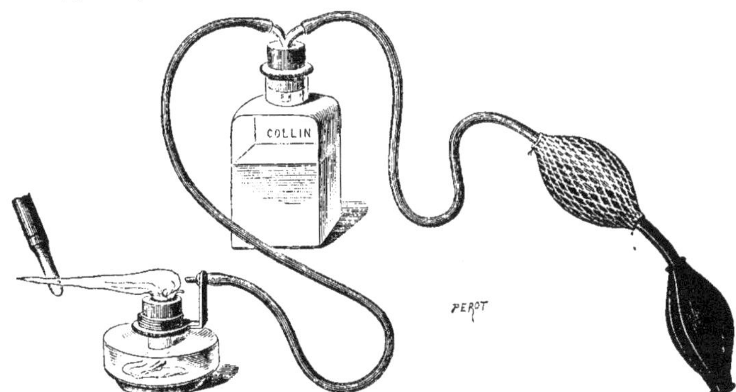

Fig. 45. — Thermo-cautère disposé pour l'usage.

Un *appareil pour produire l'anesthésie locale*, du même fabricant. C'est l'appareil de Richardson modifié. Il sert à la pulvérisation de l'éther pour déterminer l'anesthésie locale et à la pulvérisation de tous les liquides médicamenteux.

Un *thermo-cautère* du Dr Paquelin, construit par M. Collin. C'est un cautère actuel (fig. 44 et 45) à chaleur permanente et gouvernable, à rayonnemennt très-faible, qui se prête par la variété de ses formes à tous les besoins de la chirurgie ignée.

Russie. — Dans la section russe, M. Poehl, pharmacien à St-Pétersbourg, exposait un *nouveau pulvérisateur*. Cet appareil, placé dans une vitrine, se compose d'une pompe de $0^{m},35$ de diamètre que l'on pose par terre, et d'une bouteille armée qui contient l'appareil pulvérisateur.

Suède. — Dans la partie réservée à la Suède, nous avons remarqué plusieurs appareils construits pour la *gymnastique médicale mécanique*, inventée par le Dr Gustave Zander, médecin en chef de l'Institut mécanico-thérapeutique de Stockholm. M. le Dr Zander exposait : 5 appareils pour fortifier les muscles des bras, 4 appareils pour fortifier les muscles des jambes, 3 appareils pour fortifier les muscles du tronc et 6 appareils pour diverses opérations sur le corps (mouvements passifs). Ces derniers appareils sont mis en mouvement par une machine à vapeur.

La fabrication des appareils mécanico-thérapeutiques est faite sous la surveillance de M. le Dr Zander, dans les ateliers de M. E. F. Göransson, ingénieur constructeur à Stockholm. Ces appareils d'une combinaison et d'une construction très-ingénieuse et simple, méritent d'être appréciés favorablement par toutes les personnes qui connaissent la valeur de la gymnastique.

Suisse. — Dans la section suisse, M. Félix Demaurex présentait un *essai d'appareil de contre-extension et de suspension* pour faciliter l'application de bandes plâtrées ou silicatées. Cet appareil se compose de pièces isolées que l'on visse sur le cadre d'un lit quelconque. Chaque pièce se compose de deux pinces-presses et d'une tringle fixée au lit par ces deux pinces. On peut remonter et descendre cette tringle par glissement; elle se termine en haut par une joue qui porte une manivelle, un rochet et un encliquetage. La manivelle commande un axe sur lequel s'enroulent des bandes qui soutiennent le malade en suspension. Il y en a deux de chaque côté, une sous le bassin et une autre sous le dos.

Sur un des côtés se trouve une autre tringle courbée, terminée par un demi-cercle soutenant une bande qui, elle-même, soutient une jambe sur laquelle on veut enrouler des bandes inamovibles. Du côté de la tête se trouve un fer à cheval maintenu au moyen de 3 vis de pression, 2 en-dehors, 1 en-dedans du lit, fixées solidement sur sa monture et portant un crochet sur lequel se trouve fixée une large sangle. Du côté du pied, il y a pour chaque jambe un fer à cheval également maintenu par 3 vis de pression, 2 en-dehors et 1 en-dedans. Chacun est muni d'une manivelle avec rochet et encliquetage et reçoit des cordes qui s'enroulent autour et qui sont fixées elles-mêmes sur la bottine ou sur la bande du pied pour servir à l'extension. Enfin, une bande qui passe entre les jambes, remonte à la poitrine pour être engagée sur deux courroies qui se fixent dans un demi-cercle qui lui-même est tenu au fer à cheval placé du côté de la tête. Cette bande fait la continuation de celle sur laquelle est placé le dos du malade, et sert pour la contre-extension.

5° *Appareils de prothèse.*

Belgique. — M. le Dr Hubert Boëns, de Charleroi, exposait dans la section belge plusieurs appareils de prothèse, entre autres deux *pieds artificiels* en osier.

Etats-Unis. — Dans la section des États-Unis, M. le Dr Thomas W. Evans présentait des *jambes* et des *bras articulés*.

France. — Dans la section française, M. Mathieu exposait des *pieds* et des *jambes articulés*.

M. Guillot présentait un *bras artificiel agricole* du Dr Gripouilleau. Cet appareil (fig. 46), surtout destiné aux ouvriers de la campagne et à ceux qui se livrent aux travaux de terrassement, est au premier chef un appareil de travail, et peut s'appliquer à des malades amputés du bras. Il se compose des parties sui-

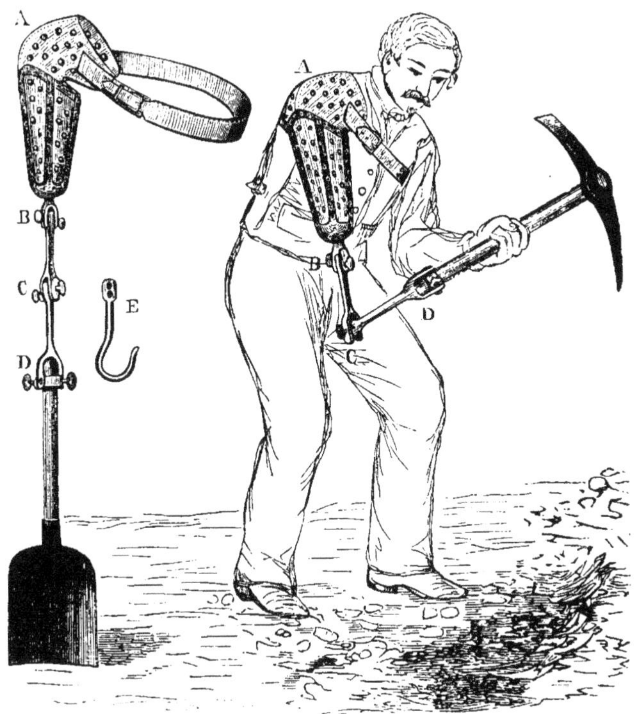

Fig. 46. — Bras artificiel du Dr Gripouilleau. — A. Epaulière en cuir garni. — B. Première articulation avec pivot. — C. Deuxième articulation avec flexion au niveau du coude. — D. Double anneau tournant sur tous sens disposé à prendre le manche d'une pelle ou d'une pioche. — E. Croche-pièce de rechange suivant l'utilité, se montant en C et remplaçant le levier du double anneau.

vantes : un brassard en cuir garni entoure le bras et se trouve solidement fixé autour du moignon par une courroie postérieure passant au-dessous du bras et venant se fixer sur la poitrine. Le brassard se termine en bas par une coupole en tôle de fer dans le centre de laquelle passe une tige métallique cylindrique, tournant en tous sens et se terminant en fourche dans laquelle vient s'ajuster une deuxième tige. Chaque tige s'immobilise par deux vis à portée lisse qui ne sortent pas entièrement et par cette raison ne peuvent se perdre. Une deuxième articulation se trouve au niveau du coude; la tige anti-brachiale maintient cette pièce dans une position fixe, et le malade peut avoir à volonté un avant-bras mobile dans tous les sens ou solidement fixé dans une position déterminée. L'avant-bras peut être remplacé par un crochet, pour pouvoir porter un fardeau, un seau, même une brouette, etc. La tige anti-brachiale se termine par un double anneau en fer assez large pour qu'on puisse y engager l'extrémité du manche d'une pelle, d'une pioche, le bras de la charrue. Ces instruments sont solidement maintenus en place au moyen d'une vis de pression.

Une jambe artificielle avec pilon de rechange, appareil fait sur les indications de M. le Dr Léon Lefort. Cet appareil (fig. 47) est destiné à être appliqué aux amputés de cuisse qui sont obligés de continuer à travailler selon leur métier. Il se compose d'un cuissard en cuir avec point d'appui sur l'ischion, de deux

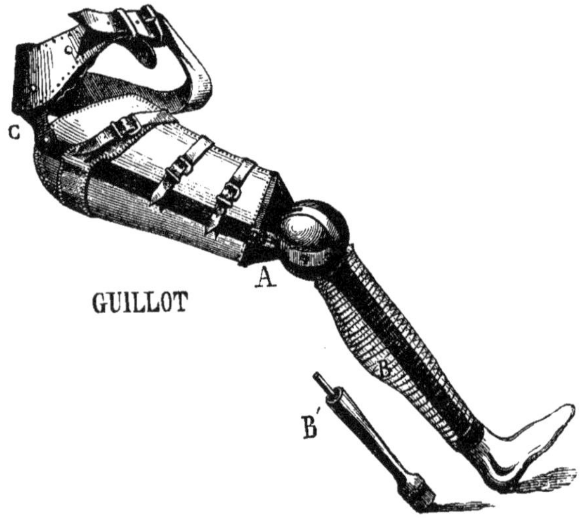

Fig. 47. — Jambe artificielle avec pilon de rechange d'après les indications du Dr Lefort. — A. Articulation en forme de boucle sur laquelle viennent se fixer les deux montants et qui donne appui au verrou qui immobilise la jambe une fois droite. — B. Partie de la jambe se démontant pour placer le pilon B' à la place du pied. — C. Ceinture s'articulant avec le montant externe du cuissard.

montants l'un interne et l'autre externe sur lesquels vient s'articuler la ceinture à son extrémité inférieure servant de maintien au consoc en bois terminé en boule et fenêtré au centre pour recevoir l'articulation de la partie jambière; sur celle-ci vient s'engager un verrou qui immobilise l'articulation du genou pour servir à la marche et pour se tenir debout. A la partie moyenne de la jambe, existe une jointure qui permet de démonter le pied en le remplaçant par le pilon suivant le besoin; le dessous du pied est arrondi pour faciliter la marche.

M. le comte d'Osmont exposait un *coupe-ongles* pour manchots manœuvrant au moyen du pied et une *brosse à ongles* également pour manchots. Le *coupe-ongles pour manchots* se compose d'une pince semi-lunaire dont les deux branches se croisent. Une des branches est fixée sur une petite tablette, l'autre est mobile. Un ressort placé entre les deux branches les tient en écartement. Un bout libre de la branche mobile est pourvu d'une chaînette qui descend jusqu'à $0^{m},15$ du sol et qui se termine par un étrier en métal. Un pied introduit dans cet étrier abaisse la branche mobile et permet le pincement.

Le coupe-ongles ainsi que la brosse à ongles pour manchots ont été exécutés avec beaucoup d'élégance et de goût.

On remarquait dans la salle d'opérations exposée par la Société française de secours aux blessés, plusieurs appareils de prothèse, modèles de M. le comte de Beaufort. Un *bras artificiel* avec main à doigts rigides composée de deux pièces : un pouce et un bloc de bois taillé en forme de doigts et de paume de main. Cette main peut s'appliquer aux bras pour le cas d'amputation au-dessus du coude, mais ne peut alors rendre que peu de services, à cause de l'absence d'articulation cubitale. L'avant-bras se fixe automatiquement à angle droit sur le bras à l'aide d'un crochet intérieur. Une bande de traction, fixée par une de ses extrémités au pouce et par l'autre à l'épaule saine qu'elle contourne, détermine l'écartement ou l'abaissement du pouce, au moyen d'un mouvement de l'avant-bras. Elle attire le pouce, en surmontant la résistance d'un ressort en caoutchouc lorsque le bras tend à former une ligne droite; le pouce s'abaisse, lorsqu'on rend au bras sa position.

Un *bras artificiel automateur*. Le mouvement de l'avant-bras sur le bras se fait automatiquement au moyen d'un ressort en caoutchouc qui agit en excentrique sur l'articulation du coude.

Un *crochet-pince*. C'est un crochet ordinaire auquel on a ajouté une pince articulée à charnière mise en mouvement au moyen d'un ressort en caoutchouc pour permettre de saisir et porter un objet.

Un *bras de travail* composé d'une gaîne et d'un bloc de bois formant paume de main. Cette pièce porte sur ses bords inférieurs des encoches et un crochet; toutes les pièces sont fixes. Avec ce bras, on peut, au moyen d'une attache, maintenir un manche d'outil dans une position donnée ou former un joint pour faire pivoter un manche de pelle ou de faux au point d'attache.

Une *jambe de bois articulée* et une *jambe de bois articulée avec pied articulé*. Pour la première, d'après M. le comte de Beaufort, chaque montant de la cuisse se termine, à sa partie inférieure, par une mortaise dont les joues sont métalliques : le montant de la jambe s'y emboîte et s'articule au moyen d'un boulon rivé à ses deux extrémités. Un œil percé dans l'attelle inférieure, pour le passage du boulon, est fortifié par une garniture tubulaire et deux rondelles en métal. Pour les cas d'amputation faite au-dessus du genou, ainsi que de désarticulation du genou, un cercle en métal réunit les deux attelles et fournit des points d'appui à l'ischion, comme dans les jambes mécaniques ordinaires. La rigidité de la jambe pendant la marche est obtenue au moyen de deux crochets fixés aux montants supérieurs sur lesquels ils se meuvent en avant et en arrière, pour saisir ou abandonner des pitons rivés aux montants inférieurs. Des ressorts en caoutchouc sont attachés à quelques centimètres au-dessous des pitons, de façon à maintenir en prise les crochets dont ils forment le prolongement et dont le dégagement ne peut être opéré que par l'action de la main.

La jambe de bois avec pied articulé ne diffère des jambes artificielles ordinaires qu'en ce que les montants sont en bois, au lieu d'être en acier; d'où légèreté et économie.

La société de secours aux mutilés civils pauvres exposait des appareils analogues dont nous parlerons plus loin.

3° Boîtes à pansements, boîtes de pharmacie, sacs, sacoches, cantines d'ambulances.

Autriche-Hongrie. — Dans la section austro-hongroise, la Société des chemins de fer du nord de l'Autriche exposait une *caisse-cantine en bois*, longue de $0^m,60$, large de $0^m,35$ et haute de $0^m,35$. Cette caisse est divisée en plusieurs compartiments de différentes grandeurs. Ces compartiments contiennent une cuvette en métal, un appareil pour la compression, des bandes, des compresses, du fil à ligature, des aiguilles, de la cire, de la charpie, des boîtes en fer-blanc, etc., etc. Dans l'intérieur du couvercle, deux coussins remplis de paille hachée, de la ouate, de l'amadou, des attelles en carton et des gouttières en fer-blanc. Ces différents objets sont maintenus au moyen de courroies.

Comme nous tenons à examiner si le coton et l'huile que nous recommandons avec tant d'instance et qui nous paraissent d'absolue nécessité pour les pansements se trouvent dans les sacs, sacoches, cantines d'ambulance que nous allons étudier, nous sommes obligés de signaler que, dans cette caisse-cantine des chemins de fer du nord de l'Autriche, nous trouvons bien la ouate, mais nous regrettons de ne pouvoir y constater au moins un flacon d'huile.

M. Grohs, pharmacien à Vienne, présentait une *boîte de médicaments élastiques*, dans laquelle on trouvait des préparations offrant les formes les plus variées, telles que : pilules rondes, allongées, ovales, cylindriques, pyramidales, des billes, des anneaux, des plaques. Toutes ces préparations varient de 4 millimètres à 4 centimètres et plus de diamètre et sont placées dans des enveloppes de gélatine.

Belgique. — Dans la section belge, M. Vandercamer exposait un *sac d'infirmier* ou *nécessaire médico-chirurgico-pharmaceutique*. Ce sac en toile contient : un bassin métallique, une timbale, une cuiller, un couteau, un tire-bouchon, une paire de ciseaux, une éponge, une serviette, un savon, un pinceau, du papier blanc et des crayons.

Comme objets de pansements, il renferme : des compresses, des bandes roulées, de la charpie, de la ouate, des épingles et du carton pour attelles. Enfin, il est muni des médicaments suivants : ammoniaque, 100 gr. ; perchlorure de fer, 100 gr. ; arnica, 100 gr. ; collodion, 100 gr. ; liqueur d'Hoffman, 20 gr. ; laudanum, 20 gr. ; teinture d'iode, 20 gr. ; acide phénique, 20 gr. ; une boîte de cérat; un rouleau de sparadrap; une gourde contenant une liqueur réconfortante. Nous voudrions voir dans ce sac un flacon d'huile pour l'application de notre mode de pansement par le coton.

M. le Dr Hermant exposait un *sac d'ambulance* d'infanterie et *deux sacoches* d'ambulance de cavalerie.

Dans l'intérieur des sacoches qui sont en toile imperméable, on a ménagé des compartiments en cuir, fermant au moyen de boutonnières et dans lesquels on met des flacons contenant de l'éther, du laudanum, du chloroforme, du perchlorure de fer. Dans un autre compartiment, on met de l'amadou, des épingles, etc. Dans un troisième, on dispose du linge, des bandes, des compresses, etc. Enfin, l'intérieur de la sacoche renferme encore des attelles articulées, en fer-blanc très-minces, se pliant sur une longueur de $0^m,25$.

L'autre sacoche, du même système, renferme d'autres ustensiles. On y trouve de l'ammoniaque, des rubans, des éponges, de la charpie, etc., etc.

Le sac d'infanterie, beaucoup plus grand, a la même disposition, mais renferme beaucoup plus d'objets. Il contient également des attelles articulées en fer blanc, des attelles en carton, des toiles à pansement, etc., etc. Ce sac est recouvert par un bassin en fer blanc.

Avec le contenu de ces sacs et sacoches d'ambulance, le pansement si simple avec du coton imprégné d'huile ne pourrait avoir lieu.

Etats-Unis. — Dans la section des Etats-Unis, M. le Dr Thomas W. Evans, avait placé une *caissse médecine et pharmacie*, inventée par M. Bunton de Philadelphie.

Dans la partie supérieure de cette caisse, au milieu, se trouve un cadre en bois divisé en un très-grand nombre de compartiments. Ceux-ci sont destinés à recevoir un nombre égal de flacons en métal contenant toutes espèces de médicaments. Au-dessus de ce grand cadre, d'autres casiers également en bois, renferment toutes sortes d'appareils de pansement, du linge, de la charpie, des épingles, des attelles, etc., etc.

A droite et à gauche de ces casiers en bois et de chaque côté, un compartiment reçoit un grand flacon en métal, de la hauteur et de la largeur de la caisse. Il est facile de placer du coton dans les casiers de cette caisse et de remplir un ou plusieurs flacons d'huile.

M. le Dr Evans exposait en outre plusieurs *sacs d'ambulance*.

Un *sac d'ambulance en cuir*, muni d'une poignée dans sa partie supérieure pour être porté à la main. Dans l'intérieur de ce sac, on trouvait trois tiroirs en bois superposés, se tirant et se poussant par un des côtés du sac. Ces tiroirs renfermaient toutes espèces d'objets de pansement. Dans le tiroir du haut : des flacons enveloppés de métal et des boîtes en métal pour pilules; dans le tiroir du milieu : des bandes en toile, du linge, de la charpie, et dans le tiroir du bas : des attelles, etc.

Un *sac d'ambulance en peau* renfermant toutes sortes d'appareils de médecine et de pansements. Ce sac contenait : du linge, des boîtes à pilules et différents médicaments.

Un *autre sac en peau* renfermait des objets de pansement.

Dans ces différents sacs on peut placer le coton et l'huile nécessaires pour nos pansements, mais nous voudrions voir leur place nettement déterminée.

France. — Dans la section française, on remarquait les *cantines d'ambulances* de M. Arrault.

C'étaient des coffres en osier recouverts de cuir qui renfermaient toutes espèces d'appareils et d'objets de pansements. 3 cantines étaient exposées, une cantine médicale pourvue d'un réservoir à deux compartiments, l'un renfermant sept litres d'eau et l'autre trois litres de cordial ; une cantine chirurgicale et une cantine vétérinaire. M. Arrault présentait en outre des *sacoches de cavalerie*.

M. Mathieu exposait des *sacoches de cavalerie* et M. Collin présentait différents *sacs d'ambulance*.

Le Ministère de la guerre exposait des *cantines de chirurgie*, de *médecine* et d'*administration*, toutes construites sur le même modèle.

Ce sont des coffres solides en bois, à couvercles obliques pourvus de chaînes pour pouvoir être suspendus et fermés par des cadenas. Ces cantines sont appariées et se complètent l'une par l'autre. Elles sont numérotées 1 et 2.

Paire de cantines médicales. (*Contenu*)— *Cantine n° 1.*

Plan supérieur , case de droite : papier sinapisé, bandes roulées, gaze à pansement, lanterne portative avec bougie, aiguilles, bougies, étui d'aiguilles, fil à coudre, rubans de fil.

Case du milieu : Cire jaune, ammoniaque liquide, tartrate d'antimoine et de potasse pulvérisé, chloroforme, protochlorure de mercure à la vapeur, acétate de plomb cristallisé, alcool camphré concentré, éther sulfurique alcoolisé, extrait d'opium purifié en pilules, poudre colophane, percaline agglutinative, (bande de 1 mètre de long sur $0^m,10$ de large), ficelle fine, vin cordial, flacon en verre de réserve.

Case de gauche : agaric, extrait de réglisse, bouchons, 1 gamelle en fer battu étamé, 2 gobelets (même métal), 2 pots à tisane (même métal), une spatule à grains d'émétique.

Plan intermédiaire. — Case de droite : grand linge à pansement préparé : dix bandages de corps, trois bandages triangulaires, six écharpes, deux suspensoirs. Petit linge à pansement assorti.

Case de gauche : bandes roulées assorties, petit linge à pansement fenêtré, coton cardé et ouaté, comprimé.

Plan inférieur. — Case de droite formant appareil : agaric, acide acétique, extrait d'opium, azotate d'argent fondu, cérat simple, perchlorure de fer, sparadrap, bandes roulées assorties, petit linge à pansement assorti, fenêtré, charpie, seringue à injections en étain, épingles, éponges fines.

Case de gauche : petit linge à pansement assorti, charpie.

Cantine n° 2, — Plan supérieur. Bandes roulées assorties, grand linge à pansement préparé, petit linge à pansement assorti, gaze à pansement, 1 bandage à fractures pour jambes, 4 appareils à fractures, en fil de fer, 2 attelles articulées pour bandages à fractures de cuisse, 12 séries d'attelles conjuguées en fil de fer, 4 pour fractures de bras, 4 pour fractures d'avant-bras, 4 pour fractures de jambes, 2 attelles-palettes palmaires, coton cardé et ouaté comprimé, rubans de fil.

Plan inférieur. — Case de droite : petit linge à pansement assorti, charpie comprimée.

Case de gauche : bandes roulées assorties.

Dans ces cantines l'huile n'est pas indiquée, on doit en mettre dans les flacons de réserve.

Paire de cantines chirurgicales. (*Contenu*). — *Cantine* n° 1.

Tiroir supérieur formant appareil : agaric, cire jaune, perchlorure de fer, sparadrap de diachylon gommé, bandes roulées assorties, petit linge à pansement, charpie, gaze à pansement, 1 seringue à injection en étain, 4 petits flacons carrés pour appareil de chirurgien, 1 boîte carrée en fer blanc avec couvercle, 1 boîte rectangulaire en fer blanc sans couvercle, épingles, éponges fines, 1 seringue à injection en verre, 1 ventouse en verre.

Case de droite : 2 bandages herniaires de droite, 2 bandages herniaires de gauche.

Tiroir intermédiaire : 2 boîtes de plumes métalliques, cire à cacheter, 1 canif, crayons noirs, 2 encriers, enveloppes, grattoir, porte-plumes, papier, 1 registre médical.

Case de gauche : Grand linge à pansement préparé, 2 bandages de corps, 5 écharpes, 1 bandage herniaire double, l'appareil Galante pour l'application de la méthode d'Esmark (dans un étui en coutil imperméable), l'appareil à transfusion du sang (modèle Collin).

Tiroir inférieur : Papier sinapisé, 2 sondes œsophagiennes, 12 sondes diverses, grand linge à pansement préparé, 2 bandages de corps, 3 écharpes, 3 boîtes d'instruments de chirurgie : boîte n° 1 pour l'avulsion des dents, boîte n° 2 (grande) pour amputation et trépan, boîte n° 17 pour résection des os, chaque boîte est dans un étui en coutil imperméable, 1 trousse de médecin garnie, sans giberne, 1 trousse pour les infirmiers de visite, 1 trousse de réserve, 1 seringue de Pravaz, en argent et en verre, 2 seringues à injection en étain, 1 thermomètre médical, aiguilles, épingles, 1 étui d'aiguilles, 2 seringues à injection en verre.

Cantine de chirurgie n° 2. — Tiroir supérieur formant appareil : Agaric amadouvier, cire jaune, perchlorure de fer liquide à 30°, sparadrap, bandes roulées assorties, petit linge à pansement, linge fenêtré, charpie, gaze à pansement, 1 seringue à injection en étain, 4 petits flacons carrés pour appareils de chirurgien, 1 boîte d'appareils carrée, avec couvercle en fer blanc, 1 boîte d'appareils rectangulaire, sans couvercle, épingles, éponges fines, 1 seringue à injection en verre, 1 ventouse en verre.

Plan intermédiaire : 1 irrigateur du Dr Eguissier de 0m,50, 2 palettes en cuivre pour les saignées, 1 verre gradué.

Tiroir de gauche : agaric amadouvier, extrait de réglisse gommé, 6 bandes de percaline agglutinative, bouchons, carnets de diagnostic, cordonnet de soie à ligature, éponges fines, fiches de diagnostic, fil à coudre.

Tiroir inférieur : 1 flacon en fer blanc contenant du thé, 1 flacon d'acide acétique, 1 flacon d'ammoniaque liquide, tartrate d'antimoine et de potasse pulvérisé en paquets de 1 décigramme, 16 flacons de chloroforme, 1 flacon en fer blanc contenant de la glycérine, 1 flacon de chlorydrate de morphine (en paquets de 5 centigrammes), 1 flacon d'acétate de plomb cristallisé, sulfate de quinine en paquets de 1 gramme dans un flacon en fer blanc, des flacons d'alcoolé de camphre concentré,alcoolé de canelle, alcoolé d'extrait d'opium, eau distillée, éther sulfurique concentrée, perchlorure de fer, poudre d'ipécacuanha (en paquets de 1 gramme),1 étui cylindrique en fer blanc, contenant des pilules d'extrait d'opium à 5 centigrammes,des cataplasmes Lelièvre, 1 spatule à grains d'émétique. Nous regrettons d'avoir à constater l'absence du coton et de l'huile dans les cantines de chirurgie du Ministère de la guerre,et de trouver au milieu de flacons contenant toutes espèces de substances volatiles et de médicaments, un flacon de thé qui, croyons-nous, serait bien mieux à sa place dans la cantine d'administration où, comme nous allons le voir se trouve le sucre.

Paires de cantines d'administration.

Cantine d'administration n° 1. — Elle contient : 1 sac à denrées de 3 kil. pour le sucre, 2 flacons carrés en fer blanc (eau-de-vie et huile à brûler), 2 bougeoirs en cuivre, 4 bidons en fer blanc de 10 litres, 2 étuis en fer blanc pour pierre à repasser, 3 lanternes, 1 sac d'outils, ficelles, fils, savons, bougies et allumettes, 1 litre d'eau-de-vie, du sucre, 1 boîte renfermant : aiguilles, plumes, pains et cire à cacheter, canif, crayons, encriers, enveloppes, porte-plumes, poudre, registres médicaux, règles.

Cantine d'administration n° 2. — Contenu : 6 cuillers et 6 fourchettes en fer battu étamé, 6 gamelles, 6 gobelets en fer blanc, 2 pots à eau également en fer blanc, 3 verres, 3 torchons, 3 sacs à denrées, 2 lanternes, 2 couteaux de cuisine, 2 crémaillères de campagne, une fourchette de cuisine, 2 casseroles, 1 cuiller à bouillon, 1 écumoire, 1 gamelle ovale de 10 litres, 2 marmites de 15 à 20 litres, tous ces objets en fer battu étamé, 1 boîte à sel, 1 trébuchet à bascule et à colonnes avec les poids, 1 balance avec poids, 1 serpe, 500 gr. de sel gris.

Cantine d'approvisionnement n° 1. — Elle contient : bandes roulées assorties, grand linge à pansement préparé : 8 bandages de corps, 10 écharpes, 1 suspensoir, grand linge ordinaire (draps), petit linge à pansement ordinaire et fenêtré, charpie comprimée, gaze à pansement, coussins à fractures, 6 attelles conjuguées en fil de fer (2 pour fractures de bras, 2 pour fractures d'avant-bras, 2 pour fractures de jambes), 1 attelle en bois collée sur toile, coton cardé et ouaté comprimé, ruban de fil.

Cantine d'approvisionnement n° 2. — Bandes roulées assorties, grand linge à pansement préparé : 8 bandages de corps, 10 écharpes, 1 suspensoir, grand linge ordinaire (draps) ; petit linge à pansement, ordinaire et fenestré ; charpie comprimée, gaze à pansement, 6 coussins à fractures, 6 attelles conjuguées en fil de fer : 2 pour fractures de bras, 2 pour fractures d'avant-bras, 2 pour fractures de jambes ; 1 attelle en bois collée sur toile, coton cardé et ouaté comprimé, ruban de fil.

Cantine d'approvisionnement nos 3 et 4. — Même composition que les deux précédentes.

Cantine d'approvisionnement n° 5. — Elle contient : 12 coussins à fractures, 2 bandages à fractures pour cuisses, 2 pour bras et avant-bras, 2 pour jambes, 1 biberon en étain, 2 sarraux d'officiers de santé en coton, 6 serviettes de toile pour la toilette, 3 tabliers d'infirmier, 6 tabliers d'officier de santé, 10 attelles (palettes palmaires), 1 musette, appareil en coutil imperméable, contenant : bandes roulées assorties, petit linge à pansement, ordinaire et fenestré ; charpie, gaze à pansement, 1 paire de ciseaux de Vézien, 1 flacon en métal anglais.

Cantine d'approvisionnement n° 6. — Elle contient des appareils à fractures en fil de fer : 10 pour bras et avant-bras, 10 pour cuisses, 10 pour jambes avec semelles, 20 attelles pour bandages à fractures de bras et d'avant-bras, 10 pour bandages à fractures de jambes, 10 articulées pour bandages à fractures de cuisses (modèle Isnard), 10 attelles palettes (palettes palmaires), 2 musettes, appareils en coutil imperméable, 1,000 kil. de crin pur, 12 bandes de carton, 1 musette, appareil en coutil imperméable, contenant : bandes roulées assorties, petit linge à pansement, ordinaire et fenêtré, charpie, gaze à pansement, 1 paire de ciseaux de Vézien, 1 flacon en métal anglais.

M. Suzanne exposait un *sac de premiers secours de pompiers.* Dans ce sac, il y a place pour 12 flacons dans 12 casiers. Chaque casier contient en outre une bande ou un linge.

La Société française de secours aux blessés présentait des *Cantines chirurgicales* et des *Cantines de pharmacie* mobiles, placées dans le fourgon de chirurgie et de pharmacie qu'elle exposait et que nous étudierons plus loin, p. 580. Ces cantines sont en chêne ou en osier recouvert de toile noire goudronnée.

Elle présentait également, dans sa salle d'opérations, un *Sac d'ambulance* modèle Collin, type adopté par la société. Ce sac (fig. 48), large de $0^m,40$, haut de $0^m,38$, profond de $0^m,20$, pèse $9^k,10$. Le couvercle contient des compresses, de la ouate, 6 attelles métalliques de $0^m,33$ de longueur sur $0^m,05$ de large, 2 attelles en bois de $0^m,34$ de long sur $0^m,043$ de large, et deux avec rallonges en fer blanc. 1 attelle de $0^m,35$ de long et de $0^m,035$ de large, sert de fermeture. L'intérieur contient des pinces, des bistouris, des ciseaux, 1 boîte d'amputation, du sparadrap, du taffetas, des aiguilles, des épingles, des bandes assorties, de la cire, de la ficelle, des bougies, de la charpie, des ventouses en caoutchouc, un bassin en cuivre, du fil, des allumettes, une lampe, des petites compresses, des rubans, de l'amadou, des éponges, 3 grands flacons, et 4 petits. Dans les côtés du sac, on trouve deux boîtes en fer blanc formant bassin. On doit remplir un des flacons d'huile. La boîte d'amputation contient une bande hémostatique de M. Houzé de l'Aulnoit.

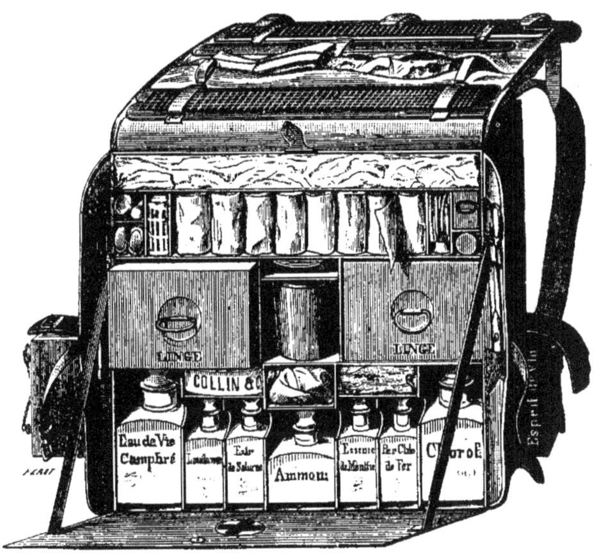

Fig. 48. — Sac d'ambulance. — Type de la Société française.

La Société exposait aussi un *Sac d'ambulance*, modèle Delpech, ayant 0m,48 de hauteur, 0m,48 de largeur, 0m,12 d'épaisseur et pesant 9k,800. Ce sac contient du linge, de la charpie dans les cases inférieures et sur des rayons, des flacons d'acide phénique, d'acide acétique, de glycérine, de laudanum, d'ammoniaque, d'extrait de saturne, de collodion, d'alcool camphré, d'alcoolat de mélisse, d'éther sulfurique, de chloroforme et de perchlorure de fer. Dans les cases supérieures, on place du sparadrap et des bandes, et, sur les bas côtés, de la poudre hémostatique, des paquets d'émétique et d'ipécacuanha, de l'amadou, de la glycère d'eucalyptus et du sulfate de quinine. Enfin dans les parties latérales du couvercle, on met d'un côté une trousse médicale et de l'autre une trousse chirurgicale, et, à l'extérieur, sur les côtés, on place une réserve de charpie, une réserve de linge, des attelles, une lampe à alcool et un gobelet. Ni coton, ni huile.

Une *giberne* pour premiers pansements de M. Collin. — Cette giberne (fig. 49 et 50), haute de 0m,18, large de 0m,30, épaisse de 0m,12, pèse garnie 2k,150, et est disposée pour être portée en bandoulière ou sur le ceinturon. Elle contient : des bandes, des compresses, de l'agaric, de la charpie, un flacon de perchlorure de fer, un flacon d'alcool camphré, une cuvette, une éponge, un compresseur du

Dr Nicaise, un bistouri, des ciseaux, des pinces, des attelles en fil de fer, des rubans, des aiguilles, du fil et des épingles. Ni coton, ni huile.

Une *boîte de pharmacie d'ambulance*, type de la Société.—Cette boîte (fig. 51, page 572) s'ouvre par la paroi antérieure en deux battants latéraux, ressemblant à deux volets, qui découvrent la paroi postérieure. On a alors sous les yeux et sous la main tout le contenu de la boîte, placé dans des casiers, flacons et tiroirs.

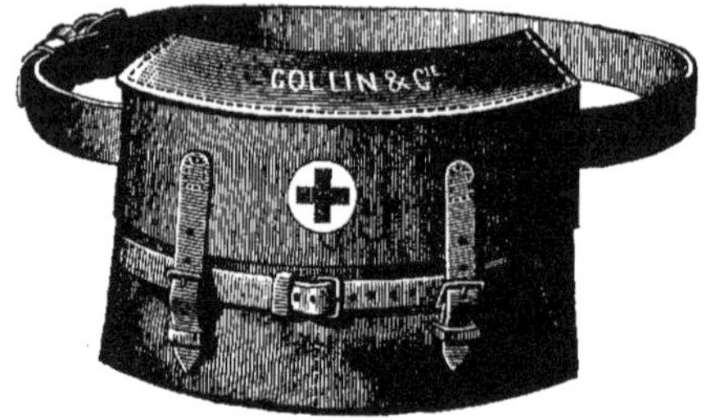

Fig. 49. — Giberne pour pansements—Modèle Collin. (Société française.)

Un des modèles est, pour la facilité du transport, entouré d'une double courroie très-forte, munie d'une poignée.

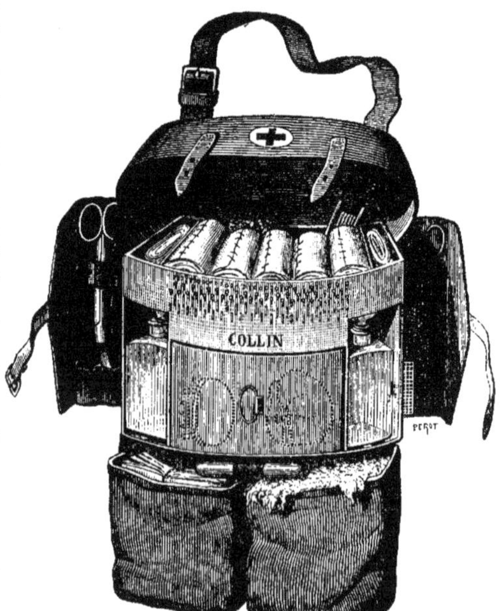

Fig. 50. — Même giberne ouverte.

Chaque boîte renferme les médicaments et objets suivants : acétate de plomb liquide, acide acétique, acide phénique, alcool camphré, agaric, ammoniaque, teinture d'arnica, sous-nitrate de bismuth, hydrate de chloral, chloroforme, chlorhydrate de morphine, éther sulfurique, pilules d'extrait thébaïque, glycérine, laudanum, solution de morphine, perchlorure de fer, pilules purgatives, sulfate de quinine, tannin, tartre stibié, sinapismes Rigollot, charpie hémostatique, diachylon, trébuchet, éponges, aiguilles, fil, épingles, bouchons de rechange, ventouses, lampes à alcool, allumettes. A la fin de l'Exposition, M. le comte de Beaufort a imaginé et placé dans cette boîte un nouvel appareil destiné à donner de la stabilité aux flacons dans les boîtes de pharmacie. Le *fixateur*, c'est ainsi que M. le comte de Beaufort a appelé son appareil, se compose d'une simple bande d'étoffe qui passe dans des fentes pratiquées, à mi-hauteur et mi-largeur, dans les parois latérales disposées pour recevoir les flacons. Elle embrasse ainsi la moitié antérieure de chaque flacon qu'elle serre contre le fond de la boîte; elle se boucle à une de ses extrémités. Pour dégager un flacon, il suffit de déboucler l'extrémité de la bande qui alors, n'opposant plus aucune résistance, laisse libre toute la rangée; qu'il s'agisse d'un ou de plusieurs flacons, l'opération est toujours aussi simple, tant pour dégager que pour fixer. Le système présente de plus cet avantage, que dans le cas où, par suite d'accident, les flacons seraient de dimensions inégales ou de formes diverses, ils n'en seraient pas moins aussi bien fixés que s'ils étaient tous du même modèle.

Une *boîte de pansements*, modèle de la Société, haute de 0m,25, large de 0m,26, longue de 0m,52; elle pèse garnie 10k,800 et contient : charpies, bandes, éponges, cuvette étamée, gouttières métalliques, attelles assorties, articulées,

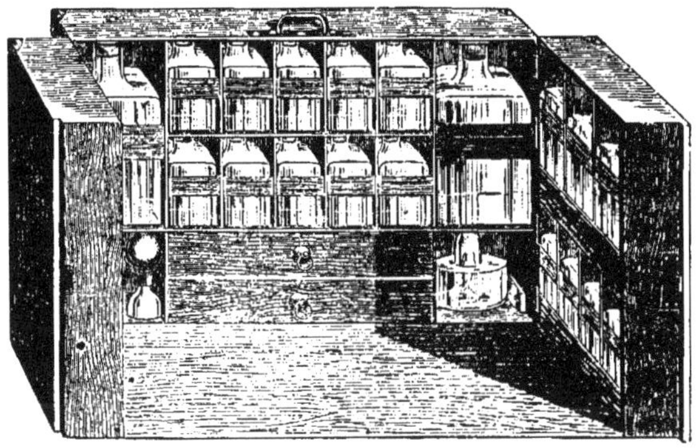

Fig. 51. — Boîte de pharmacie d'ambulance ouverte. — Type de la Société française de secours aux blessés.

conjuguées, etc.; rubans, coussins de balle d'avoine, draps fanons et appareils de Scultet. Ni coton, ni huile.

Une *boîte à pansements, modèle Favre*.— Cette boîte, longue de 0m,70, large de 0m,38, haute de 0m,25, pèse 12k,500 et contient : 1 bassin, 1 palette à saignée, 4 éponges, 500 gr. de compresses, 500 gr. de bandes, bandages de corps, bandages en T, 1 kilog. de charpie. 1/2 kilog, de linge fenestré, 6 coussins balle d'avoine, 1 pelote garnie d'épingles, 24 attelles assorties, 6 attelles conjuguées, 1 rouleau de sparadrap et taffetas, du fil ciré, 2 flacons de *catgut*, 4 mètres de *protective silk*, 1 mètre de *mackintosh*, 4 mètres de gaze phéniquée, 10 mètres de soie, 4 mètres de tubes à drainage, 1 kilog. de tube à drainage, 1 kilog. de coton pur, 1 paquet de *lint*. Le couvercle de la boîte contient : 1 pince à pansements, 1 paire de forts ciseaux, 1 spatule, 1 rasoir, 1 sonde, des aiguilles et des épingles. Nous regrettons de ne pas trouver au moins un flacon d'huile dans cette boîte à pansements où nous trouvons 1 kilog. de coton pur.

Pays-Bas et Indes néerlandaises. — Dans la section des Pays-Bas, partie des Indes Néerlandaises, nous avons remarqué un *Petit coffre d'ambulance allongé* dont le dessus a la forme d'un toit et qui renfermait des casiers garnis de flacons carrés. A côté était placé un *Sac d'ambulance de premier pansement* contenant de la charpie et des flacons carrés.

Sous le côté tendu de la voiture-tente d'ambulance du lieutenant colonel

Kromhout, se trouvait une *Boîte à pansements* en bois de 0m,70 de long, de 0m,50 de large et de 0m,15 de profondeur, pouvant être transformée en table de pansement. Dans ce cas, le couvercle composé de deux bois de 0m,006 d'épaisseur collés ensemble, découpé obliquement suivant sa longueur en trois parties inégales, et rabattu, forme les pieds de cette table. Ces pieds sont au nombre de trois, un d'un côté et deux de l'autre; par une de leurs extrémités, ils sont articulés à la boîte au moyen de charnières très-larges, et l'autre extrémité qui va reposer sur le sol, et qui est environ moitié moins large que la partie articulée, est garnie d'une petite plaque de fer. Cette boîte contient des casiers de différentes grandeurs et présente une idée nouvelle, puisqu'elle peut être instantanément transformée en table à trois pieds, ce qui facilite beaucoup pour le pansement. Elle devrait faire partie du matériel de toutes les ambulances et de tous les hôpitaux.

4° Transport du Matériel. — Fourgons d'ambulance. — Voitures-cuisines.

1° *Fourgons d'ambulance.*

Belgique.—Dans la section belge, on remarquait une *charrette-cantine d'ambulance* des hospitaliers de Saint-Josse de Bruxelles. Cette charrette-cantine se compose d'une caisse en bois longue de 1m,20, haute de 0m,80, large de 0m,60, suspendue sur deux ressorts en feuilles longs de 0m,90 et montée sur deux roues de 1m,12 de diamètre. Cette charrette est pourvue en avant de deux petits brancards à main et de deux pieds en fer destinés à la soutenir. En arrière, elle est munie d'un porte-lanterne en fer. La caisse est complétement fermée de tous côtés; en avant et en arrière, par une porte à deux battants fermant à clef; en haut et au-dessus, par un couvercle qui la recouvre entièrement et qui ferme également à clef.

Dans l'intérieur, se trouvent 6 tiroirs: 3 s'ouvrant en avant et 3 s'ouvrant en arrière. Les tiroirs du devant contiennent; le premier : des bandages et de la ouate; le deuxième: des linges de corps, des écharpes, des gourdes, etc.; le troisième: de la pharmacie. Les tiroirs de derrière renferment des sacs d'infirmiers, de la charpie, des compresses, des ustensiles divers. Au-dessus de ces tiroirs, sous le couvercle qui recouvre la caisse, on a ménagé différents compartiments renfermant toutes sortes d'ustensiles. Enfin, sur les côtés de la charrette, on a suspendu des sacs d'infirmiers en toile. Cette charrette-cantine d'ambulance, construite avec beaucoup de précision et pouvant être facilement traînée par un seul homme peut être d'une très-grande utilité pour de petites expéditions.

Etats-Unis. — M. le Dr Thomas W. Evans, exposait dans la section des États-Unis, un *fourgon de chirurgie, médecine et pharmacie.* Ce fourgon suspendu est monté sur 4 roues, 2 devant de 1m,02 et 2 derrière de 1m,22 de diamètre; il est pourvu d'un frein pour ces dernières. La caisse est complétement ouverte de toutes parts, excepté dans la partie inférieure de ses côtés où elle est boisée sur une hauteur de 0m,44. De chacun de ces côtés, partent 4 montants en bois continués à leurs parties supérieures, par des demi-cercles en bois destinés à recevoir une forte toile qui forme le toit et recouvre la voiture. Les côtés sont fermés au moyen de rideaux libres ou de rideaux cloués sur les montants dont nous venons de parler. Cette voiture est entièrement remplie de grandes caisses mobiles en bois contenant toutes espèces de médicaments et d'appareils. A l'avant on trouve des caisses pour les instruments et à l'arrière des tiroirs et des compartiments de différentes grandeurs pour divers ustensiles, des flacons, des paquets, etc., etc. Un brancard est suspendu à l'extérieur, sur un des côtés de ce fourgon.

Nous rappellerons ici un fourgon d'ambulance qui avait été exposé en 1867, dans la même section et qui méritait d'être apprécié. Ce fourgon était fermé entièrement par de larges portes et aménagé de telle façon que, ces portes ouvertes, on voyait tous les appareils, médicaments et objets de pansement parfaitement disposés et rangés dans des tiroirs, ce qui donnait une grande facilité pour la personne qui avait besoin de ces médicaments, instruments ou appareils.

France. — Le ministère de la Guerre exposait, dans la section française, plusieurs voitures destinées au transport du matériel. Ces voitures qui ont été construites dans les ateliers de l'État montrent quels progrès immenses cette administration a faits depuis l'Exposition de 1867.

1° Un *fourgon de chirurgie*. — Ce fourgon se compose d'une caisse de 2m,52 de longueur, 1m,62 de hauteur et 1m,50 de largeur, complétement fermée, suspendue à six ressorts et montée sur 4 roues. Cette caisse est pourvue à l'avant d'un siége pour trois personnes, d'un drapeau portant la croix rouge et d'une lanterne; sur les côtés on a peint des croix rouges. Dans la cloison qui sépare l'avant, où se trouve le siège du cocher, du reste de la voiture, on a ménagé une ouverture de 0m,50 sur 0m,30, munie d'un volet. Le derrière de la voiture est fermé par une porte simple munie d'un marchepied; la partie supérieure de cette porte est à claire-voie formant une espèce de persienne. L'intérieur de la voiture est divisé en deux parties égales par un couloir surmonté d'un toit surélevé de 0m,30 et muni tout du long, de chaque côté, de vitres et de vasistas pour donner de l'air et de la lumière. Cette surélévation permet aussi de circuler debout. Le toit est garni tout autour par une galerie en fer et entre cette galerie et la surélévation du couloir on place des brancards roulés.

Dans l'intérieur, on trouve les ustensiles nécessaires pour la chirurgie, dans des casiers numérotés, à tiroirs pour les instruments fragiles et libres pour les autres, tels que les attelles en bois et les appareils à fractures en fil de fer.

Matières et objets contenus dans le fourgon de chirurgie par casiers et tiroirs numérotés :

C. 1. — 8 fioles à médecine de 250 gr., 14 de 125 gr., 8 de 60 gr.

T. 2. — 1 flacon en verre d'acide acétique, 1 flacon ammoniaque liquide, 2 flacons éther sulfurique, 3 flacons chloroforme, 1 flacon alcoolat de mélisse, 2 flacons alcoolé de cannelle, 2 flacons alcoolé d'extrait d'opium, 2 flacons perchlorure de fer, 1 flacon acétate de plomb cristallisé, 2 flacons sous-nitrate de bismuth, 2 flacons acide phénique, 2 flacons glycyrrhizine, 1 flacon de sulfate d'atropine en 50 paquets de 2 centigrammes, 4 flacons vides, 2 flacons de collodion, 1 flacon azotate d'argent fondu, 1 flacon sulfate de zinc, 1 flacon extrait d'opium en pilules de 5 centigrammes, 4 boites d'appareils carrées avec couvercles, une de ces boites contient 60 paquets de 5 centigr. de chlorhydrate de morphine; 2 pots en faïence de 10 centilitres, un de ces pots contient de l'extrait de quinquina gris, 10 mètres de sparadrap, 6 bandes de percaline agglutinative, 100 feuilles de papier sinapisé, agaric, cire jaune, 1 éprouvette graduée de 20 centilitres, 1 spatule à grains d'émétique.

T. 3. — Thé, sulfate de magnésie, sulfate de quinine, ipécacuanha, sulfate d'alumine et de potasse, émétique pulvérisé, huile d'arachides, glycérolé d'amidon, calomel à la vapeur, silicate de potasse, chloroforme, alcoolé de camphre concentré, alcool à 90 degrés, eau-de-vie, cataplasmes Lelièvre, bouchons.

T. 4. — 1 boite avulsion des dents, 1 boite amputation et trépan, 1 boite couteaux de rechange, 1 boîte résection des os, 1 trousse de médecin, 2 trousses d'infirmier de visite, 1 trousse de réserve (ciseaux et pinces), 1 seringue de Pravaz, 1 appareil d'Esmarck, 2 seringues à injection dont 1 en étain et l'autre en verre, 3 sondes œsophagiennes, 20 sondes méthodes diverses, 6 mètres de tubes à drainage de 2 à 3 calibres différents, éponges, thermomètre à mercure.

T. 5. — 3 musettes renfermant des bandes roulées, du petit linge, de la charpie et 3 flacons en métal anglais, 3 musettes vides.

T. 6. — 1 appareil à pansement renfermant : des bandes roulées, du petit linge à pansement, de la charpie, 1 boîte en fer blanc rectangulaire sans couvercle, 1 boîte carrée en fer blanc, 2 verres de ventouses, 2 petites seringues dont 1 en verre dans un étui en bois, l'autre en étain, 1 poire en caoutchouc pour pansement, 4 flacons en verre, carrés, bouchés à l'émeri.

T. 7. — 1 appareil à pansement contenant les mêmes objets que le T. 6.

C. 8. — 2 irrigateurs Eguisier, 6 cuvettes à pansement (diamètre supérieur 24 centimètres), 1 biberon en étain, 1 pot à tisane et 2 gobelets en fer blanc, 1 lampe avec gobelet à queue mobile, 1 pierre à repasser avec étui en fer blanc.

C. 9. — 45 aiguilles dans 2 étuis, 2200 épingles dans une boîte, cordonnet de soie, fil, ruban, lacs à boucles, gaze à pansement, taffetas gommé, 12 bandages herniaires, 5 de droite, 5 de gauche et 2 à double pelote, 6 serviettes, 3 tabliers d'infirmiers, 6 tabliers de médecin.

C. 10. — 20 coussins pour gouttières, 10 pour gouttières de jambes et 10 pour les membres supérieurs.

C. 11. — Petit linge à pansement (40 kilog.).

C. 12. — Bougies dans une boîte, savon, sucre, ficelle.

C. 13. — 6 Crayons, 3 encriers, canif et grattoir, 12 porte-plumes, 3 boîtes de plumes, pains à cacheter, papier blanc et papier à lettres, carnets de diagnostic, 1 registre médical. Tous ces objets sont renfermés dans un carton de bureau en bois. Encre, fiches de diagnostic avec cordon.

C. 14. — 21 gouttières en fil de fer, 8 pour le membre supérieur, droites; 8 coudées pour le même membre et 5 pour la jambe, 20 attelles conjuguées en fil de fer pour bras et 20 pour avant-bras.

C. 15. — 15 gouttières en fil de fer pour jambes, 20 attelles conjuguées en fil de fer pour jambes, 1 cisaille de ferblantier.

C. 16. — Petit linge à pansement (40,700 kilog.).

C. 17. — Étoupe goudronnée (10 kilog.).

C. 18 (Double casier). — 24 attelles articulées pour fractures de cuisse, 10 attelles articulées d'Insard, 30 attelles articulées pour fractures de jambe.

C. 19 (Double casier). — 5 bandages pour fractures de cuisse, 5 pour fractures de jambe et 10 pour fractures de bras et d'avant-bras.

C. 20. — Grand linge préparé (22 kilog.).

C. 21. — Grand linge non préparé (38 kilog.).

C. 22. — 30 coussins à fractures pour jambe.

C. 23. — 10 kilog. Coton cardé et ouaté, 12,500 bandes roulées.

C. 24. — 30 attelles pour fractures de bras et 30 pour fractures d'avant-bras, 20 attelles-palettes palmaires, 2 mètres attelles collées sur toile pour bras, 20 planchettes pour attelles de doigt, 1 scie à main.

C. 25. — Bougeoirs, lanternes, allumettes, mèches de coton.

C. 26. — 20 coussins pour fractures de cuisse, 10 coussins pour gouttières de cuisse, 1,200 bandes de carton.

C. 27. — 10 gouttières en fil de fer pour cuisse, 1 feuille de zinc n° 10.

C. 28. — 45 kilog. de bandes roulées.

C. 29. — 38 kilog. de charpie.

Coffre du caisson : 1 sac d'outils, 1 burette à huile, 1 lanterne, huile à brûler.

Au fond de la voiture, une table d'opération à dossier dont le pied en X, se trouve suspendu extérieurement sur le côté droit du fourgon, à côté d'une pioche.

En vrac, 4 brancards avec bretelles.

Compartiments spéciaux, l'un à droite, l'autre à gauche de la voiture, près du siège : 2 réservoirs à eau en fer battu étamé de chacun 25 litres.

2° Un *Fourgon de pharmacie*.— Ce fourgon, entièrement semblable à celui de chirurgie, renferme dans des casiers et des tiroirs, au lieu d'instruments et d'appareils, les médicaments et les ustensiles nécessaires à la pharmacie.

Contenu :

C. 1. — Allumettes amorphes dans une boîte en fer blanc, 1000 bougies, 1 lanterne portative.

T. 2. — 16 flacons en verre d'acétate de plomb cristallisé, 3 flacons azotate d'argent fondu, 20 boîtes en fer blanc d'extrait d'opium purifié, 6 flacons en verre vides.

T. 3. — 6 flacons en verre d'alcoolé d'extrait d'opium, 12 boîtes en carton de papier épispastique, 6 étuis en carton de sparadrap vésicant.

T. 4. — 15 flacons en verre d'alcoolé de camphre concentré.

T. 5. — 1 boîte à réactifs.

T. 6. — 2 boîtes en fer blanc de sulfate de magnésie.

C. 7. — Ficelle fine, planches de liège, bouchons.

T. 8. — Des flacons contenant : acide acétique, acide chlorhydrique, kermès pour hommes, émétique pulvérisé, alcoolé de digitale, alcoolé d'iode, perchlorure de fer liquide, 5 flacons en verre vides.

T. 9. — Flacons d'iode, de sulfate de cuivre, de calomel à la vapeur, de silicate de potasse, 7 flacons en verre vides.

T. 10. — Flacons contenant : alcoolat de cochléaria composé, alcoolat de mélisse composé, alcoolé de cannelle, alcoolé de quinquina gris.

T. 11. — Épingles, vessie de porc, flanelle pour étamines (pour chausse d'Hippocrate), 6 serviettes de toile pour la toilette, 2 tabliers d'officiers de santé, 6 torchons.

T. 12. — Cire jaune, éponges fines, éponges à la ficelle, cataplasmes Lelièvre (avec enveloppe gutta-percha), papier sinapisé (en 20 boîtes de fer blanc), sparadrap, percaline agglutinative.

C. 13. — 2 seaux en toile.

T. 14. — 24 flacons d'acide phénique, 10 flacons d'ammoniaque liquide, 11 flacons en cristal vides.

T. 15. — Flacons contenant : acide tartique concassé, bromure de potassium, iodure de potassium, bicarbonate de soude, eau distillée simple, 3 flacons en verre vides.

T. 16. — 15 flacons d'alcool à 90° (36° Cartier).

T. 17. — 80 fioles à médecine, 20 pots de pharmacie, dits canons en faïence.

T. 18. — 13 flacons de glycérine de 29° à 30°, 2 flacons vides.

C. 19. — Vide.

T. 20. — 45 flacons de chloroforme.

T. 21. — Flacons de : vinaigre blanc, alun pulvérisé, permanganate de potasse, borate de soude pulvérisé, tannin, 10 flacons en verre vides.

T. 22. — 15 flacons de thé hysw Sen.

Armoire 23. — 2 carrés à étamines simples, 1 écumoire en fer battu étamé, 1 pliant de campement en toile, 1 hachette, 1 sac d'outils complet.

C. 24. — Papier blanc, papier à enveloppes, papier à Etats, papier à lettres, enveloppes diverses.

T. 25. — Formulaire pharmaceutique, cire à cacheter, colle à bouche, plumes métalliques, canifs et grattoirs, encriers, porte-plumes, règles, gomme élastique, ficelle rouge, crayons noirs.

T. 26. — 4 verres gradués, 1 trébuchet à bascule et à colonne avec les poids, balance diverse, non classée ou de l'ancien modèle, 1 boîte de 1k,001 pour les pharmaciens, 2 spatules à grains d'émétique et de poudre d'ipéca.

T. 27. — 2 pots d'extrait de quinquina jaune, flacons de : glycyrrhizine ammoniacale, extrait de ratanhia, extrait de réglisse gommé; 1 flacon en fer blanc, vide.

T. 29. — Gomme du Sénégal, sucre blanc en pain.

T. 29. — 1 mortier en fonte tourné à poli avec pilon, ustensiles en fer battu : 1 bassine de 9 litres, 1 poëlon de 6 litres, 1 poëlon de 3 litres, 1 poëlon de 2 litres, 1 poëlon de 1 litre, 1 bougeoir en cuivre.

C. 30. — Cartes blanches, papier à filtrer.

T. 31. — 1 flacon essence de citron, 1 flacon essence de menthe, 13 flacons éther sulfurique à 62 degrés, 30 flacons vides.

T. 32. — Des flacons en fer blanc contenant des poudres de : gomme, ipécacuanha, quinquina gris, réglisse, rhubarbe, 2 flacons vides.

T. 33. — Des flacons en fer blanc renfermant : du thé, de l'aloès, cachou, bismuth, azotate de potasse, chlorate de potasse, 3 flacons en verre vides.

T. 34. — 1 mortier en porcelaine émaillée avec pilon en porcelaine et manche en bois, 4 entonnoirs, 2 couteaux de pharmacie, 1 plaque graduée pour diviser les pilules, 3 spatules en fer forgé et 3 en os, 2 couloirs de 50 cent en fer battu étamé, 2 paires de ciseaux, 2 tire-bouchons, 6 mesures en fer blanc de 5 centilitres à 2 litres.

T. 35. — Fleurs de tilleul, agaric amadouvier, dans des boîtes en fer blanc.

T. 36. — Imprimés de comptabilité.

T. 37. — 10 flacons hydrate de chloral, 1 flacon chlorhydrate de morphine, 10 flacons sulfate de zinc, 20 flacons collodion, 36 flacons vides.

T. 38. — 2 flacons camphre, 1 flacon huile volatile de térébenthine, 60 mètres de sparadrap.

T. 39. — 4 flacons amidon pulvérisé, 60 mètres sparadrap, 1 flacon vide.

T. 40. — 70 fioles à médecine.

T. 41. — 2 boîtes fleur de tilleul, 5 boîtes sulfate de quinine, 50 étuis en fer blanc de 100 gr. contenant des pilules de sulfate de quinine de 1 centigr.

C. 42. — Pièces de comptabilité.

T. 43. — 27 flacons de chloroforme, 18 flacons vides.

T. 44. — 5 pots d'oléo-margarate de potasse, 8 pots de pommade antipsorique d'Helmerick, 2 pots pommade mercurielle d'Helmerick.

T. 45. — 2 flacons de térébenthine (oléo-résine), 6 flacons d'huile d'arachide, 6 flacons d'axonge benzoïnée, 1 flacon d'onguent styrax, 1 flacon en fer blanc vide.

Armoire 46. — 2 cruchons en grès d'encre noire, 1 moulin à café, 1 pelle à feu, 1 pincette, 1 petit trépied en fer forgé.

Compartiments spéciaux, l'un à droite, l'autre à gauche de la voiture, près du siège contenant 2 réservoirs à eau, chacun de 25 litres, en fer battu étamé. Ni coton, ni huile.

3° Un *Fourgon de pharmacie vétérinaire* semblable aux précédents, et contenant les médicaments et ustensiles nécessaires pour la pharmacie vétérinaire.

Contenu :

C. 1 et 7. — 5 seringues à injection et 5 à lavement.
T. 2. — 24 flacons huile de croton et 5 flacons azotate d'argent fondu.
T. 3. — 3 flacons camphre et 12 flacons poudre de quinquina gris.
T. 4. — 4 flacons huile volatile de térébenthine et 10 flacons glycérine.
T. 5. — 4 flacons alcoolé d'extrait d'opium et 14 flacons liqueur de Villatte.
T. 6. — 18 flacons chlorure de chaux sec à 85 degrés.
T. 8. — 6 serviettes, 2 tabliers d'officiers de santé, 6 torchons.
T. 9. — 5 flacons azotate de potasse et 8 flacons poudre de quinquina gris.
T. 10. — 15 flacons huile volatile de térébenthine.
T. 11. — 14 flacons ammoniaque et 4 flacons alcoolé d'extrait d'opium.
T. 12. — Sulfate de magnésie.
C. 13 et 19. — 5 pompes à douche et 5 seaux en toile.
T. 14. — 20 fioles à médecine.
T. 15. — 15 pots oléo-margarate de potasse.
T. 16. — 2 flacons huile volatile de térébenthine, 6 flacons alcool à 90 degrès, 7 flacons alcoolé de camphre concentré.
T. 17. — 8 flacons ammoniaque et 10 flacons alcoolé de cantharides.
T. 20. — 3000 épingles, fil, ruban, spatules en fer forgé.
T. 21. — 15 flacons pommade de peuplier.
C. 22. — 15 flacons alcoolé de camphre concassé.
T. 23. — Ficelle, bouchons.
T. 24. — Plumes, canifs, grattoirs, crayons, encre, encriers, papier, enveloppes, porte-plumes.
T. 25. — 10 vessies de porc, 2 verres gradués, balance et poids.
T. 26. — 15 flacons onguents vésicatoire.
T. 27. — 18 flacons chlorure de chaux sec.
T. 28. — Éponges, 1 mortier en porcelaine, 1 pilon.
C. 29. — Liège pour broches.
C. 30. — 50 fioles à médecine de 125 millimètres.
T. 31. — 2 flacons éther sulfurique, 10 flacons perchlorure de fer, 6 flacons de liqueur de Villatte.
T. 32. — 10 flacons goudron, 5 flacons onguent vésicatoire.
T. 33. — 12 flacons acide phénique cristallisé, 4 flacons sulfate de cuivre, 2 flacons alcoolé d'aloès.
T. 34. — Éponges, 20 fioles à médecine de 250 millimètres.
C. 35. — Vide.
C. 36. — Allumettes, bougies, couteaux de pharmacie, bougeoir, boîte pour allumettes, lanterne, ciseaux, tire-bouchons, hachettes, limes plates.
T. 37. — 18 flacons éther sulfurique à 62°.
T. 38. — 10 flacons goudron, 5 flacons acétate de plomb cristallisé.
T. 39. — 18 flacons alcoolé d'aloès.
T. 40. — Mesures de capacité à partir du litre, entonnoirs en fer blanc de 25 à 50 centilitres (forme spéciale), mesures en fer blanc de 2 litres, 1 litre, 0,50 0,20 0,10 et 0,05 centilitres.
T. 41. — Vide.
T. 42. — 5 trousses en cuirs, vides.
T. 43. — Camomille romaine, 10 pots pommade mercurielle.
T. 44. — 1 flacon aloès socotrin, 6 flacons huile de cade, 6 flacons huile empyreumatique, 2 flacons alcoolé de camphre concentré.

Coffre du caisson n° 45. — Filasse épurée et poupée de chanvre goudronnée, toile cirée pour pansement, toile de coton.

Intérieur du caisson. — 1 pliant de campement en toile.

Compartiments spéciaux, l'un à droite, l'autre à gauche de la voiture, près du siège contenant 2 réservoirs à eau en fer battu étamé, de chacun 25 litres. Ni coton, ni huile.

4° Un *Fourgon d'administration.* — Ce fourgon, du même modèle que les précédents, en diffère cependant dans ses détails, à cause de l'emploi auquel il est destiné. Il est aménagé intérieurement pour les vivres ; on y trouve : des instruments de boucherie; au plafond, un crochet pour soutenir la viande ; au fond, un trépied en fer forgé avec trois marmites de campagne; enfin, de chaque côté, des appareils en bois pour distribution et des réservoirs en bois.

On remarque encore dans la partie supérieure et dans toute la longueur de la voiture, de légères ouvertures qui laissent passer l'air et sont recouvertes par des toiles.

Contenu :

Intérieur de la voiture:

Coffre n° 1. — Légumes ordinaires et fins (conserves), pruneaux.

Coffre n° 2. — Conserves de bouillon, conserves de viande.

Coffre n° 3. — Conserves de lait, conserves de julienne, 1 pot de grès de beurre demi-sel et 1 de saindoux.

Étagère n° 4. — 1 fourchette de cuisine petite, 1 moyenne. Dans une boîte : 1 cuiller à bouillon, 1 à distribution, 1 écumoire, 1 passoire creuse de 3 litres, 1 poêle à frire moyenne, queue droite.

Compartiment n° 5. — 3 bouteilles : huile à manger, vinaigre, eau-de-vie.

Compartiment n° 6. — Riz, vermicelle, 1 bouteille vide.

Compartiment n° 7. — Café, sucre.

Coffre n° 8. — 10 paquets de biscuits, chocolat.

Coffre n° 9. — Vide.

Coffre n° 10. — Fleur de farine, légumes secs.

Coffre n° 11. — Bougies, coton pour mèches, condiments divers, fagots résineux, huile à brûler, savon de Marseille, 1 boîte de sel, 1 burette pour huile à brûler de 1 kilogramme.

Crochet de boucherie. — Viande fraîche.

Paroi latérale de droite. — 1 scie montée pour le bois, 1 pelle à main en tôle, 1 romaine oscillante de 50 kilog., 1 scie de boucherie, 1 tire-bouchons, 1 paire de grands ciseaux, 1 marteau.

Paroi latérale de gauche. — 1 table de cuisine articulée, 2 appareils de distribution en bois, 1 bassine à distribution en fer battu étamé, 1 boîte pour allumettes, 1 petit couperet, 1 boîte d'allumettes amorphes, 1 grand couteau de cuisine à abattre, 1 grand couteau de cuisine à émincer, 1 moyen, 1 petit, 1 fusil de boucherie, 1 hache, 1 hachette.

Fond de la voiture. — 2 marmites de campagne de 25 à 30 litres, 1 de 50 litres, 1 trépied, 4 bêches, 4 pioches.

Extérieur de la voiture. — Armoire située sur le devant.

C. 1. — Objets de bureau, pièces de comptabilité.

C. 2. — 26 tabliers d'infirmiers, 4 sacs à denrées ordinaires, 10 sacs à denrées de 9 kilog., 5 de 6 kilog., 500 éponges ordinaires.

C. 3. — 40 gobelets en fer battu sans couvercle de 1 litre, 1 mesure en fer blanc de 1 litre, 1 mesure pour le vin de $0^l,25$ cent., ficelle forte.

C. 4. — 60 torchons, 30 serviettes.

C. 5. — 4 bidons de 15 litres en fer blanc, 4 de 10 litres, 6 bols en faïence,

12 assiettes en faïence, 2 salières en cristal, 6 verres, 1 moulin à café, 1 broc à vin en fer blanc de 2 litres, 3 lanternes portatives avec bougies, 1 cafetière à filtrer, 4 casserolles en fer battu, à queue articulée, de 1, 2, 3 et 4 litres, 20 assiettes en fer battu étamé, 4 couvercles de casseroles en fer battu étamé, 6 grands couteaux de table, 20 fourchettes à bouche en fer battu étamé, 70 cuillers même métal, 4 bougeoirs en cuivre, 40 pots à tisane de 1 litre, 4 petits cadenas.

Coffre sous le siège. — 10 seaux en toile, 1 sac d'outils complet.

Compartiments spéciaux l'un à droite, l'autre à gauche de la voiture, près du siège : 1 réservoir à vin de 50 litres en bois, 1 réservoir à eau de 50 litres en fer battu étamé.

La Société fançaise de secours aux blessés militaires exposait un *fourgon de chirurgie et de pharmacie.* Ce fourgon construit par M. Colas, sur les indications d'un médecin militaire, membre du Conseil de la Société, est suspendu par six ressorts et monté sur 4 roues, deux devant de $0^m,95$ et deux derrière de $1^m,45$ de diamètre. La largeur de la voie est de $1^m,70$, le poids de la voiture vide est 1080 kilogr. ; son prix est de 2600 fr.

Le fourgon se compose d'une caisse de $2^m,52$ de longueur, $1^m,63$ de hauteur et $1^m,50$ de largeur, pourvue en raison de sa hauteur, de marchepieds de forme spéciale qui permettent à un homme de taille moyenne d'atteindre les compartiments supérieurs. Il est divisé en deux parties, l'antérieure qui contient une place pour le conducteur et deux places pour deux autres personnes, et la postérieure qui est fermée de tous côtés par des portes en tôle. Derrière, on trouve une porte à deux battants et trois portes de chaque côté également à deux battants, deux en haut et une en bas. Ces portes sont cadenassées, et le même levier ferme les deux portes de côté qui se trouvent superposées. Ce fourgon est muni d'un réservoir à deux compartiments, l'un pour l'eau, l'autre pour l'eau-de-vie placé sur le devant de la voiture au-dessus du tablier ; d'un frein et de deux lanternes, l'une en avant et l'autre en arrière. Il possède encore une pelle et une pioche, un coffre placé sous le siège du cocher qui renferme outre les effets particuliers de ce dernier, un sac à outils, deux petits bidons en fer blanc, un sceau en toile, etc. Enfin, un autre coffre se trouve sous la caisse, entre les roues de derrière. Au-dessus, tout du long, on trouve un cadre vide pour la ventilation.

Cette voiture sert à transporter les ressources chirurgicales et pharmaceutiques nécessaires aux ambulances. Elle contient un matériel double, renfermé dans des paniers et des cantines en cuir, placées sur des planchettes, que l'on peut atteindre et ouvrir sur les quatre faces de la voiture sans les décharger. On peut également les enlever facilement et les placer sur des mulets de bât. Derrière chaque cantine, sont placés des paniers de réserve destinés à fournir les ressources épuisées des cantines correspondantes. La paroi postérieure du fourgon renferme toute la pharmacie d'ambulance volante, dans des cantines mobiles et dans des paniers de réserve. Les parois latérales contiennent chacune le même matériel de chirurgie, de pansements, de bandages et d'appareils, dans des cantines de mêmes dimensions que celles de l'arrière et dans des paniers de réserve pour chaque cantine. Une literie d'ambulance volante pour douze lits au moins, est placée dans des paniers situés au-dessus des cantines. Des brancards et une table pour opérations, occupent le grand compartiment supérieur et peuvent être retirés par l'avant et l'arrière du fourgon. Enfin, des objets divers du matériel trouvent place dans le coffre du siège du cocher et dans le coffre placé entre les roues de derrière.

Contenu:

Paroi postérieure du fourgon.

En haut, un compartiment s'ouvrant, de bas en haut, au moyen d'une porte à charnières, occupe toute la longueur de la voiture et contient des brancards; il peut recevoir également une table à opérations.

Au-dessous, deux compartiments, s'ouvrant de la même façon, contiennent 2 boîtes de pharmacie de réserve renfermant les médicaments dans des flacons et des boîtes et s'ouvrant par les parois antérieure et supérieure. Six autres compartiments situés en-dessous s'ouvrent comme une armoire à deux battants. Les deux compartiments situés immédiatement en dessous, ont seulement 8 centim. de hauteur et 35 centim. de profondeur; on y place des registres, buvards, petits objets de pharmacie, mortiers, balances, etc. Les deux compartiments situés en dessous, ont 40 cent. de hauteur et 35 de profondeur. Enfin, les deux derniers compartiments se prolongent entre les deux roues de derrière et ont 1m,10 de profondeur. Ces 4 compartiments contiennent 4 cantines de pharmacie, toutes de mêmes dimensions, renfermant deux à deux les mêmes médicaments et s'ouvrant par les parois antérieure et postérieure.

Les cantines placées dans les derniers compartiments sont posées dans le fourgon de manière que l'une présente en avant sa paroi antérieure et l'autre sa paroi postérieure. Il en est de même des deux cantines qui se trouvent dans les deux compartiments situés au dessus. Les médicaments indispensables à une ambulance volante se trouvent dans les flacons et boîtes de ces quatre faces. On retourne chaque cantine quand ces 4 parois sont vides et la pharmacie se trouve de nouveau complète. Ces cantines forment deux à deux une pharmacie complète, et peuvent se charger sur des mulets de bât, afin de diviser l'ambulance en deux sections. Elles ont été construites par M. Walker et contiennent :

Cantine n° 1 (Paroi antérieure). — 9 bouteilles renfermant : acide sulfurique, tannin, hydrate de potasse, thé, alun pulvérisé, sulfate de quinine, camphre, sulfate de cuivre, sucre. Chaque bouteille contient 125 gr. de ces médicaments. 5 bouteilles contenant chacune 500 gr. des substances suivantes : glycérine, alcool rectifié, acide acétique, alcool camphré, perchlorure de fer; 4 tiroirs renfermant : le 1er des pilules d'extrait d'opium de 5 centigr. et des paquets de calomel; le 2e de l'ipécacuanha pulvérisé et du sous-nitrate de bismuth; le 3e de l'émétique et du sulfate de quinine; le 4e 4 flacons de solutions de morphine et d'atropine.

Cantine n° 2 (Paroi postérieure). — 3 tiroirs contenant : l'un du sparadrap et les deux autres des bouchons de rechange; 3 cases contenant : la 1re un mortier, la 2e un verre gradué et un entonnoir, la 3e une lampe à alcool; 2 bouteilles contenant : l'une 500 gr. de rhum et l'autre 500 gr. de chloroforme; 10 boîtes en fer blanc contenant : gomme, amidon, café, aloès pulvérisé, dextrine, agaric, réglisse, sucre, tilleul, thé.

Cantine n° 3 (Paroi antérieure). — 8 bouteilles contenant chacune 200 gr. des substances suivantes : sulfate de soude, sulfate de magnésie, camphre, iodure de potassium, sulfate de quinine, sous-nitrate de bismuth, bromure de potassium, émétique; 7 flacons contenant les médicaments suivants : alcool camphré, alcool, térébenthine, dextrine, amidon, huile d'olives, colophane pulvérisée; 5 pots de porcelaine contenant : Vaséline, onguent mercuriel, styrax, extrait de quinquina et axonge benzoïnée.

Cantine n° 4 (Paroi postérieure). — 8 bouteilles contenant chacune 200 gr. des substances suivantes : camphre, laudanum de Sydenham, extrait de saturne, collodion élastique, ammoniaque liquide, acide phénique, teinture d'iode, éther sulfurique; 8 pots en fer blanc contenant : sulfate de magnésie, sucre, emplâtre vésicant, sulfate de soude, agaric, sous-nitrate de bismuth, sulfate de quinine; 3 tiroirs contenant : le 1er, vésicatoire anglais; le 2e, emplâtre diachylon; le 3e, sparadrap adhésif; 3 cases contenant : la 1re, une lanterne; la 2e, un filtre à café; la 3e, un verre.

Derrière les deux dernières cantines, on place deux grands paniers de réserve ayant 35 cent. de hauteur, 62 cent. de largeur et 76 cent. de profondeur, qui ne peuvent être déchargés qu'après l'enlèvement des deux cantines. Ces paniers sont à compartiments mobiles pour les différents médicaments que l'on doit avoir en grande quantité dans des flacons ou dans des boîtes. Ces paniers contiennent : chloroforme, alcool camphré, huile, vinaigre, acide phénique, salicylique, tilleul, sel, sulfate de soude, amidon, rhum, café en grains, sucre, lait concentré, bouillon Liebig, thé, moulin à café, cafetière, théière, verres, 4 assiettes, 4 cuillers, 4 fourchettes, tabliers de pharmacie, serviettes, etc.

Dans le coffre situé sous la voiture entre les roues de derrière se trouvent différents objets : matériel de pharmacie, mortiers divers, lanternes, bougies, allumettes, etc.

Les parois antérieures des deux dernières cantines forment en s'ouvrant une tablette pour la préparation des médicaments.

Paroi latérale droite. — Un compartiment situé en haut du fourgon et fermé latéralement, s'ouvre par l'avant et l'arrière. Il contient des brancards et une table à opérations. Les compartiments dont nous venons de parler, et qui sont réservés à la pharmacie, ne s'ouvrent pas sur cette paroi. Cette paroi latérale droite, comprend 5 compartiments s'ouvrant à deux battants. 4 de ces compartiments situés au dessous du compartiment qui contient les brancards, occupent la moitié de la profondeur de la voiture et sont adossés à 4 compartiments semblables qui s'ouvrent par la paroi latérale gauche. Le 5e compartiment, qui ne s'ouvre pas dans toute sa longueur à cause de la roue de derrière, occupe toute la profondeur de la voiture et peut s'ouvrir des deux côtés. Il occupe toute cette profondeur parce qu'il doit contenir les grands appareils pour fractures.

Chaque compartiment situé au-dessous du compartiment réservé aux brancards, contient deux paniers longs. Le 1er panier renferme : le linge de corps, 5 gilets de flanelle, 5 vareuses en molleton, 10 chemises, etc. Le 2e contient environ 10 couvertures. Le 3e des draps, paillasses, sacs à paille. Le 4e des draps, paillasses, couvertures. Les compartiments placés au-dessous renferment des cantines médicales et des paniers de réserve. Les cantines ont été disposées et exécutées par les soins de M. Arrault.

Cantine médicale n° 1 (Pansements). — Cette cantine en chêne recouvert de toile noire goudronnée, s'ouvre sans être déchargée, par la paroi antérieure. Elle est divisée en tiroirs et en compartiments.

T. 1. — Il renferme : 4 gobelets emboîtés, 6 éponges comprimées, 1 lampe, 1 bougeoir, des bougies, 1 lanterne, 2 ventouses, 1 biberon en étain, 6 pelotes de ficelle, 1 pierre à repasser.

T. 2. — Il contient : 1 appareil à pansements ordinaires avec lacs pouvant se suspendre au cou de l'infirmier et muni de plusieurs flacons de chloroforme.

T. 3. — Il contient : une sonde œsophagienne, 6 sondes, 6 bougies ordinaires, 2 seringues à injection, l'une en étain, l'autre en verre, 1 seringue de Pravaz, 1 thermomètre avec étui, 50 bouchons de liège, 6 savons, 3 pièces de ruban de fil, 12 aiguilles dans un étui, 200 épingles fortes, 1 irrigateur, 4 tabliers d'infirmiers.

T. 4. — Il contient : des attelles articulées assorties de grandeur, linge à pansements, compresses, charpies, 2 bandages herniaires.

T. 5. — Il renferme : 100 fiches de diagnostic, crayons, plumes, buvards garnis, cahier du médecin.

T. 6. — Il contient : la boîte de chirurgie d'ambulance de MM. Aubry, Collin, Favre, Mathieu, type adopté par la Société. Derrière cette cantine se trouve le panier de réserve n° 1.

Le *Panier de réserve n° 1* renferme les linges à pansements suivants : 4 kil. de bandes roulées assorties, 5 kil. de bandages de corps, 5 kil. bandages carrés, 5 kil. bandages triangulaires, 5 kil. bandages en T, 5 kil. écharpes, 5 kil. de suspensoirs, 9 kil. petit linge à pansements, 6 tabliers de médecins. Ce panier est en outre rempli avec de la charpie comprimée et de la charpie Sadon.

Cantine médicale n° 2 (Bandages). — T. 1. — Un appareil d'Esmarck, modifié par M. Galante; 4 bandages herniaires, 1 palette en cuivre.

T. 2. — 10 flacons de 125 gr. renfermant : silicate de potasse (5 fl.), chloroforme (3 fl.), collodion riciné (1 fl.), baume Arrault (1 fl.).

T. 3. — 6 mètres de toile adhésive hémostatique, gaze et ouate comprimées, 6 rouleaux de sparadrap.

T. 4. — Attelles, bandes roulées, lattes.

T. 5. — 2 trousses d'infirmiers, 1 petite boîte à amputations, 1 trousse de chirurgien, 2 tabliers de médecins, 6 serviettes, 1 bougeoir-bougie, 12 écheveaux de fil, 12 aiguilles, 200 épingles, 1 morceau de cire, étoupe goudronnée.

T. 6. — Boîte à outils pour les appareils : marteau, scie, pinces, etc.

Derrière la cantine médicale n° 2 se trouve le panier n° 2, renfermant le linge pour appareils. Il contient de la ouate comprimée, lacs à fractures, bandes roulées, petit linge, bandages de Scultet tout préparés, tabliers de médecins.

Tous les paniers sont en osier recouvert de toile goudronnée et ne peuvent s'ouvrir sans être déchargés.

Le cinquième compartiment, qui, comme nous l'avons vu, occupe toute la profondeur de la caisse, contient 3 paniers.

Premier panier. — Ce panier long, qui occupe toute la profondeur du compartiment, la moitié de sa largeur et les deux tiers de sa hauteur contient : des attelles et gouttières pour bras, jambes et cuisses, des feuilles de zinc et de carton, de la paille, des lacs et cisailles. Il peut être retiré de la voiture par les deux côtés et doit être enlevé pour permettre de décharger les deux autres qui n'occupent chacun que la moitié de la profondeur de la voiture, la moitié de la largeur et toute la hauteur du compartiment.

Ces deux paniers divisés en compartiments par des cloisons mobiles renferment chacun les mêmes objets : plâtre et dextrine dans des boîtes, alcool pour dextrine, flacons, bandes, ouate et gaze pour appareils, cuvettes en métal, seaux en toile.

Au-dessus du panier long, il reste un espace suffisant pour deux sacs d'ambulance pour infirmiers, modèles de la Société.

Les compartiments qui reçoivent les cantines médicales sont un peu plus longs que les cantines et il reste, entre la cloison qui les sépare, un espace d'à peu près 8 cent., de largeur où l'on peut placer des feuilles de carton et de zinc, des fiches de diagnostic, des cahiers d'hôpital, etc.

Paroi latérale gauche. — Cette paroi est en tout point semblable à la paroi latérale droite; elles contient les mêmes cantines et les mêmes paniers.

Dans ce fourgon, la cantine médicale n° 2, contient dans le tiroir n° 3, de la ouate comprimée; il y en a également dans le panier de réserve n° 2, correspondant à la même cantine.

La cantine de pharmacie n° 3, renferme un flacon d'huile d'olive.

2° Voitures-cuisines.

Autriche-Hongrie. — Nous croyons utile de donner ici la reproduction d'une *voiture-cuisine* à deux roues qui n'a pas figuré à l'Exposition et qui fait partie du matériel d'ambulance adopté par l'Ordre des Chevaliers de Malte, de Bohême. Cette voiture-cuisine à deux roues, (pl. VI, fig. 6), construite sur les indications du Dr baron Mundy est la seule, à notre connaissance, qui, pouvant être traînée ou par un cheval, ou au besoin par un seul homme, permette de préparer, pendant la route, des aliments, tels que bouillon, bœufs, légumes, etc., pour 150 à 200 hommes, de manière que ces aliments puissent être servis dès l'arrivée et qu'il n'y ait aucun temps de perdu pour faire la cuisine. Elle peut être d'une grande utilité surtout dans les petites expéditions ou dans le cas où il y a un grand nombre de blessés à transporter, car un seul homme, cuisinier et conducteur du cheval, peut suffire à son service.

France. — *Voiture-cuisine* destinée à transporter et à préparer les aliments pour les blessés sur le champ de bataille et pendant les évacuations, exposée par la Société française de secours aux blessés militaires.

Cette voiture (pl. III, fig. 7), montée sur quatre roues et suspendue par cinq ressorts (3 devant et 2 derrière), a été construite par M. Kellner, sur les indications du Dr Baron-Mundy. Elle est destinée à transporter, où il y a lieu de le faire, tout ce qui est nécessaire à la préparation de la nourriture des blessés et malades : vivres, provisions, marmites, appareils, eau, fourneau, combustible, etc. La préparation peut se faire pendant la route, c'est donc une cuisine roulante La caisse ressemble à la caisse du fourgon d'ambulance pouvant être transformé en voiture pour quatre blessés couchés, exposé par la même Société, et que nous avons étudié dans notre chapitre sur les voitures d'ambulances, page 474, seulement la moitié postérieure qui porte le fourneau est totalement construite en fer et tôle. A l'avant, la place du cocher qui a son siège entaillé dans la caisse et dont la planchette qui supporte les pieds est munie d'une lanterne. Derrière le cocher, une banquette, forme coupé, peut recevoir trois personnes. Au milieu, place pour les cuisiniers, le fourneau et divers coffres dont nous parlerons plus loin. Les deux côtés de la voiture sont fermés par des bâches imperméables volantes, de manière que la voiture soit largement aérée pour que les cuisiniers ne soient pas incommodés par la chaleur. A droite et à gauche, se trouve accrochée une planchette mobile de $1^m,35$ de long sur $0^m,20$ de large qui fait saillie au dehors pour servir à déposer la vaisselle et autres ustensiles. Derrière, au milieu, une partie fixe et de chaque côté, deux portes superposées fermant solidement au moyen de targettes. Ces portes sont en tôle, s'ouvrent et se ferment à charnières et donnent accès à deux grands robinets en cuivre qui communiquent, l'un avec la chaudière et l'autre avec le réservoir à eau du fourneau.

Ce fourneau a la forme de l'intérieur de la voiture et prend tout l'espace de cet intérieur sur une longueur de $0^m,85$. Il est disposé de manière à pouvoir faire la soupe pour 300 personnes à la fois et il ne faut pas plus d'une heure et demie pour qu'elle soit bien préparée. Il est muni de deux grandes chaudières en cuivre. Une d'elles, d'une capacité de 70 litres, porte deux ouvertures garnies par deux passe-bouillon libres ; une de ces ouvertures laisse couler à l'extérieur, derrière la voiture, au moyen d'un des robinets dont nous avons parlé plus haut. La deuxième ouverture communique avec un robinet qui s'ouvre à l'intérieur de la voiture. L'autre chaudière, d'une capacité de 31 litres, est destinée aux légumes et n'est pas munie de robinets. Enfin, entre les chaudières et le derrière de la voiture, on trouve un réservoir allongé, également en cuivre, pour l'eau chaude, d'une capacité de 90 litres. Les chaudières sont fermées par des couvercles formant rigole tout autour; chaque couvercle est placé à cheval sur le bord et maintenu par trois pièces à vis de pression qui avancent et reculent sur un piton fixé lui-même à chaque chaudière. Au-dessus de chaque couvercle, un tube recourbé de $0^m,18$ de long et de $0^m,03$ de diamètre, fermé par une petite calotte mobile, laisse échapper la vapeur. Le fourneau s'ouvre à l'intérieur de la voiture; il est pourvu d'un foyer, d'un cendrier, et, à gauche, au-dessous de la première chaudière, d'un réservoir à eau, mobile, hermétiquement fermé. Il existe encore des réservoirs où l'on peut tenir chauds les aliments, soupe ou viande, pendant que l'on recommence la cuisine pour un même nombre de personnes. On peut aussi y faire des rôtis. Derrière le fourneau, une cheminée de dégagement, pourvue d'un tuyau, traverse la couverture en tôle et s'ouvre au-dessus par une tête en tôle ayant $0^m,30$ de diamètre et $0^m,40$ de hauteur. Dans son pourtour, ce tuyau est percé de petites ouvertures allongées, placées de distance en distance; chaque ouverture est garantie par une petite saillie en forme de volet fixe.

Derrière la banquette, forme coupé, qui se trouve en avant, on trouve un garde-manger qui peut contenir de grands approvisionnements, un coffre à charbon et des placards, le tout s'ouvrant à l'intérieur de la voiture. C'est entre ces coffres et le fourneau qu'on a ménagé la place pour les cuisiniers.

La distribution des vivres se fait très-rapidement, soit de l'intérieur, par les côtés de la voiture; soit par derrière, même en roulant.

Le poids de la voiture-cuisine est de 1,600 kilog. La largeur de la voie est de $1^m,60$. Cette voiture est munie d'un frein, son prix est de 3,200 francs.

La Société française de secours aux blessés militaires possède encore, dans son matériel d'autres voitures-cuisines et notamment des voitures-cuisines à deux roues qu'elle n'a pas exposées.

Russie. — *Marmite roulante* à l'usage des troupes, exposée par le colonel de l'armée impériale russe, J. Lischine.

Cette voiture-cuisine (pl. VI, fig.7) destinée à trois chevaux est montée sur quatre roues, deux devant de $1^m,25$ et deux derrière de $1^m,26$ de diamètre. Ces roues larges de $0^m,06$ sont pourvues d'essieux droits; sur l'essieu des roues de derrière reposent des ressorts en feuilles qui supportent la caisse; il n'y a pas de ressorts sur l'essieu de devant.

La caisse a, dans son milieu, une entaille de $0^m,50$ de haut et de $0^m,57$ de large pour permettre le mouvement tournant des roues de devant. Dans la partie antérieure, sous le siège du cocher, on trouve un coffre et derrière, un vaste espace vide pour les vivres et le combustible.

La partie postérieure contient une chaudière en cuivre rouge étamé de 1 mètre de long, $0^m,90$ de large et $0^m,90$ de haut, portant un chaudron dans son milieu. La chaudière est fermée hermétiquement au moyen d'un couvercle à vis et munie d'un tuyau surmonté d'une soupape de sûreté. La contenance du chaudron du milieu également fermé hermétiquement est de 25 seaux, la contenance de la chaudière entourant ce chaudron est de 16 seaux. Ces deux réservoirs sont munis en arrière de trois robinets, deux petits et un grand; la chaudière porte en outre une ouverture en cuivre de $0_m,05$ de diamètre destinée à recevoir un entonnoir.

Cette marmite roulante, composée d'un chaudron enfermé dans une chaudière, est placée sur deux axes en fer de $0^m,04$ de diamètre; elle est posée sur un foyer en tôle qui a toute sa largeur.

Ce foyer, garni d'une porte et d'un cendrier s'ouvre en partie derrière la marmite pour recevoir le combustible; il est muni d'une cheminée qui traverse la partie antérieure de la chaudière. Six galets en fer, trois de chaque côté, supportent le foyer et le font rouler sur deux bois garnis de fer.

Comme usage, le chaudron intérieur n'ayant aucun contact avec le feu de chauffage, on peut y préparer la nourriture tant épaisse que liquide. Pour cela il faut: 1° introduire dans la chaudière de l'eau jusqu'à 16 seaux et fermer l'entonnoir; 2° verser jusqu'à 25 seaux dans le chaudron intérieur et y mettre les provisions; 3° fermer le couvercle hermétiquement et commencer le chauffage. Quand la soupape à vapeur de la chaudière commence à remuer, on peut, pour accélérer la cuisson, transférer de temps en temps la vapeur dans le chaudron intérieur et entretenir un feu moins fort. On maintient les aliments chauds le plus longtemps possible par la fermeture hermétique et, après l'extinction du feu, les aliments restent chauds pendant 10 heures. Il faut 3 heures pour cuire les aliments nécessaires pour 250 hommes. Le bois peut être remplacé par toute sorte de chauffage.

IV. — MOBILIER.

Sous ce titre, nous réunirons dans ce chapitre : les tables, les fauteuils, canapés et fauteuils-lits, lits, voitures pour malades, appareils à lever les malades, etc., présentés à l'Exposition, que nous n'avons pas encore décrits dans l'ameublement des tentes, hôpitaux, etc., dont nous nous sommes occupés. Dans cette description nous suivrons encore l'ordre alphabétique des pays comme nous l'avons adopté pour tout l'ouvrage.

1° Tables pour malades. Tables à pansements. Tables chirurgicales.

Angleterre. — Dans la section anglaise, M. Harris, de Birmingham a exposé une *table pour malades*. Le dessus de cette table est rond, d'un diamètre de $0^m,36$; il est monté sur un pied rond en métal et porte en dessus un pupitre mobile dans tous les sens. Le pied de la table lui-même roule sur quatre galets en porcelaine. Le pupitre monté sur un bras tourne autour de l'axe de la table. Sur ce bras, est articulé un levier qui tourne dans tous les sens autour de son axe, s'abaisse et remonte, se rallonge et se raccourcit à volonté et est fixé facilement au moyen de vis de pression. Ce pupitre porte, en haut, un petit châssis courbé, en tringles de cuivre, pour maintenir les feuilles et exhausser le livre. En bas, sur la planchette du pupitre, on trouve aussi un petit verrou pour marquer les feuilles. Ce meuble pour malades est un de ceux qui ont mérité les plus grands éloges à l'Exposition.

Etats-Unis. — Dans la section des États-Unis, M. le professeur T.-M. Ilroy de New-York a exposé une *table chirurgicale*.

Une table allongée d'anatomie, de dissection, en bois; le dessus garni d'un plateau métallique, et monté sur un axe, tourne horizontalement avec la plus grande facilité. Au-dessous, l'espace compris entre les pieds, forme l'intérieur d'une armoire dont les parois sont formés par des planches reliant ces pieds. Dans cette armoire, se trouve une balance, d'une grande précision, en communication avec le plateau tournant de la table, de sorte qu'elle peut indiquer la moindre variation de poids depuis 200 kilogrammes jusqu'à une fraction de gramme. Lorsqu'en disséquant, on enlève un organe du cadavre, la balance indique de suite le poids de cet organe. Il serait désirable de voir une table semblable dans toutes les salles de dissection des hôpitaux.

Dans la même section, M. le Dr Thomas W. Evans a exposé une *table roulante pour pansements*. Cette table haute de $0^m,75$, longue de 1 mètre et large de $0^m,44$ est montée sur trois roues placées en contre-bas. Les deux roues de derrière ont $0^m,55$ de diamètre et leur axe est supporté par les pieds de la table, qui, au moyen de ces roues, se trouvent surélevés de $0^m,06$. La petite roue de devant a $0^m,20$ de diamètre, elle est à double mouvement et se trouve fixée en dehors de la table, sur un demi-cercle en fer de $0^m,25$ de rayon dont les extrémités sont fixées sur les deux autres pieds de la table. Ces pieds sont également en surélévation au moyen de cette roue. Au-dessus, sur le milieu de la table, on trouve un réservoir en fer blanc, pouvant contenir 25 litres, muni d'un couvercle à double fermeture. A la partie inférieur de ce réservoir on a placé un robinet en cuivre pourvu d'un tube en caoutchouc de $0^m,01$ d'ouverture terminé par un petit tube en cuivre de $0^m,005$ de diamètre également muni d'un robinet. Ce tube qui a plus d'un mètre de long, sert pour les pansements et les injections.

A côté de ce réservoir, devant, derrière et tout autour, il y a des compartiments destinés à recevoir des pots en porcelaine de différentes dimensions et des compartiments longs pour recevoir des objets de pansement.

Au-dessous, deux tiroirs, l'un en avant et l'autre en arrière. Dans un de ces tiroirs on avait placé un modèle de chaise à porteurs et deux brochures dont l'une a pour titre: *History and description of an Ambulance-wagon, Thomas W. Evans.* Le second volume a pour titre: *Essais d'hygiène et de thérapeutique militaires, Th. Evans.* Dans le second tiroir, on trouve un volume ayant pour titre : *History of the american ambulance established in Paris during the siege of 1870-1871, by Thomas W. Evans, President of the american international sanitary committee*, 1873.

Sur un côté de la table, une petite avance creuse en bois, au-dessus de cette avance une petite tringle et au-dessous un crochet.

A $0^m,10$ au-dessous du fond du tiroir, est établi un fond mobile à claire-voie portant une cuvette à pansements.

Au-dessous, entre les pieds, un espace vide, puis un autre fond à claire-voie qui se trouve à une distance de $0^m,45$ du premier. Cet espace renferme deux réservoirs carrés en métal, l'un à deux compartiments, hauts de $0^m,35$ et l'autre, à un seul compartiment, haut de $0^m,45$. Dans ce dernier réservoir on trouvait une pancarte portant écrit: Exposition universelle de 1867. Ce dernier réservoir porte encore, sur un des côtés, une avance, carrée, oblique, de 0^m20 sur $0^m,25$ pour permettre de verser les eaux dans ce réservoir.

Enfin, au-dessous du dernier fond, entre ce fond et le sol, il y a un espace vide de $0^m,06$.

Au-dessous du demi-cercle en fer qui supporte la petite roue, un autre demi-cercle, de même grandeur et également en fer, supporte une cuvette à main en fer blanc.

La combinaison de cette table est la plus ingénieuse et la plus utile pour le service hospitalier.

France. — Dans la section française, M. Dupont a exposé une *table à spéculum* d'hôpital, se composant d'un cadre de table sur lequel se trouvent deux plans inclinables à volonté, et devant, deux semelles pour porter les pieds.

Dans la même section, M. Walcker présentait dans la partie réservée au campement, une *table-pupitre* pour permettre au malade de manger, de lire ou d'écrire dans son lit. Cette table se présente en tous sens devant la personne couchée; elle peut également servir de table ordinaire ou de pupitre à musique. Elle est supportée par un seul cylindre muni d'une crémaillère et d'une manivelle qui permet de l'exhausser ou de l'abaisser. Le cylindre est fixé dans une planche aussi longue que la table, très-épaisse, formant pied et montée sur des galets, afin que le malade couché puisse se servir de cette table tandis que le pied se glisse au-dessous du lit. Ce système nous vient de l'Angleterre.

Pays-Bas. — Nous avons vu déjà dans la section des Pays-Bas une boîte à pansements pouvant être transformée en table de pansements. Cette table exposée par le Ministère de la guerre et qui se trouvait sous le côté tendu de la voiture-tente d'ambulance du lieutenant-colonel Kromhout, ayant été décrite dans notre chapitre sur les *Ressources médico-chirurgicales*, page 572, nous renvoyons le lecteur à ce chapitre.

2 Chaises-Fauteuils.

Angleterre. — Dans la section anglaise, M. John Ward, de Londres, exposait un *fauteuil roulant* monté sur 5 galets et un autre *fauteuil roulant* monté sur trois roues, deux devant en bois, garnies d'un cercle en cuivre, et une petite roue derrière en cuivre.

Ce fauteuil est à peu près du même modèle que certains fauteuils de la section française, avec la différence que la main courante pour permettre au malade de se diriger lui-même est en bois de forme ovale au lieu d'être ronde et tient ainsi mieux à la main. Les roues présentent aussi cette particularité que leurs rayons sont anguleux au lieu d'être ronds.

Un *fauteuil à porteurs*, en bois, qui se compose de 7 pièces mobiles. Comme fond, il est pourvu d'un châssis canné supporté par quatre pieds. Derrière ce châssis, on trouve en ligne droite deux prolonges fixes et en avant deux poignées articulées sur le châssis. Ces prolonges et ces poignées sont au même niveau et permettent de porter le malade horizontalement. Les poignées sont réunies par une sangle destinée à soutenir les pieds du malade, elles peuvent se coucher entièrement sur le châssis et se trouvent, à cet effet, en dehors et à côté des pieds du fauteuil.

Le dossier du fauteuil est formé d'un autre châssis articulé qui peut se coucher complétement sur le premier. Entre ces deux châssis, de chaque côté, on trouve un petit châssis mobile servant d'appui-bras; on fixe ce petit châssis sur le dossier à l'aide d'une petite patte en cuivre. Derrière ce dossier, et au milieu à peu près du châssis; on trouve encore, de chaque côté, une poignée articulée en bois qui sert pour porter le malade dans une position inclinée obliquement. Ce fauteuil est le plus confortable et le mieux combiné de tous les fauteuils du même genre.

M. Harris, de Birmingham a exposé la photographie d'un *fauteuil roulant*. Ce fauteuil monté sur trois roues, deux grandes devant et une petite derrière est pourvu de quatre demi-brancards servant à le porter. Deux de ces demi-brancards sont placés devant, horizontalement, les deux autres sont placés derrière en angle de 45°.

Belgique. — Dans la section belge, M. A. Dourdoigne de Bruxelles, a exposé un *fauteuil mécanique* en bois. Ce fauteuil est pourvu de trois manivelles, l'une d'elles commande le dossier, une autre fait avancer le devant destiné à recevoir

(1) Voir chaises à porteurs, page 454.

les jambes, la troisième sert à élever les jambes à la hauteur voulue. Chaque manivelle est pourvue d'un cran d'arrêt qui maintient le mécanisme.

M. Alexandre a présenté, dans la même section, deux *fauteuils mécaniques* avec porte-pieds. Chaque fauteuil ouvert mesure 2 mètres de long. Un des modèles n'était muni que d'un seul mouvement pour les deux pieds ensemble. Ce mouvement ingénieusement composé est commandé par des manivelles et des boutons.

Le second modèle était pourvu d'un mouvement pour chaque pied.

Espagne. — Dans la section espagnole, on trouvait un *fauteuil-pliant* en bois, fond en toile. De chaque côté, le long des pieds, le fabricant, par une idée bizarre et originale, a placé une jambe avec pied et articulation du genou, squelette humain en bois, coupe verticale.

Etats-Unis. — Dans la section des États-Unis, M. le professeur T. Mc. Ilroy de New-York, a exposé un *fauteuil spéculum*, une *chaise pour oculiste*, une *chaise* permettant à l'opérateur de se mettre à genoux pour les opérations de fistules, maladies du rectum ; une *chaise tournante et à balançoire.*

MM. Wilson jeune et Cie ont exposé *des fauteuils-mécaniques articulés.*

Un fauteuil mécanique en fer, articulé, monté sur quatre pieds munis de roulettes. On peut en faire une chaise longue, un lit, etc. La personne assise peut le mettre dans toutes sortes de positions, en tournant une manivelle qui se trouve sur le côté droit du fauteuil. Cette manivelle met en mouvement une vis de 0m,20 de long qui, en glissant horizontalement, déplace un levier courbé en angle; celui-ci a son axe dans cet angle, et, par ce mouvement, allonge la partie correspondante des pieds et pousse en arrière la partie du dossier.

Un autre modèle analogue est monté, de chaque côté, sur une grande roue munie d'une main courante et pourvue d'une petite roue devant et d'une petite roue derrière avec un double mouvement. Ces petites roues offrent un avantage tout particulier; en effet, lorsque le malade, par les diverses positions qu'il prend, déplace le centre de gravité, soit en avant, soit en arrière, il trouve toujours une de ces petites roues qui sert de point d'appui. Le malade ne peut donc jamais être renversé ; ce qui lui donne une très-grande sécurité. Le diamètre des grandes roues est de 0m,60 et celui des petites de 0m,10. Les grandes roues sont montées sur un essieu courbé en dessous. Ce fauteuil large de 0m,80 pour pouvoir passer par toutes les portes ordinaires, peut être mis en mouvement par le malade avec une très-grande facilité, à l'aide des grandes roues. Il est pourvu, pour son inclinaison d'un encliquetage que le malade peut déplacer lui-même. Cet encliquetage est placé sur le côté droit de la voiture, et commande, sur le côté gauche, un cercle denté dans sa concavité.

Deux autres modèles, avec quelques variantes, un surtout, qui a été fait spécialement pour des opérations médicales et chirurgicales.

M. Samuel S. White, de Philadelphie a exposé plusieurs *fauteuils pour opérations de dentistes.* Quelques-uns de ces fauteuils sont munis d'une roue, pour permettre de creuser les dents, au moyen d'une manivelle. D'autres fauteuils sont munis d'autres appareils pour différentes opérations sur les dents.

Les fauteuils munis de roues, sont pourvus de pédales attachées à ces roues, qui permettent, à l'aide de cordes et de galets, de faire tourner de petites pointes servant à creuser les dents.

France. — Dans la section française, M. Vincent a exposé différents *fauteuils pour malades.* Un fauteuil roulant monté sur des ressorts à pincettes et pourvu de trois roues, deux grandes derrière et une petite devant. Le diamètre des roues de derrière est de $0^m,60$, celui de la petite roue de devant est de $0^m,35$; cette petite roue est munie d'un levier pour permettre au malade de se diriger sans le secours de personne. Les deux roues de derrière, sont montées sur un essieu coudé de $0^m,10$ de coude.

Un autre fauteuil également monté sur des ressorts à pincettes et également pourvu de trois roues; une grande de chaque côté et une petite derrière. Le diamètre des grandes roues est de $0^m,65$ et celui de la petite roue de derrière de $0^m,35$. Les deux grandes roues sont garnies d'un cercle à main. La petite roue tourne autour de son axe et autour de l'essieu.

Un troisième fauteuil roulant, monté sur un châssis fixe en fer. Ce fauteuil est muni de trois roues : deux roues placées à côté et derrière les pieds de devant et fixées sur une tringle en fer mobile, et une roue derrière, sans manivelles, ce qui oblige une personne à pousser le fauteuil par derrière. Le diamètre de la petite roue de derrière est de $0^m,25$ et celui des roues de devant est de $0^m,40$. Ces roues sont garnies de fers demi-ronds.

M. Mathieu a exposé un *fauteuil automoteur pliant*. Ce fauteuil, très-léger, dont le fond et le dossier sont cannés, est muni de trois roues, deux devant et une derrière. Les roues de devant qui sont en bois et ont 35 centim., de diamètre, sont munies d'engrenages; la petite roue placée derrière est en fer, a 12 cent. de diamètre et tourne sur son axe. En haut, devant, sur les appuis, il y a deux manivelles, une de chaque côté, qui tournent horizontalement et commandent les grandes roues.

M. Dupont a exposé un *fauteuil à spéculum* à deux positions. Dans une de ces positions, le malade se trouve étendu, les pieds appuyés sur des semelles en fer. Dans la seconde position, le même siège forme une doublure du dossier; ce dossier est articulé à la hauteur des appui-bras et c'est le milieu du fauteuil qui porte l'articulation. Ainsi articulé pour pouvoir s'étendre, le dossier peut être relevé et forme alors le vrai dossier du fauteuil qui se trouve derrière. Ce fauteuil est muni de deux marchepieds.

Un autre *fauteuil à spéculum* plus simple.

Un *fauteuil-portoir à pivots mobiles* pour que la personne assise soit toujours en équilibre, qu'elle soit portée sur un plan horizontal ou sur un plan vertical. Ce fauteuil canné est suspendu à deux montants en bois et le point de suspension se trouve à $0^m,75$ du sol. La profondeur du siège est de $0^m,55$ et sa largeur de $0^m,42$. Il est assis sur une plate-bande de $0^m,03$ de large et son point d'arrêt se fixe au moyen d'une tringle qui le traverse. Devant, il porte une courroie qui supporte une planchette destinée à recevoir les pieds de la personne assise.

Un *fauteuil pourvu de deux petites manivelles et de trois roues:* deux roues devant munies d'engrenages et une petite roue derrière tournant sur son axe et ayant $0^m,12$ de diamètre. Les deux roues de devant en bois, sont garnies de cercles de cuivre, la petite roue de derrière est en cuivre. Les roues de devant ont $0^m,20$ de diamètre.

Un fauteuil du même genre que le précédent mais un peu moins grand.

Un troisième semblable aux deux précédents, mais muni d'une seule manivelle et par conséquent manœuvrant d'une seule main.

Un *fauteuil à trois roues:* deux grandes devant de $0^m,65$ de diamètre, garnies de cercles en cuivre et munies de cercles à main en bois et une petite roue derrière également garnie de cuivre et ayant seulement $0^m,18$ de diamètre. Sur un des bras de ce fauteuil qui est canné, on a placé un montant pour une table-pupitre.

MM. Mamelzer et Cie ont exposé différents *Fauteuils pour dentistes.*

M. A.-E. Eliaers a exposé plusieurs *chaises et fauteuils pliants*, parmi lesquels on remarquait: Un fauteuil s'obliquant et s'allongeant à volonté, un fauteuil pliant, avec pupitre-table, un fauteuil à roues, etc., etc.

Chaise pour enfant paralysé.

Avant de quitter l'Exposition française, nous allons décrire une chaise que nous avons fait construire pour un enfant de 4 à 5 ans affecté de paralysie des muscles de la colonne vertébrale et en partie des extrémités, à la suite d'une méningite.

Cette chaise se compose d'un tabouret à 4 pieds sur lequel est monté un siège sans pieds. Ce siège est adapté à la partie correspondant au dossier au moyen de charnières afin de pouvoir être renversé; il peut être maintenu, à un degré voulu, au moyen d'un 6e de cercle adapté sur chaque côté, fixé dans une douille et maintenu par une vis de pression. Il est pourvu d'un dossier assez élevé pour recevoir dans sa concavité le dos et l'occiput; il porte des bras à droite et à gauche et est muni en avant d'une planchette mobile sur charnières destinée à soutenir les jambes et les pieds et à leur donner la position convenable.

A l'aide de cette chaise, l'enfant peut rester en partie assis, incliné en arrière, sans pouvoir s'affaisser.

Pays-Bas et Indes néerlandaises — Dans la section des Pays-Bas, partie des Indes néerlandaises, on trouvait une *chaise de camp* pour malades, de l'ingénieur Deelemen de Batavia. Cette chaise, adoptée par les armées des Indes-Néerlandaises ressemble aux chaises que nous appelons à Paris chaises américaines. Elle est en bois dur avec un fond canné, elle a le dossier renversé et le siège incliné en arrière. — Une *chaise inodore* du même ingénieur. Cette chaise en bois renferme un vase fermé par un couvercle en porcelaine.

3 Fauteuils et canapés-lits.

Angleterre. — Dans la section anglaise, M. G.-H. Harris, de Birmingham, a exposé un *fauteuil* en noyer pouvant se transformer en lit. Ce fauteuil-lit composé de deux cadres cannés est tout articulé pour être plié, la tête se soulève mécaniquement et les jambes se plient également mécaniquement. Il est formé de deux séries de cadres ou châssis superposés en bois. Deux cadres inférieurs, longs de 2[m],50, sont articulés, à une distance de 1[m],30 à peu près. Le premier cadre, le plus long, est supporté par 4 pieds et le plus petit par 2 pieds; ces pieds sont munis de galets en porcelaine. Les cadres supérieurs, au nombre de trois, sont cannés. Dans la partie la plus longue, il y a une brisure qui correspond à la partie inférieure du corps et des pieds. La partie supérieure, du côté de la tête, est articulée seulement sur la partie du milieu et les parties brisées sont supportées par des supports en forme de supports de pupitres à crémaillères. La largeur du lit est de 0[m],55, et sa longueur de 1[m],82. Le châssis supérieur, destiné au tronc, est long de 0[m],75; le châssis du milieu, destiné aux cuisses, est long de 0[m],35, et le châssis inférieur, destiné aux jambes, est long de 0[m],60. La largeur des deux brisures articulées est de 0[m],12.

Un autre fauteuil du même genre, en acajou, porte, de chaque côté, des bras mobiles en tout sens. Le prix de ce modèle est de 265 francs.

Un autre fauteuil semblable en fer, les châssis sont garnis de fils de fer, formant treillage.

M. W. Halmilton, de Brighton a présenté deux modèles de *canapés-lits articulés*.

Le premier modèle est construit de manière à s'adapter par un mouvement à vis patenté à toute position désirée. Le cadre est fait en bois dépoli, monté sur de grandes roulettes, fourni des meilleurs ressorts et bourré entièrement en crin. Ce canapé-lit articulé se compose d'un châssis inférieur en bois, non articulé, monté sur quatre pieds munis de grands galets en cuivre de 0m,06 de diamètre. Dans l'intérieur de ce châssis, se trouve, dans la partie correspondant à la tête et dans celle correspondant aux pieds, une traverse qui glisse dans des coulisses creusées dans les bois de ce châssis. Du côté de la tête, la traverse porte, de chaque côté, un levier articulé sur charnières et fixé sur un châssis mobile à l'aide d'un boulon en fer. Du côté des pieds, la traverse porte également un levier articulé et fixé de la même façon. Tout le long du châssis, au milieu, tout du long de l'axe longitudinal, sont placées deux vis de 0m,02 de diamètre qui sont commandées, à chaque extrémité, par une manivelle et qui entraînent, dans leur mouvement, les deux traverses de manière que, par ce mouvement, les vis inclinent ou relèvent les leviers. Ce châssis est surmonté par un châssis brisé en bois, composé de trois parties, une pour le tronc, une pour les cuisses et une pour les jambes et les pieds. Le côté de la tête est articulé sur une petite planchette fixe de 0m,10 de large. Cette planchette fixe correspond, dans son milieu, à une pièce fixe également et dans laquelle tourne un bout des vis qui commandent les châssis. La partie correspondant aux cuisses s'articule sur la même planchette. Le côté des pieds est articulé sur la partie destinée aux cuisses. Cette dernière partie est soutenue en dessous, par des supports en forme de supports de pupitres, à crémaillères et articulés sur le châssis inférieur.

Le deuxième canapé-lit articulé du même modèle que le précédent, porte des bras mobiles dans tous les sens. Il s'adapte également, par un mouvement à vis patenté, à toute position désirée; le cadre est en bois poli, supporté par de grandes roulettes à pivot; le coussin indépendant est pourvu d'excellents ressorts et bourré tout en crin. Il est pourvu de bras automatiques et d'un oreiller en forme de coin. Ces canapés-lits présentent tout le confort par lequel les Anglais ont coutume de se distinguer.

France. — Dans la section française, M. Dupont a exposé une *causeuse-lit* dont une partie rentre sous le siège et un *fauteuil-lit* dont la partie antérieure peut se séparer, s'enlever complétement.

M. Walker a présenté un *fauteuil* pouvant se transformer en *lit* et *chaise-longue*.

Dans l'exposition collective ouvrière, nous avons trouvé un *lit-chaise-longue-fauteuil-tabouret* articulé de M. Picot, admis par la Société internationale de secours aux blessés des armées de terre et de mer. Ce lit, ouvert, mesure 1m,83 de long, 0m,60 de large et 0m,30 de haut; fermé, il ne mesure que 0m,65 de long, 0m,22 de large et 0m,07 d'épaisseur. Son poids est d'environ 7 kil. Il se compose de deux bâtons ronds en bois, tenus en écartement à chaque extrémité par deux autres bâtons ronds, mobiles, terminés par des anses en fer destinées à recevoir les extrémités des bâtons longitudinaux. La bande d'écartement qui maintient les hampes du côté des pieds est munie de pieds en fer plats articulés. Ces pieds sont placés en dedans, mobiles et arrêtés seulement par la bande d'écartement. Ce lit est divisé en trois parties; celle du milieu est articulée pour permettre de rabattre sur le dessus les deux parties extrêmes. De chaque articulation part un pied articulé au milieu de sa longueur pour pouvoir être plié le long des hampes. Ces pieds sont tenus en écartement par une bande en fer, mobile, partant de chaque articulation des pieds et articulée elle-même dans son milieu pour pouvoir être pliée. Quand cette bande doit être tendue, on la maintient dans sa partie articulée au moyen d'un anneau. Toutes les articulations de ce lit sont en fer. La toile qui le garnit est clouée de chaque côté sur les hampes et, à chaque extrémité, elle entoure les tringles d'écartement et est maintenue en dessous au moyen de courroies en cuir. Chaque hampe porte dans son milieu un crochet en fer destiné à recevoir une courroie munie à cet effet à une extrémité d'un œillet garni de cuivre. L'autre extrémité de la courroie est réunie au moyen d'une boucle avec une autre courroie fixée sur la tringle qui tient les hampes en écartement du côté de la tête. Au moyen de ces courroies, on abaisse ou on relève à volonté la partie correspondant à la tête.

En étendant complétement ou presque complétement cet appareil, on a un lit; en relevant la partie correspondant à la tête et en la soutenant au moyen des courroies dont nous avons parlé, on a une chaise-longue. Pour transformer la chaise-longue en fauteuil, il faut plier les pieds fixés sur la bande qui tient les hampes en écartement du côté des pieds et coucher l'extrémité inférieure de la chaise-longue sur le siège. Enfin, en rabattant le dossier de la chaise-longue sur le siège on a un tabouret. Cette combinaison est très-ingénieuse et mérite d'être appréciée, surtout pour le voyage.

Vers la fin de l'Exposition, M. Couette avait placé sous sa tente d'ambulance décrite dans notre paragraphe sur les abris, (page 517), un *lit de campement* pouvant être également transformé en *chaise-longue et en fauteuil*. Ce lit-fauteuil, très-ingénieusement combiné, se compose de deux bâtons longitudinaux brisés dans leur longueur, tenus en écartement à chaque extrémité par deux tringles transversales, garnis d'une forte toile et supportés à chaque bout par deux pieds et au milieu par deux croisillons en X. Le tout en bois, articulé et maintenu au moyen de cordes. Le lit tendu a 1^{m},90 de longueur; son volume roulé est de 0^{m},63 de longueur sur 0^{m},12 de diamètre; son poids est d'environ 3 kilogrammes; son prix est de 15 francs. Il peut entrer dans le couvercle d'une cantine ayant les dimensions et le poids réglementaires ou être divisé en deux parties et enfermé dans deux sacs reliés ensemble, n'ayant pas plus de 0^{m},07 de diamètre que l'on peut placer, de chaque côté, à l'arrière de la selle d'un cheval.

Ce lit-fauteuil qui a quelque analogie avec le précédent en diffère d'une manière essentielle par la suppression de toute ferrure. En effet, dans sa construction, il n'entre pas un morceau de fer et toutes les articulations sont faites avec du bois et de la corde, ce qui est un grand avantage, puisque ces deux matières peuvent se trouver partout et être ajustées par toute personne; ce qui ne peut avoir lieu avec du fer, car pour ajuster exactement le bois dans une ferrure ou pour faire une charnière, il faut généralement un ouvrier spécial. De plus, toute complication dans le travail des pièces de ce lit-fauteuil, a été évitée, de manière que si, par accident, une pièce quelconque se brisait, tout homme puisse, avec son couteau, la remplacer avec n'importe quel morceau de bois. Ce lit-fauteuil est très-solide et qu'il soit roulé ou tendu, toutes les parties sont d'un seul tenant pour qu'aucune pièce ne puisse être perdue.

4° Lits.

Angleterre. — Dans la section anglaise, M. T. Allen, de Bristol, a exposé un *lit d'hôpital*, avec appui-tête portatif.

Ce lit se compose d'un cadre en fer creux, monté sur 4 pieds, deux du côté de la tête, munis de galets, et deux à l'extrémité inférieure, placés dans deux demi-boules en bois. Le fond du lit se compose de 6 planches libres en sapin, de 0m,12 de largeur et de 0m,012 d'épaisseur. Ces planchettes sont complétement mobiles et portent, à chaque extrémité, sur une traverse en fer creux. L'extrémité inférieure est terminée par un appui-pieds en bois, et l'extrémité supérieure est surmontée par un demi-cercle en fer creux. Cette extrémité est pourvue d'une potence courbée supportant une chaînette terminée par une poignée transversale en bois, et munie d'une petite boîte mobile. Toutes les pièces de ce lit sont mobiles.

L'appui-tête portatif se compose d'un châssis terminé par des pinces qui se posent sur les montures du châssis du lit, et qui sont arrêtées de chaque côté, par un demi-cercle muni de vis de pression. Sur ce châssis est tendue une toile; il est mobile et peut être enlevé facilement.

Etats-Unis. — Dans la section des États-Unis, nous avons remarqué : Un *lit pour fractures, réductions,* etc., de M. le professeur T. Mc. Ilroy, de New-York, qui exposait aussi un *triangle en bois,* pour exhausser la tête du malade.

France. — Dans la section française, on remarquait : *trois lits d'hôpital,* avec tous leurs accessoires : matelas, oreillers, traversins, couvertures, édredons, vêtements d'hôpital, rideaux, vaisselles, tables de nuit, etc.

La maison Sibillat exposait des *sommiers* et des *lits* en fer : Un sommier, dit *sommier Phénix,* cadre en bois, avec double rangée de ressorts à boudin qui se croisent; six boudins longitudinaux et cinq petits boudins intermédiaires à chaque bout. Dans les interstices carrés se trouvent de longs ressorts en spirale placés verticalement, rétrécis au milieu et présentant 0m,13 d'ouverture à chaque extrémité. Ce sommier est élastique dans toutes ses parties; ses ressorts sont liés entre eux par des attaches en cuir qui empêchent le bruit produit par celles en fer, ainsi que les déchirures qu'elles occasionnent aux couvertures et aux draps.

Un *lit* avec un *sommier Phénix* du même genre, mais avec un châssis en fer.

Un *lit* avec des ressorts du même genre, sans châssis; les ressorts sont fixés sur le fer du lit.

Un *lit* en fer, muni de sept plates-bandes en fer placées en long. La largeur des bandes est de 0m.04 et leur épaisseur de 0m,002.

Un *lit* en fer pour gâteux, muni d'une galerie qui peut se rabattre, d'une cuvette et d'un vase en fer galvanisé. De même que le précédent, il est monté sur des plates bandes en fer, mais ses côtés sont plus élevés. Il est pourvu de trois paillasses en varech. Au milieu, se trouve un fond concave en fer galvanisé qui s'ouvre dans son centre par un trou de 0m,05 de diamètre, et sous lequel on peut placer un vase. A 0m,20 au-dessous de ce trou, on trouve deux petites tringles en fer pour maintenir le vase.

Un autre *lit* pour gâteux, dont le fond est muni, au lieu de plates bandes en fer, d'une toile imperméable fortement tendue et percée de petits trous. Au-dessous de cette toile se trouve un fond en fer galvanisé, destiné à recevoir les vases.

Un troisième *lit* dont le fond est en fer galvanisé. Ce fond, en pente douce, est percé, dans son milieu, d'une ouverture de 0m,05 de diamètre, au-dessous de laquelle on place les vases.

Un quatrième *lit,* avec fond semblable, mais monté plus légèrement.

M. Mousset-Grison, exposait un *lit garde-robe* à centre mobile. — Un cadre en fer, avec pieds en fer, supporte dans son milieu un cadre en bois, avec fond élastique, muni d'une sangle trouée, surmontée d'un matelas également troué, et protégé par un caoutchouc autour de l'orifice. Au milieu se trouve suspendu, au moyen de courroies qui s'agrafent au sommier et qui sont fixées sur un arbre actionné par une manivelle, un petit cadre mobile de 0m,30 de long, et de la largeur du lit, qui permet d'en recevoir un second, servant de réservoir pour les excréments. On peut l'abaisser et l'élever à volonté sans déplacer le malade qui se trouve soutenu par une toile lacée, à chaque extrémité et de chaque côté du lit, quand il est besoin d'abaisser cette partie centrale. Le tout est surmonté d'un coussin très-doux pour le coucher du malade.

M. Amédé Lefebvre exposait un *lit articulé aérifère* construit d'après le système d'Haisne.

Ce lit (fig. 52) se compose d'un cadre solide en bois, supporté par des pieds en fer et portant quatre coussins élastiques. Le premier, coussin de tête, à crémaillère, s'élève mécaniquement, de manière à soulever le buste du malade progressivement, jusqu'à la position d'une personne assise. Le

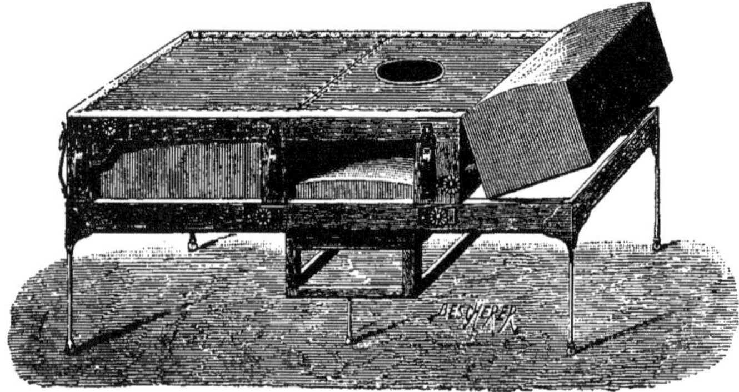

Fig. 52. — Lit articulé aérifère de M. Amédée Lefebvre.

second est un coussin dormant destiné à remplir l'espace qui se trouve entre le premier et le troisième ou coussin de siége, et à soutenir les reins. Le troisième, appelé coussin de siége, se monte et se descend à volonté, suivant les besoins du malade; il favorise les évacuations par un trou percé dans le drap à la place du siége. Le quatrième coussin est destiné à soutenir les pieds. Sur le coussin de siége s'adapte un matelas en caoutchouc, rempli d'eau, destiné à entretenir continuellement une douce fraîcheur sous le blessé, et à le préserver des escoriations qui sont la conséquence d'un séjour prolongé au lit.

Le drap qui recouvre les quatre coussins du lit est monté sur deux tringles en fer, sur lesquelles, au moyen d'un mécanisme, il s'enroule et peut être tendu jusquà la rigidité et donner ainsi de l'air sous le malade, soit pour sa satisfaction personnelle, soit pour les exigences de sa maladie. En tournant les tringles dans un sens opposé, le drap forme un hamac, dont le fond repose sur les coussins combinés de façon à donner au malade le moëlleux d'un matelas de laine. Ce drap est divisé en trois parties adhérentes les unes aux autres par des boutons; cette division a pour but de changer le drap de siége, et surtout son alèze, chaque fois que les besoins de la propreté l'exigent, en soulevant seulement le malade, sans avoir besoin de le changer de lit. Des ressorts en acier, posés sur les côtés et au bout du lit, ont une assez grande force de pression pour maintenir la couverture et ne la laisser tomber que lorsqu'elle subit une tension plus forte que la tension ordinaire.

Une galerie en fer avec tringles, (fig. 53) s'adaptant à volonté, permet d'en faire un lit d'hôpital muni de ses rideaux. Le prix du lit est de 280 fr., un change de drap complet, coûte 18 fr., et un matelas d'eau 60 fr.

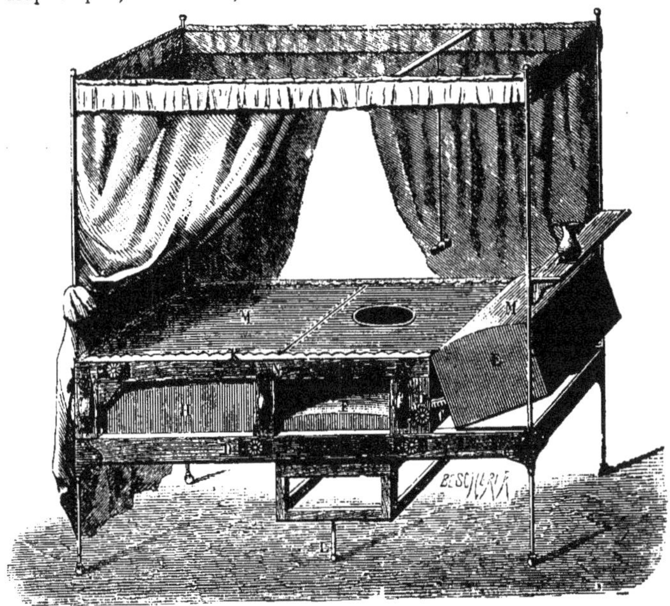

Fig. 53 — Lit articulé aérifère avec galerie et rideaux. — Légende : E. Coussin de tête à crémaillère, s'élevant mécaniquement. — C. Coussin dormant pour les reins. — F. Coussin de siège surmonté d'un matelas en caoutchouc rempli d'eau, montant et descendant à volonté. — L. Support du cadre du coussin de siège. — H. Coussin destiné à soutenir les pieds. — M. M. Drap troué recouvrant les 4 coussins. — K. Ressort en acier pour maintenir les couvertures. — D. D. N. Mécanisme.

Sous la tente construite au moyen de voitures-cadres du Dr Olive, la Société française de secours aux blessés avait placé deux *lits en sapin à fonds élastiques*, modèles du capitaine Le Luyer. L'élasticité est produite par des lattes flexibles parallèles en bois. Ces lattes qui forment le fond sont supportées, à chaque extrémité, par une traverse en sapin qui repose à chaque bout sur un levier de même nature fixé sur une autre forte traverse suspendue par son axe au moyen d'un fer articulé à un bois légèrement cintré. Les pieds du châssis sont pliants.

Un de ces lits était pouvu, du côté de la tête, d'une espèce de pupitre mobile pour l'exhaussement.

Dans la baraque exposée par la Société française de secours aux blessés, se trouvaient *sept lits* de différents modèles.

Chaque lit était pourvu d'une descente de lit, d'une table de nuit, d'une chaise pliante, d'une planchette mobile pour les ustensiles, d'un cadre muni d'une pancarte indicatrice de tout ce qui concerne le malade et sa maladie, et enfin d'un tuyau d'appel à air pour le patient. La sonnerie correspondant à ce tuyau d'appel se trouvait à l'extérieur de la barque.

Parmi les lits exposés dans cette salle, nous pouvons citer 4 lits montés, modèles d'hôpital, tout prêts à recevoir les malades. Ces lits étaient garnis d'une paillasse, d'un matelas en laine, d'un traversin et d'un oreiller en varech.

Enfin, sous la tente d'ambulance exposée par la même Société, on trouvait 6 lits en fer, dont le fond était formé par des plates-bandes en fer très-minces. Chaque lit, long de 1m,90 et large de 0m,80, était garni d'une paillasse, d'un matelas en coutil, d'un traversin et d'un oreiller en laine. A la tête on avait fixé une petite planchette pour les ustensiles nécessaires au malade. Au-dessus, on avait accroché une pancarte pour les indications sur celui-ci et sa maladie. Enfin, à côté, on avait placé une table de nuit, une chaise pliante et une descente de lit.

Dans notre chapitre sur le transport des blessés, partie réservée au transport par eau, nous avons étudié un lit contre le mal de mer, de M. le lieutenant de vaisseau italien d'Amora; nous n'avons donc plus à le décrire ici, c'est pour cela que nous ne faisons que le mentionner, priant le lecteur de se reporter à la page 597.

Lit de transport pour malades et blessés grièvement atteints, ou pour longs voyages.

Pour le transport des malades ou blessés grièvement atteints, ou des malades et blessés qui ont un long voyage à faire, nous nous servons d'un lit spécial que nous avons fait construire avec un soin tout particulier, et quoique ne l'ayant pas exposé, nous nous permettrons d'en donner ici la description.

Ce lit se compose d'un cadre en bois reposant sur deux tabourets élastiques, un du côté de la tête et un du côté des pieds, et dans l'intérieur duquel se trouve en suspension au moyen de caoutchoucs, une couchette très-élastique, mollement rembourée. Avec ce système, les secousses de la voiture ou du wagon qui se transmettent aux tabourets et au cadre, sont amorties par les caoutchoucs.

Le cadre est en bois dur, placé sur champ; sa longueur est de 1m,30, sa largeur de 0m,66, son épaisseur de 0m,03. Sa hauteur sur les côtés est de 0m,07 et de 0m,15 à chaque extrémité. De distance en distance, il est percé de trous dans lesquels passent des cordes à nœuds qui fixent en dedans des tubes en caoutchouc. Il y a neuf tubes de chaque côté, il n'y en a pas aux extrémités. Ces caoutchoucs passent entre le bord de la couchette et le cadre. Ils sont maintenus par les cordes qui vont jusqu'au milieu de la couchette et réunis entre eux par d'autres cordes lacées en dessous. Les cordes qui traversent les caoutchoucs sont lâches de manière à permettre une certaine élasticité.

La couchette se compose d'un cadre en bois, à fond sanglé, sur lequel se trouvent des ressorts formant sommier. Elle est garnie d'un coussin mollement rembouré. Son cadre neutralise complétement les secousses qui pourraient encore se transmettre dans les choutchoucs, n'importe dans quel sens. Il est plus petit que le cadre extérieur et complétement libre dans ses mouvements; il se trouve en outre à une assez grande distance du premier, de manière que les secousses de celui-ci ne lui soient pas communiquées.

Cette couchette se trouve donc en suspension sur des caouchoucs qui eux-mêmes sont fixés sur un cadre supporté par des tabourets élastiques, ce qui, par conséquent, donne une triple élasticité. Elle est un peu surélevée du côté de la tête, de manière à donner une pente douce; la hauteur de ce côté est de 0m,30 et la hauteur du côté des pieds n'est que de 0m,20. Le tout est garni par une forte toile.

Des malades placés sur ces couchettes, ont supporté les plus longs voyages en voitures ou en wagons, sans en être incommodés et, loin d'y trouver des inconvénients, se sont plu au contraire beaucoup à en user. Des dames, à tout moment de la grossesse, prédisposées même aux fausses couches, ont pu franchir des distances de plusieurs centaines de lieues, partie en voiture, sur de mauvaises routes, et partie en chemin de fer, d'une manière très-agréable et sans que cela ait pu, en quoique ce soit, influer sur leur état.

En terminant ce paragraphe, nous renvoyons le lecteur aux lits que nous avons décrits dans notre étude sur les tentes d'ambulance. Nous le prions surtout de se reporter dans la section française, à l'ameublement de la tente Everickx (page 519), et à l'ameublement de la tente Couette (page 517, et de voir également les fauteuils et canapés lits, étudiés pages 591).

5° Voitures pour malades.

Angleterre. — Dans la section anglaise, M. John Ward,de Londres, exposait une *voiture pour invalides.* Cette voiture se compose d'une caisse longue extérieurement de 1m,20 et large intérieurement de 0m,60, suspendue sur 4 ressorts en cercles placés sur un cadre en fer léger qui lui-même est supporté par deux grandes roues derrière de 0m,75 et une petite roue devant, de 0m,45 de diamètre.

La petite roue est munie d'un levier gouvernail pour permettre au malade de se diriger lui-même.

Derrière la voiture se trouve un appui-main pour permettre de la pousser.

France. — Dans la section française, M. Vincent exposait une *voiture-lit* d'enfant à quatre-roues, deux roues à pincettes derrière, ayant 0m,50 de diamètre, et deux petites roues conjuguées devant, de 0m,30 de diamètre. Ces deux petites roues, montées sur un essieu, tournent simultanément autour de leur axe. Cette voiture-lit d'enfant est surmontée d'un parapluie en soie; elle est entièrement et bien capitonnée. Dans l'intérieur se trouve un appareil pour difformités, pour rachitisme des deux jambes, avec une ouverture au milieu pour la propreté.

Une *voiture à trois roues* pour malades. Cette voiture est munie d'un siége faisant chaise percée.

Une autre *voiture à trois roues* pourvue de pédales et de leviers pour la faire marcher soi-même. Les roues en fer sont garnies de cercles en caoutchouc. Deux grandes de 0m,75 de diamètre sont placées en arrière et une petite de 0m,50 de diamètre est placée devant. L'essieu a quatre coudes, deux de chaque côté; le premier près de la roue, sert de point d'appui au levier du bras, le deuxième, près du milieu de la voiture, fournit l'appui des pédales. Derrière la voiture, se trouve une large poignée pour permettre de la pousser.

Une petite *voiture d'enfant* à quatre roues : deux roues conjuguées devant et deux grandes roues derrière.

6° Appareils pour lever les malades.

Angleterre. — Dans la section anglaise, MM. Child et Hind de Londres,exposaient un *appareil pour lever les malades et les blessés.* Cet appareil se compose de deux bâtons en bois, longs de 1m,80 et de 0m,04 de diamètre, tenus en écartement, à chaque extrémité, par une tringle en fer à vis, de manière à former un cadre de 1m,80 de long et de 0m,80 de large. Le fond est formé de bandes de toile de diverses grandeurs accrochées à des pointes en fer qui se trouvent de chaque côté des bâtons longitudinaux. Le cadre est suspendu, à chacune de ses extrémités, par deux sangles, qui se réunissent ensuite, à une hauteur de 0m,50, en une seule bande qui s'enroule autour d'une tringle en bois. Celle-ci suit toute la longueur de l'axe de l'appareil en dessus et repose de chaque côté, sur le croisement d'un triangle en bois. Chacun de ces triangles, haut de $1^m,10$, est destiné à être posé sur le fond du lit ou par terre, pour former hamac. La tringle longitudinale, ainsi posée sur le croisement de ces triangles, traverse ensuite une douille en métal et est terminée, à une extrémité, par une manivelle en bois que l'on tourne pour faire monter ou descendre le hamac. Cette manivelle peut être arrêtée par l'anse d'une sangle qui se trouve fixée sur un des bâtons du triangle. Cet appareil est adopté par la Société française de secours aux blessés militaires et un modèle en a été placé, à la fin de l'Exposition, dans la baraque d'ambulance, exposée par cette Société. Le poids de l'appareil est d'environ 15 kilog.; le prix est de 66 à 100 francs.

Belgique. — Dans la section belge, M. Alexandre exposait un *appareil en bois s'adaptant à tous les lits* pour lever ou descendre les malades ou blessés.

Cet appareil se compose de deux châssis en bois, l'un du côté de la tête et l'autre du côté des pieds. Chaque châssis de $1^m,70$ de haut, est formé de deux montants en bois, de $0^m,10$ de diamètre, maintenus en écartement, en largeur, en haut, par une traverse en bois de $0^m,15$ de large et de $0^m,05$ d'épaisseur, et en bas par une autre traverse de 5 centimètres carrés. (Les montants ne sont pas munis de galets, ils reposent directement sur le sol).

Ces deux châssis sont maintenus en écartement, en longueur et en haut par deux morceaux de bois de $2^m,20$ de long, $0^m,15$ de large et $0^m,04$ d'épaisseur. Ces derniers sont fixés et maintenus, de chaque côté, dans les châssis, par deux boulons en cuivre, à tête hexagonale, de $0^m,02$ de diamètre.

Au milieu de chacun de ces châssis se trouve une vis verticale de $0^m,03$ de diamètre et de $0^m,005$ d'entaille, qui tourne au-dessous, et se trouve mise en mouvement par une manivelle en cuivre de $0^m,15$ de long, fixée dans la traverse d'en haut.

Dans cette vis coule une matrice en cuivre de $0^m,04$ de hauteur. Cette matrice adhère à un châssis en bois à claire-voie, haut de $0^m,50$, large de $0^m,80$ et épais de $0^m,02$, qui glisse dans une rainure de chaque montant et se déplace à mesure qu'on fait descendre ou monter la matrice, qui coule dans le pas de vis.

Au-dessus de ce châssis est fixée de chaque côté une forte potence en cuivre de $0^m,18$ de long, munie de trois entailles. Cette potence supporte à chaque bout un cylindre en cuivre creux de $0^m,03$ de diamètre, auquel est suspendue, à chaque extrémité, une courroie de $0^m,03$ de large et de $0^m,60$ de long. Chaque courroie supporte dans sa partie inférieure une cheville en bois de $0^m,015$ d'épaisseur et de $0^m,10$ de long qui s'agrafe à deux crochets en cuivre ayant la forme d'une charnière.

Sur ces crochets est suspendu un châssis-lit, cadre en bois, mollement matelassé, brisé du côté de la tête, et muni d'un encliquetage pour élever ou abaisser ce côté.

Ce châssis-lit est percé dans son milieu d'un trou allongé, de près de $0^m,45$ de long et de $0^m,25$ de large, bien recouvert, bien bouché par un tampon. Au-dessous de ce trou est placé un tiroir portant un bassin en cuivre étamé qui a à peu près les mêmes dimensions. La partie supérieure de cette suspension peut se mouvoir sur charnière et être fixée à volonté.

En dessous se trouvaient les accessoires du lit : hamac en sangles, et hamac en toile imperméable trouée au milieu. Cet appareil était un des plus élégants et des meilleurs de l'Exposition.

Etats-Unis. — Dans la section des États-Unis, M. le professeur T. Mc. Ilroy, de New-York, exposait un *lit mécanique en bois* pour lever les malades. A chaque extrémité et de chaque côté de ce lit, une manivelle enroulant des sangles, monte et descend un cadre composé de deux tubes en fer de 0m,04 de diamètre tenus en écartement par deux traverses en bois.

France. — Dans la section française, M. Dupont exposait un *lit de suspension*, ancien modèle favorablement apprécié.

M. Lebrun, de Louviers (Eure), présentait un nouvel *appareil pour lever les malades.*

Le patient étant couché sur un hamac en toile, chaque extrémité de cette toile est suspendue à deux tringles horizontales en fer, qui maintiennent l'écartement; il y a une tringle horizontale correspondant à la tête, et une autre correspondant aux pieds. Chaque tringle se trouve engagée dans l'extrémité inférieure de deux bras d'un cadre en fer, qui est placé en dessus pour maintenir l'écartement du hamac pendant que le malade se soulève. Les bras, longs d'environ 0m,40, sont munis, à leurs extrémités supérieures, de galets d'angle, destinés à recevoir les cordes qui doivent soulever le hamac et le cadre. A 0m,12 environ au-dessous de cette extrémité supérieure, chaque paire de bras est tenue en écartement par une seconde tringle transversale, et une tringle longitudinale, fixée sur les milieux des deux tringles, tient l'écartement en longueur, entre les bras correspondant à la tête et les bras correspondant aux pieds. Cette tringle longitudinale traverse la tringle transversale qui maintient l'écartement dans la partie supérieure des bras correspondant aux pieds, et se termine par un crochet sur lequel on attache le bout d'une corde dont l'autre bout est fixé au milieu de l'extrémité inférieure de la toile qui forme le hamac. En outre, deux tringles, en croisillon, qui partent de l'extrémité supérieure des bras, à l'endroit où se trouvent les galets, se croisent au milieu de leur parcours pour donner plus de rigidité au cadre. Celui-ci se trouve donc formé par deux paires de bras conjugués, tenus en écartement, transversalement, par deux traverses, une supérieure et une inférieure, et longitudinalement, par une tringle fixée au milieu de chaque traverse supérieure, puis par les croisillons en fer, placés en dessus.

L'appareil destiné à soulever ce cadre est en fer et se compose de deux colonnes en fer creux, de 0m,04 de diamètre et de la hauteur du plafond. Ces colonnes, placées parallèlement, sont fixées au plancher et au plafond, quelle que soit la hauteur de l'appartement.

Pour cela, les colonnes se composent de deux parties; la partie supérieure peut rentrer dans la partie inférieure, au moyen d'un pas de vis qui permet de les rallonger ou de les raccourcir à volonté.

En haut, près du plafond, on a ménagé dans chaque colonne, une entaille rectangulaire de 0m,08 de haut et de 0m,015 de large. Ces deux entailles, placées en regard l'une de l'autre, sont traversées par une plate-bande en fer de 0m,01 d'épaisseur, de 0m,06 de hauteur et de 2m,50 de longueur.

A 0m,12 au-dessous de cette plate-bande, les deux colonnes en fer creux sont percées d'une ouverture de 0m,02 de haut et de 0m,01 de large, et à cet endroit une chaîne Vaucanson, fortement tendue et parallèle à la plate-bande, est fixée, enroulée sur les deux colonnes. Sur la plate-bande, roulent deux galets de 0m,06 de diamètre, montés sur deux joues en fer distantes l'une de l'autre de 0m,40. Ces galets sont à cheval sur la plate-bande, et la hauteur des joues est de 0m,15. Dans la partie inférieure, celles-ci sont réunies par deux galets en fer de 0m,06 de diamètre,

A l'extrémité gauche des deux joues, est fixé un carré en fers plats de 10 centimètres carrés, dans l'intérieur duquel coule la chaîne Vaucanson et se meut une roue dentée de 0m,06 de diamètre qui commande cette chaîne.

Cette roue est montée sur un axe qui peut monter et descendre dans l'intérieur de deux tubes en fer : un tube fixe de 1m,40 de longueur et de 0m,02 de diamètre et un autre tube mobile qui peut également monter ou descendre en glissant dans le premier tube, pour augmenter ou diminuer la hauteur à volonté. A 0m,30 environ de l'extrémité inférieure du tube fixe, se trouve une vis de pression qui permet au malade de fixer le tube mobile quand il est élevé à la hauteur voulue. La partie inférieure du tube mobile porte un appareil en fer composé de deux manivelles. La première manivelle, longue de 0m,15 fait tourner par un mouvement horizontal, l'axe dont l'extrémité supérieure fait mouvoir la roue dentée qui commande la chaîne Vaucanson et permet le déplacement, de droite à gauche, des joues et des galets parallèlement à la plate-bande pour que le malade puisse sortir du lit.

La deuxième manivelle, longue de 0m,12, se meut verticalement et fait tourner une roue dentée de 0m,20 de diamètre, sur l'axe de laquelle s'enroule une corde qui sert à lever et à baisser le cadre auquel est suspendu le hamac qui porte le malade. Ce cadre, que nous avons décrit plus haut, est alors suspendu au moyen de quatre cordes fixées, par une de leurs extrémités, à quatre crochets solides qui se trouvent placés, deux au-devant des joues qui portent les galets, à une distance l'un de l'autre de 0m,25, et deux autres derrière, en face des premiers. Ces cordes descendent ensuite, roulent autour des galets qui se trouvent à chaque angle du cadre en fer auquel est accroché le hamac, puis remontent pour se réunir au milieu, au-dessus du cadre, où elles sont accrochées à une poulie mobile.

Le hamac et le cadre se lèvent et s'abaissent alors ensemble au moyen de la corde qui s'enroule autour de l'axe de la roue dentée dont nous avons parlé tout à l'heure, et qui est mise en mouvement au moyen de la manivelle qui se meut verticalement. Cette corde, dont une extrémité est fixée à droite, sur les joues, descend pour entourer la poulie mobile qui reçoit une des extrémités des cordes de suspension du cadre et du hamac, remonte ensuite pour passer horizontalement par-dessus les galets qui réunissent la partie inférieure des joues et descend parallèlement et à côté du tube qui soutient la roue commandant la chaîne Vaucanson, pour entourer l'axe de la roue sur laquelle elle s'enroule.

Pour faire usage de cet appareil, le malade ayant fait descendre jusqu'à la hauteur du lit, le tube mobile à l'extrémité duquel se trouvent les manivelles qui doivent lui servir, se soulève au-dessus de son lit en faisant monter le cadre et le hamac au moyen de la manivelle verticale qui fait tourner la roue dentée autour de l'axe de laquelle s'enroule la corde supportant ce cadre et ce hamac. Il arrête alors la roue au moyen d'un encliquetage, et fixe le tube mobile au moyen d'une vis de pression.

Il fait ensuite mouvoir la manivelle horizontale commandant l'axe qui fait tourner la roue dentée agissant sur la chaîne Vaucanson, et il va de droite à gauche, c'est-à-dire sort du lit.

En faisant mouvoir en sens contraire la manivelle horizontale, le malade revient au-dessus de son lit et redescend au niveau de celui-ci à l'aide de la manivelle verticale.

Le prix de l'appareil est de 350 francs avec colonnes, et de 300 francs, sans colonnes.

L'inventeur a réussi à résoudre avec succès un problème important, puisqu'un malade paralysé des jambes, ou impotent, peut se soulever et se déplacer seul, pourvu qu'il lui reste un bras sain.

M. Gras, professeur à l'École Navale de Brest, exposait un *cadre à suspension* pour l'application des appareils inamovibles.

Tout l'appareil est en bois. Il se compose de deux montants placés en dehors du lit, un du côté des pieds et un du côté de la tête, réunis en haut et en bas par des bâtons longitudinaux de la longueur de celui-ci, fixés aux montants pour maintenir l'écartement en longueur. A $0^m,60$ du sol, une autre traverse longitudinale supporte le cadre destiné à recevoir le malade. Chaque montant, placé sur deux pieds qui ont $0^m,50$ d'écartement, a une hauteur totale de $1^m,65$. A chaque bout, en haut, passe, sur des poulies, une corde de $0^m,01$ d'épaisseur, qui est fixée d'une part à l'extérieur au moyen d'une clef, et qui se termine d'autre part à l'intérieur par un crochet. A ces crochets est suspendu un cadre en bois à claires-voies de $1^m,45$ de long et de $0^m,45$ de large. Sur ce cadre, et sur les branches des claires-voies sont suspendues, tout autour, des courroies mobiles s'agrafant sur des bandes de toile ouatée qui doivent soutenir le malade. Il y a une bande de toile ouatée pour la tête, une autre pour la nuque et le dos, une troisième

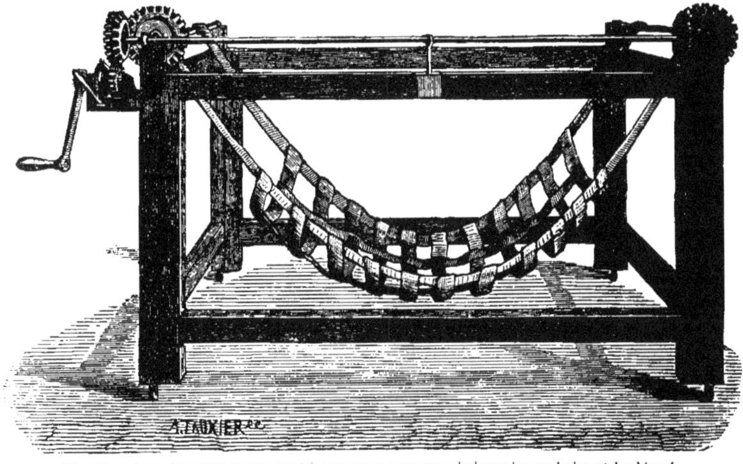

Fig. 54 — Lit mécanique permettant à une seule personne de lever les malades et les blessés.

pour le bassin, et deux autres pour les extrémités inférieures. Ces bandes sont munies d'anneaux en cuivre pour pouvoir être attachées aux courroies qui elles-mêmes sont bouclées. Du côté de la tête et du côté des pieds, on trouve, dans ce cadre, des cylindres en bois de $0^m,05$ de diamètre et de $0^m,50$ de long, qui le traversent et sont terminés chacun par une poiguée, et percés pour recevoir des chevilles, des cordes, enfin différentes attaches. Ces cylindres, au nombre de trois de chaque côté, peuvent servir, à un moment donné, comme point de dépôt, pour soutenir le malade et permettre de le déposer sur le cadre qui se trouve au-dessous et qui est garni d'une toile trouée au milieu. Ce second cadre est soutenu par la traverse longitudinale qui réunit les deux montants et qui se trouve, comme nous l'avons dit, dans leur partie inférieure, à $0^m,60$ au-dessus du sol.

On peut monter et descendre le malade au moyen du premier cadre et à l'aide des cordes qui le soutiennent.

Cet appareil ingénieux et très-simple, peut être utilement employé dans toutes les ambulances et dans tous les hôpitaux.

Nous avons fait construire un *lit mécanique* qui permet à une seule personne de lever les malades ou les blessés.

Ce lit mécanique (fig. 54) long de 2 mètres, large de $1^m,04$ et haut de $1^m,20$, est constitué au moyen de quatre cadres, un du côté de la tête et un du côté des pieds, réunis par deux cadres longitudinaux, un à droite et l'autre à gauche. Ces quatre cadres sont mobiles, afin qu'on puisse démonter facilement le lit, et à cet effet, les cadres extrêmes sont percés de rainures qui reçoivent les extrémités des cadres longitudinaux ; on assujettit ensuite le tout, au moyen de crochets. Le lit est monté sur quatre galets qui tournent dans tous les sens, de manière à permettre de le rouler dans le sens de la longueur et dans le sens de la largeur, suivant le besoin. Chaque cadre extrême est surmonté par un cylindre en fer creux sur lequel s'enroulent les sangles destinées à lever le malade, et chaque cylindre porte, à une de ses extrémités, une roue d'angle dentée. Un autre cylindre en fer creux muni, à chaque extrémité, d'une roue d'angle dentée correspondant avec les autres roues d'angle, repose sur un des cadres longitudinaux.

Les quatre roues d'angle sont mises en mouvement par un levier situé à une des extrémités du lit. L'axe de ce levier commande une petite roue dentée, qui elle-même commande une autre grande roue également dentée, fixée sur l'axe longitudinal. Par cette disposition, le levier fait mouvoir la petite roue dentée qui elle-même met en mouvement la grande roue dentée qui commande les roues d'angle, de manière qu'une seule personne puisse lever ou abaisser, avec la plus grande facilité, le malade ou le blessé couché sur un hamac en sangles.

Le levier est pourvu d'un cliquet qui commande un rochet, de manière à arrêter le mouvement afin qu'au besoin, la personne qui soulève le malade, puisse quitter l'appareil sans craindre que le poids du corps ne fasse descendre celui-ci. Ce cliquet ne gêne pas le mouvement d'ascension, mais sans rien toucher, arrête et empêche le mouvement de descente du malade ou du blessé couché sur le hamac. Il est en outre pourvu d'un frein de sûreté, monté lui-même sur un petit levier. En appuyant sur ce dernier, on peut arrêter tous les mouvements avec ou sans cliquet, soit les mouvements d'ascension, soit les mouvements de descente. Il peut donc remplacer le cliquet, mais il arrête en plus le mouvement ascendant.

Avec ce lit, une seule personne peut soulever, avec la plus grande facitité, les personnes les plus lourdes ; elle peut soulever plusieurs centaines de kilos. Pour des personnes légères, on peut remplacer le cadre de côté qui ne porte pas de cylindre, par une simple tige en bois dur que l'on fixe aux cadres extrêmes.

Pour se servir de l'appareil monté, il suffit d'enlever cette tige ou le cadre de ce côté et de le rouler de manière à encadrer complétement la couchette où repose le patient. Si l'appareil est démonté, on place les cadres tout autour de la couchette ; on les réunit et on les assujettit au moyen des crochets dont ils sont pourvus. On glisse ensuite sous le malade des sangles terminées par des anses à chaque extrémité. Ces sangles en nombre variable, suivant le besoin, sont glissées les unes après les autres, de manière à déranger le malade le moins possible. On fait passer ensuite, de chaque côté, dans les anses de ces sangles, deux sangles longitudinales dont on accroche les extrémités à des têtes de vis qui se trouvent fixées sur les cylindres surmontant les cadres extrêmes. Ces sangles sont maintenues en écartement par deux petites traverses en bois. On constitue ainsi un hamac en sangles sur lequel la personne couchée est levée à la hauteur que l'on veut, puis redescendue dans son lit, avec la plus grande facilité, et sans la moindre secousse, par une seule personne manœuvrant le levier qui commande les roues de l'appareil.

En faisant rouler le lit mécanique au moyen des galets dont il est pourvu, on peut également changer le malade de place, toujours avec une très-grande facilité et sans secousse.

Cet appareil se distingue des autres analogues, en ce qu'une seule personne peut le faire manœuvrer avec la plus grande facilité. Le malade lui-même peut, au besoin, soulever le hamac sur lequel il repose. A l'aide de ce lit, une seule personne a soulevé des malades pesant plus de 200 kilogr.

Italie. — Dans la section italienne, M. Angiolo Menici, de Livourne, présentait un *appareil pour soulever les malades*. Cet appareil se compose d'un cadre en bois dont le fond est formé de 12 sangles attachées chacune, de chaque côté, par deux rubans, et dont chaque extrémité est suspendue au moyen d'une corde. Ces cordes se réunissent sur une potence en fer, où elles tiennent le cadre en suspension. Cette potence est placée sur un genou en fer, fixé dans un bois vertical assujetti à un pied également en fer très-solide. Ce pied se trouve enfermé dans une boîte allongée, montée sur un essieu pourvu de deux roues de 0m,30 de diamètre. Le cadre peut être démonté et placé dans la boîte. On peut aussi retirer les roues de la boîte et la glisser, ainsi que le pied, sous le lit. Le levier qui supporte les cordes de suspension, se termine à l'autre extrémité par une fente qui reçoit l'extrémité d'une vis de 0m,50 de long. Cette vis se meut dans une matrice fixe reliée au moyen de ferrures au montant qui porte le levier. L'autre extrémité de la vis se termine par une roue de 0m,30 de diamètre, pourvue d'une manivelle. Cette vis, en montant et en descendant, fait basculer le levier afin de faire monter et descendre l'appareil. On trouve jointe à cet appareil une espèce de lame en feuille de cuivre de 0m,50 de long, de 0m,04 de large, dans sa partie la plus large, et arrondie au bout. Cette lame recouverte d'une peau peut être passée dans une petite courbe en cuivre qui se trouve à une des extrémités des sangles pour permettre de les glisser une à une sous le malade, sans le blesser.

Le prix de l'appareil est de 200 francs, et de 250 avec caisse et roues.

Cet appareil est très-simple et très-commode, et fait honneur à son inventeur.

7° Cantines à vivres. Caisses d'officiers. Appareils de cuisine.

Angleterre. — Dans la section anglaise, MM. Leoni et Cie, de Londres exposaient des *dessins de grands appareils* construits pour les hôpitaux, asiles et autres grands établissements et suffisant pour faire la cuisine pour 5 à 600 personnes.

Etats-Unis. — Dans la section des États-Unis, M. le Dr Thomas W. Evans, exposait une *caisse pour officiers*. C'était une grande caisse en bois renfermant tous les ustensiles de table ou vaisselle de campagne à l'usage des officiers. On trouvait dans cette caisse : plats, assiettes, gobelets, flacons, etc., en fer-blanc.

France. — Dans la section française, MM. Arto et Cie, de Lyon, présentaient des *fourneaux de cuisine pour hôpitaux*.

M. Corlieu, fournisseur des hôpitaux civils et militaires, exposait toutes espèces d'*ustensiles en étain pour hôpitaux et ambulances*.

MM. Delaroche et ses neveux présentaient un *appareil de cuisine pour les hôpitaux*.

M. L. Malen, fournisseur de l'armée et de la marine, exposait un grand nombre de *cafetières*, adoptées par le Ministère de la guerre. On remarquait parmi ces cafetières : des cafetières de table, des cafetières à circulation, des cafetières à circulation et à tube mobile et de grandes cafetières pouvant contenir deux hectolitres.

MM. Le Juste et Cie exposaient un grand nombre de *cafetières* et *bains-marie*.

MM. Cail et Cie présentaient une *cuisine portative*, à foyer intérieur et four amovible, spécialement destinée aux ambulances, système F. de Coutard.

L'intérieur du fourneau était garni en bois.

M. E. Croppi du Hâvre présentait des *fourneaux de cuisine* de différentes grandeurs, à l'usage des troupes, des navires, etc.

M. Grimonprez, chef de bataillon au 69e de ligne, exposait une *marmite de campement* pour la cuisine d'un groupe de 4 à 5 hommes.

La gamelle individuelle sert de couvercle à cette marmite de troupes.

M. Walcker exposait un modèle de *cantine à vivres sans compartiments*. Un modèle de marmite occupe toute la hauteur de la cantine, trois bouteilles sont adossées contre elle et le tout est maintenu par un piton placé de chaque côté, dans l'intérieur de la cantine; sur ce piton s'adapte une tringle en fer. La marmite se divise en trois parties: 1° La partie supérieure formant soupière contient trois boîtes à provisions; 2° La partie du milieu, qui sert de marmite, contient tous les ustensiles de cuisine et une lanterne; 3° la partie basse formant plat, contient un gril en fer.

Détail:

1 marmite à trois compartiments, 3 boîtes à provisions, 2 bouteilles en fer-blanc, 1 lanterne, 1 bougeoir, 1 moulin à café, 1 gril en fer forgé, 1 timbale, 1 salière en bois, 1 poivrière, 1 bouillotte, 1 poêle à frire, 1 écumoire, 1 cuillère à pot, 5 assiettes, 5 couverts, 1 couteau de cuisine, 5 couteaux, 1 tire-bouchon, 1 tringle et 2 pitons pour maintenir le tout.

Dans la salle de ravitaillement de son ambulance de gare, la Société française de secours aux blessés militaires a exposé un *appareil de cuisine en fer*, de MM. Establie frères. Ce fourneau-cuisine a 1m,05 de long, 0m,90 de haut et 0m,50 de large. Il est recouvert d'un couvercle étamé, plat, légèrement creusé vers le centre, solidement fixé sur le fourneau par six vis en fer à oreilles. Les tringles qui terminent ces vis sont fixées d'une part sur le fourneau au moyen de charnières, et d'autre part s'engagent dans une patte en fer, entaillée, qui surmonte le couvercle. Au-dessus de ce couvercle, du côté du tuyau de dégagement de la fumée, on trouve un petit tube de dégagement de la vapeur de 0m,10 de haut et de 0m,025 de diamètre, recouvert à son extrémité supérieure par une petite calotte très-mobile percée de quatre trous.

Au milieu de ce grand couvercle, se trouve un autre couvercle également étamé, convexe, qui recouvre une ouverture de 0m,45 de long et de 0m,35 de large. Dans le milieu de ce dernier, un pied à deux branches permet la fermeture au moyen d'un levier qui se trouve en dessous.

Sous ces couvercles est placée une grande marmite, allongée, de 0m,48 de profondeur et de 0m,45 de largeur. C'est une marmite d'une contenance de 100 litres, à retour de flamme, donnant l'ébullition en 35 minutes. A une extrémité de cette marmite se trouve un passe-bouillon, qui recouvre l'extrémité d'un grand robinet s'ouvrant à l'intérieur.

Au-dessous de la marmite, du côté du robinet, deux fours superposés s'ouvrent au dehors, et de l'autre côté un vaste foyer est surmonté d'une grille pour faire rôtir la viande.

Ce foyer se ferme par une porte à double battant, au-dessous de laquelle se trouve, pour le dégagement de la fumée, un tuyau plat de 0m,30 de large, sur 0m,60 de profondeur.

Cet appareil est muni de barres de séchage servant de poignées et de garanties. Si cet appareil était établi sur une suspension il pourrait, placé dans une voiture, servir comme marmite roulante.

Norwège. — MM. Jacobsen et Hermenström de Stavanger, exposaient des *bouilloires* à pétrole et des *bouilloires* à l'usage de navires en temps d'orage.

8° Alimentation.

France. — M. Masson avait placé dans les vitrines de la Société française de secours aux blessés militaires des échantillons de *légumes conservés* par voie de dessiccation et de compression.

Des *potages variés*, sous forme de tablettes de 200 gr., d'une surface de 10 centimètres carrés et d'une épaisseur de 15 millim. Ces potages donnent, après immersion et cuisson dans sept fois leur poids d'eau, un poids de 1k,400, que l'on divise en 7 rations de 200 gr., revenant chacune à 0 fr. 10. Une boîte de 10 centim. cubes contient 50 de ces rations.

Suisse. — Dans la section suisse, la Société des usines de Vevey et Montreux a exposé les aliments suivants: *aliments lactés, soupe lactée œtelli, soupe zeas* M. Durieu, fabricant à Vevey, a exposé des *biscuit composés de fleur de farine, sucre et double-crème*, pour être pris avec le thé, le café, le vin, etc. Le fabricant a donné à son biscuit le nom de Zwiback.

9° Tissus, vêtements, fourniment.

France. — Dans la section française, nous avons remarqué le *cuir-liège*, les *tissus-liège* de MM. de Beerski et Cie. Le tissu cuir-liège est imperméable à l'eau de mer et à l'eau douce. Les rayons du soleil ne peuvent le pénétrer, il repousse la chaleur et garantit contre le froid. La maison de MM. de Beerski et Cie en est arrivée à pouvoir préparer le liège en feuilles si minces, si souples et si résistantes en même temps, qu'elle peut l'appliquer à toutes sortes d'étoffes, draps, toiles, lainages, etc., de toutes nuances et de toutes épaisseurs, en plaçant ces plaques entre deux étoffes quelles rendent ainsi imperméables à la chaleur et à l'humidité, sans leur faire perdre de leur moëlleux ou de leur légèreté. Le cuir-liège s'applique à tous les usages comportant les tissus ou les cuirs. Les tissus-lièges peuvent être appliqués aux tentes-abris, bâches pour voitures d'ambulances et autres, stores, draps, manteaux, couvertures, tabliers, parapluies, etc. Le cuir-liège s'applique aux harnais et aux aticles de sellerie, aux équipements militaires et à la marine, enfin à toutes les fournitures en cuir. Employé comme courroies de transmission de machines, avec un tissu métallique à l'intérieur, il ne se rétrécit ni ne s'allonge, et, étant fabriqué avec un produit imperméable, il peut remplacer les courroies en caoutchouc employées dans les endroits où il y a beaucoup de vapeur ou bien sous l'eau. On s'en sert également pour toutes sortes de tuyaux et pour d'autres usages.

Le tissu cuir-liège, admettant la lumière, mais repoussant la chaleur du soleil, convient spécialement aux pays tropicaux, car il ne peut être attaqué par les insectes. Une autre variété de liège, préparée par la même maison, c'est le bois cuir-liège, qui, grâce à une préparation spéciale, se prête aussi à une foule d'usages. Il s'emploie dans la carosserie et pour les wagons de chemins de fer. Il se courbe facilement et recouvert de divers placages peut représenter tous les bois tout en étant plus solide et plus léger que les bois massifs. On peut s'en servir pour construire des bateaux de sauvetage, de petits navires de régates, de courses ou de plaisance et un bateau pouvant contenir deux personnes ne pèserait pas plus de 20 kilos : un tel bateau serait absolument insubmersible. On peut l'employer pour tous les meubles, enveloppes de chaudières et boîtes à vapeur, décors imperméables de cabines de vaisseau, etc. Il diminue les bruits causés par les vibrations et en cas d'accident, en raison de sa légèreté, empêche d'être gravement blessé par les éclats de bois.

M. Walcker a exposé un *veston hygiénique* en peau mégissée perméable à l'air, imperméable à l'eau.

M. Pouplier-Bedier de Fives-Lille a présenté des *cottes de mailles* en acier de 1 centim. d'épaisseur, souplesse voulue pour suivre tous les mouvements du corps, à l'épreuve de la balle et de la baïonnette.

M. Hippolyte Judée exposait un mannequin avec un nouveau *système de fourniment.*

Ce nouveau système se compose de deux cartouchières, comme celui qui a été admis par décision ministérielle du 6 mars 1877. Seulement, ces cartouchières, au lieu de se placer l'une en avant, l'autre en arrière, se portent toutes les deux en avant, de chaque côté de la plaque du ceinturon. Chacune d'elles, haute de $0^m,10$, large de $0^m,12$, et épaisse de $0^m,03$, contient 3 paquets de cartouches (nouveau modèle), c'est-à-dire autant que celles qui viennent d'être adoptées par le gouvernement, bien quelles soient beaucoup plus petites. Leur intérieur, en temps ordinaire, est complétement rempli par une espèce de forme en bois percée d'un certain nombre de trous destinés à recevoir les cartouches libres dont dispose le fantassin en temps de paix. Le but de cette pièce de bois qui a exactement la forme de la cartouchière est d'empêcher, qu'en garnison, elle ne se détériore et ne se déforme promptement; on la fait disparaître toutes les fois qu'on veut remplir de cartouches les cartouchières. Chacune de ces dernières est maintenue au ceinturon au moyen de deux passants en cuir.

10° Moustiquaires, parasols.

France. — Dans la section française, M. Walcker exposait : 1° une *moustiquaire*, en tulle mobile et portative, montée sur une tige de parapluie. Cette moustiquaire a $2^m,20$ de haut et est garnie de rideaux qui ont 6 mètres de tour. Le tout se renferme dans un sac en toile.

2° Un *parasol* en coutil de $2^m,60$ de diamètre avec une table et une causeuse (meuble en rotin à trois places). Sur un des côtés de ce parasol se trouvait un rideau en coutil d'une largeur de $4^m,20$;

3° Un *parasol* avec table et rideau faisant le tour.

La Corderie Centrale a aussi exposé un grand *parasol* muni d'un rideau et d'une table.

11° Sauvetage.

Nous signalerons rapidement, toujours en suivant l'ordre alphabétique des pays, les différentes parties du matériel de sauvetage sur terre et sur mer qui ont particulièrement attiré notre attention à l'Exposition.

Angleterre. — Dans la section anglaise, nous avons remarqué le modèle d'une hanche de vaisseau avec appareil pour la mise à l'eau des canots de sauvetage; des canots de sauvetage brisés ou pliants; un chevalet à trois pieds portatif, sans roues, pour lancer deux fusées à la fois et porter une corde de la terre à un navire ou d'un navire à la terre; des appareils de natation; un modèle de radeau brisé ou pliant à trois quilles; différents appareils de sauvetage; ceinture de sauvetage de nuit; lit de navire flottant mobile, pourvu d'une ceinture de sauvetage et d'un coffre à provisions et à eau; une pompe portative pour navires.

Le modèle d'un extincteur pour magasin ou théâtre et pour navires, des signaux perfectionnés, fusées pour mer, signal de brume, lumières perfectionnées; différents extincteurs, extincteurs portatifs, etc.; différentes pompes d'incendie : pompes automatiques, pompes à incendie à double action avec tuyau complet, pompes à incendie à vapeur, pompes à incendie munies d'un appareil à locomotion automatique; seaux et appareils de sauvetage pour domicile, bouche à incendie, seaux, boyaux et accessoires d'incendie; un avertisseur électrique d'incendie.

Des modèles de wagons de chemin de fer munis d'un appareil à éclairer d'un bout à l'autre d'un train et à signaler; modèle fonctionnant de chemin de fer, avec signaux et autres appareils de sûreté, des signaux indicateurs pour mines et chemins de fer, et enfin des soupapes et contre-soupapes de sûreté au mercure.

Autriche-Hongrie. — Dans la section austro-hongroise, nous avons remarqué différentes pompes à incendie et des balises de sauvetage; un attelage de sûreté pour wagons de chemin de fer; le plan topographique de la partie montagneuse du premier chemin de fer de Transylvanie, avec dessin de quelques appareils de sûreté contre le glissement des terrains montagneux.

Belgique. — Dans la section belge, on trouvait un modèle de bateau insubmersible inventé, breveté et communiqué par M. Cambressy-Dompierre, en 1853. Ce bateau est entièrement construit en tôle et peut servir de bateau de sauvetage. On peut convertir une partie des vides en magasins de vivres, de manière qu'il porte toujours de quoi nourrir pendant quelque temps les personnes qu'il contient. Il peut être également utilisé comme chaloupe à bord des navires, car il est muni sur ses côtés de ressorts qui le garantissent contre les chocs.

Nous signalerons encore dans la même section, un appareil de sauvetage en cas d'incendie; un modèle d'échelle de sauvetage pour les incendies; divers appareils extincteurs contre l'incendie; des tuyaux pour pompes à incendie; des modèles d'appareils de sauvetage; un projet de sauvetage pour naufrages, et des ceintures de natation.

Une bride de sûreté, un appareil pour dételer instantanément les chevaux emportés; le dessin d'un frein automoteur pour chemin de fer; un dromoscope ou appareil indicateur de la vitesse des trains des chemins de fer; des fermetures de sûreté automatiques pour portières de wagons et voitures; un système de signaux pour chemin de fer; enfin des signaux électriques.

Espagne. — Nous noterons dans la section espagnole différents appareils pour éteindre les incendies.

Etats-Unis. — Dans la section des États-Unis, nous avons remarqué diverses lampes pour phares, des signaux de nuit, une trompette pour temps de brouillard; un diagramme indiquant la force réclamée pour la traction d'un train de chemin de fer et un système de fermeture hermétique contre le gaz.

France. — Comme appareils de sauvetage sur terre et sur mer, nous citerons dans la section française :

Pour la terre : des pompes à incendie de différents modèles, pompes à vapeur, etc.; des appareils protecteurs et de sauvetage pour les incendies : échelles, descenseur à spirale, chariots, tonneaux, sacs, seaux; de nouveaux appareils avertisseurs et extincteurs; un matériel de secours dans les incendies : accessoires, tuyaux imperméables pour pompes à incendie, signaux de sécurité, signaux aériens; appareils de feu de cave; un nouveau système de plateau élévateur permettant d'élever des engins de sauvetage et même des hommes en cas d'incendie; des avertisseurs pour chemin de fer; un indicateur et avertisseur téléautomatique des convois de chemin de fer pour prévenir les accidents; un modèle de wagon chasse-neige pour routes et chemins de fer; un appareil contrôleur de la marche des trains; un système de tableau indicateur de la marche des trains; un vérificateur des voies ferrées, appareil donnant promptement et exactement les dévers et l'écartement des rails de chemins de fer; le dessin d'un appareil automatique destiné à prévenir les collisions des trains; des signaux pour chemins de fer; le dessin d'un frein automoteur pour voitures de chemins de fer et de tramways; le dessin d'un système de transmission automatique de signaux électriques aux trains en marche; des dessins explicatifs d'un système automatique de déclenchement par l'électricité, permettant d'appliquer tous les freins d'un train en marche, soit de l'intérieur d'un des véhicules du train, soit d'un point quelconque de la ligne parcourue, sans l'intervention du mécanicien; un tachymètre électrique, à enregistrement direct, mesurant exactement la vitesse de marche d'un train, avec dessin explicatif; des manomètres spéciaux pour locomotives et des vaporisateurs inexplosibles pour chauffer ces locomotives par le gaz ou le pétrole et les voitures et wagons par la vapeur.

Pour l'eau, différents appareils de sauvetage : lignes, matelas-ceintures, corsages, ceintures, vareuses, sacs, bouées avec leurs accessoires; un vêtement de sauvetage composé de tubes en caoutchouc; une poulie de sûreté pour sauvetage; un bateau et un radeau de sauvetage; des fanaux d'éclairage électrique, des appareils de signaux pour navires, des phares flottants, feux lenticulaires, feux de direction; des panneaux en tôle pour démontrer une méthode électro-chimique de préservation des carènes en fer et des cuirasses de navires blindés et un produit toxique pour combattre les coquillages et plantes marines qui s'attachent aux bâtiments en fer.

La Société centrale de sauvetage des naufragés dont le siège est à Paris, rue du Bac, 53, exposait un canot de sauvetage monté sur son chariot avec tout son matériel d'armement et des ceintures de sauvetage; un canon et fusil porte-amarres avec chariot; matériel et engins de sauvetage.

Pour la terre et pour l'eau : un appareil électrique pour prévenir des commencements d'incendie dans les navires et magasins; des fanaux et signaux électriques de terre et de mer; un contrôleur de la marche des machines, et enfin des appareils pour ouvrir et fermer automatiquement les conduites d'eau.

Italie. — La section italienne nous offrait différentes ceintures et appareils de sauvetage et un canon de sauvetage modèle pour la marine-marchande, avec affût, projectiles, amarres, etc.; un avertisseur pour machine d'extraction de minerai; un instrument indiquant automatiquement la vitesse d'une machine à vapeur; le modèle en petit d'un appareil appelé *avertisseur* mécanique, acoustique, optique, pour modérer les mouvements des trains de chemin de fer sur toute la ligne (dessin de l'appareil et monographie explicative), et un indicateur et un avertisseur téléautomatique des convois de chemin de fer pour prévenir les accidents. Nous avons remarqué surtout dans cette section, un chariot à quatre roues supportant une échelle de sauvetage pour les incendies ayant au moins 30 mètres de hauteur et un tableau de signaux de nuit par temps de brouillard adaptés au code international des signaux et à tout autre code.

Norwège. — Dans la section norwégienne, nous avons à signaler des fanaux de poupe, d'arrière et de hune; des signaux de nuit et une boussole de redressement.

Pays-Bas. — Nous avons remarqué dans la section des Pays-Bas : des ceintures de natation; des modèles de bouées et de balises; un modèle de bateau de sauvetage; des signaux optiques pour bateaux de mer, avec machine pour allumer sans feu; un chariot chargé de tôle servant à bloquer et à dompter l'incendie avec appareils et accessoires, un signal acoustique pour chemin de fer et le modèle d'un appareil contre le déraillement des convois de chemin de fer.

Russie. — Dans la section russe, nous signalerons : un bateau de sauvetage; un appareil pour éviter les oscillations latérales des locomotives et un dynamomètre pour essayer les ressorts des voitures.

Suède. — Nous avons remarqué dans la section suédoise : un appareil pour reconnaître les phares dans l'obscurité et par les temps brumeux; une pompe aspirante à incendie; un appareil destiné à donner l'alarme en cas d'incendie; des appareils de télégraphie électrique pour communication avec les trains en marche et les stations; un appareil pour filtration de l'eau en voyage, et enfin un appareil électrique pour arrêter les chevaux emportés. Cet appareil était présenté par Mme A. Engström. Par un système fort ingénieux, le mors d'un cheval emporté est mis en contact instantanément par son conducteur, à l'aide d'un fil métallique invisible traversant les guides, avec une petite pile électrique placée dans le coffre du siège. Aussitôt que ce contact a lieu, un cheval emporté au plus haut degré, surpris d'une sensation étrange, s'arrête, et dès que le contact cesse ne montre aucun indice de douleur ou d'un autre phénomène qui pourrait faire supposer des suites fâcheuses. Des expériences multiples ont été faites pendant l'Exposition avec plein succès.

Suisse. — Nous noterons enfin dans la section suisse : un extincteur perfectionné pour incendie, des extincteurs portatifs pour étouffer le feu, un chariot portant 4 extincteurs et une pompe à incendie à vapeur.

12° Plans, projets.

Nous ne ferons que citer quelques plans et projets, car ne pouvant en donner la reproduction à nos lecteurs, c'est à peine si nous osons leur en rendre compte.

France. — Un *plan de crémation*, de MM. Muller et Fichet, ingénieurs.

Un *programme sur les questions des inhumations* sur les champs de bataille avec dessins et plans, exposé par M. Hugedé, de Paris. Le même exposant présentait en outre un tableau des recherches faites par lui sur le champ de bataille de Châtillon (bataille du 19 septembre 1870), pour déterminer l'identité des soldats morts pendant le siége de 1870-1871 et un projet pour l'utilisation industrielle des mutilés de la guerre.

Fig. 1, 2, 3 et 4. — Brancard réglementaire de Ministre de la guerre (FRANCE) (1)

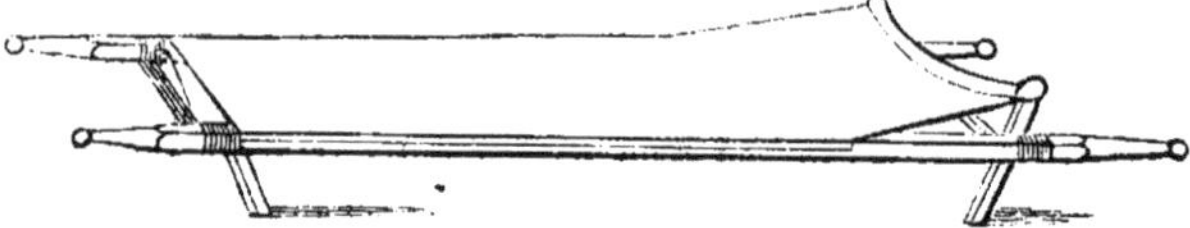

Fig. 1. — Brancard ouvert.

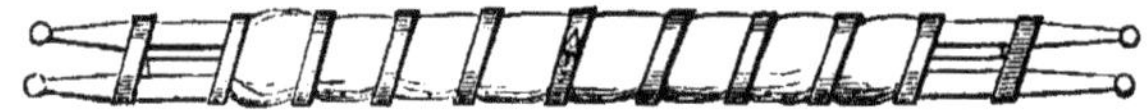

Fig. 2. — Brancard roulé.

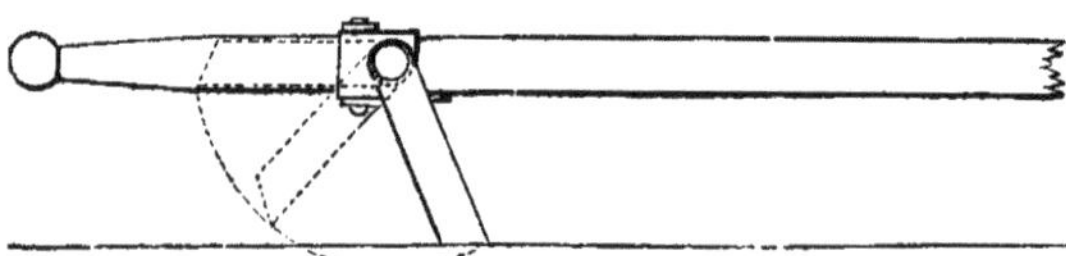

Fig. 3. — Élévation à 0m,10 pour 1 mètre indiquant le mécanisme de pied. 1/10.

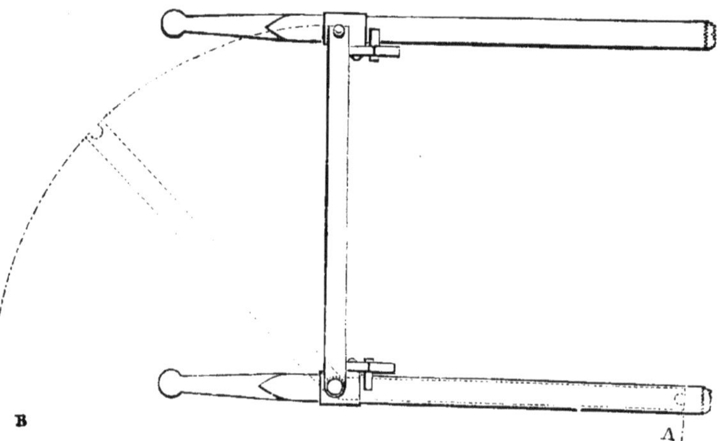

Fig. 4. — Plan indiquant le mécanisme de la traverse. 0m,10 pour un 1 mètre. 1/10.

(1) Voir pages 458 et 612.

France. — *Brancard réglementaire du Ministère de la guerre* (fig. 1, 2, 3 et 4, p. 611). — Nous n'avons pu nous procurer le dessin du brancard réglementaire de l'armée française que trop tard pour pouvoir le placer à côté de son texte. Obligés de le mettre à part, car nous ne voulons pas en priver le lecteur, nous prions celui-ci de vouloir bien se reporter à la description qu'il trouvera p. 458 et 459 et de nous permettre de rectifier et de compléter ici cette description. Ainsi les traverses d'écartement sont placées *sous* et non pas *sur* les hampes, comme il a été imprimé. En outre, chacune d'elles est fixée à une hampe, par une de ses extrémités, au moyen d'un boulon qui sert comme axe pour son déplacement et l'autre extrémité est terminée par une entaille qui vient s'engager sous la tête d'un boulon fixé à l'autre hampe. La figure 4 fera parfaitement comprendre le mécanisme de cette bande d'écartement.

Enfin les dimensions du brancard réglementaire du Ministère de la guerre sont :

Longueur	2m,20
Largeur.	0m,50
Hauteur.	0m,15

Son poids est de 7k,500 grammes.

Ce modèle des mieux réussis et des mieux combinés est un des plus favorablement appréciés par les hommes compétents à cause de sa solidité, de sa simplicité et de sa légèreté (1).

Docteur GRUBY.

(1) Le dernier chapitre de ce rapport qui devait renfermer l'historique des Sociétés de secours aux blessés, le compte-rendu des Congrès, etc., n'a pu être publié ici, cet article ayant déjà de beaucoup dépassé les limites que nous lui avions assignées. Il sera publié ultérieurement dans un ouvrage spécial, où il trouvera plus utilement sa place.

Note de l'éditeur.

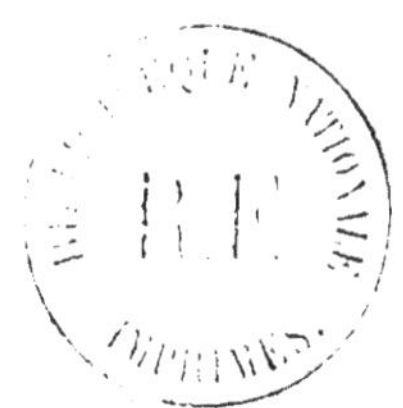
RF

ERRATA

Page.	ligne.	lire.	au lieu de :
451	1	fig. 2 et 3, brancards avec pieds, écartement en fer et couvertures — fig. 4, tente rectangulaire.	
458	44	sous	sur.
464	28	cannés	cannelés.
467	48	lire suivant l'axe longitudinal et	
469	8	adaptés	adaptées
510	45	p. 557 et 572	p. 565 et 586.
516	40	(fig. 4 p. 451)	(fig 25, p. 515).
533	8	Evans	Ewans.
555		Fig. à retourner.	
557	13	p. 576	p. 586.
557	17	p. 509	p. 586.
576	48	hyswen	hyswn Sen.
585	49	$0^{m},05$	$0_{m},05$

Planches.	Fig.		
III.	3	Docteur Lefort	M. Guillot.
V.	3	Evans	Ewans.
V.	7	à roues	à roue.

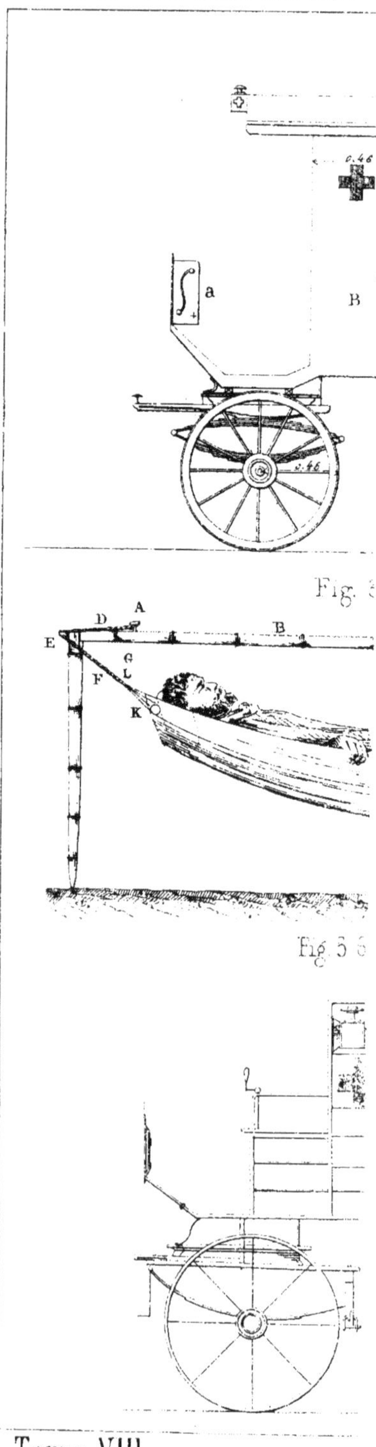
0.46
a
B
0.46
D
A
E
B
G
F
K

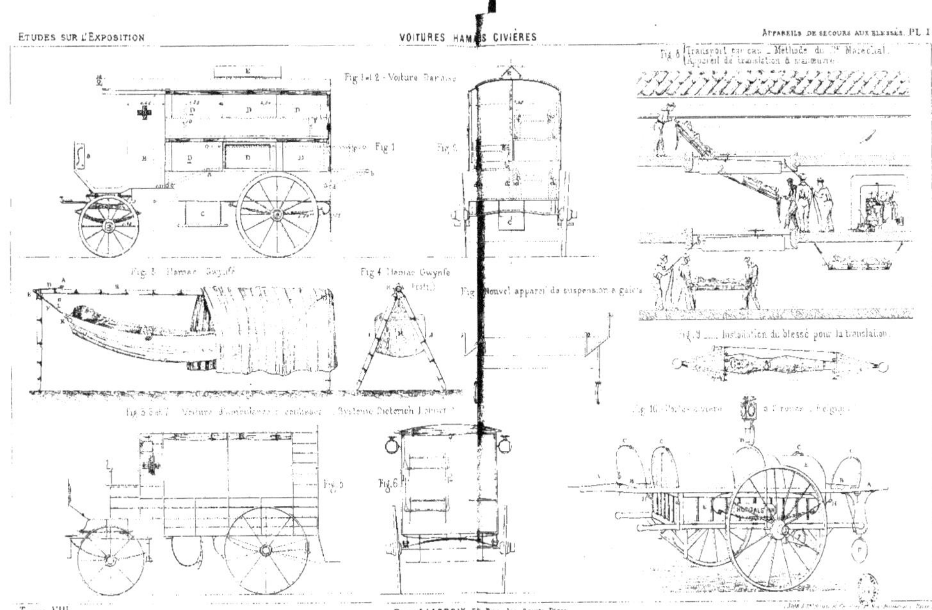

Paris. E. LACROIX, 54, Rue des Saints-Pères

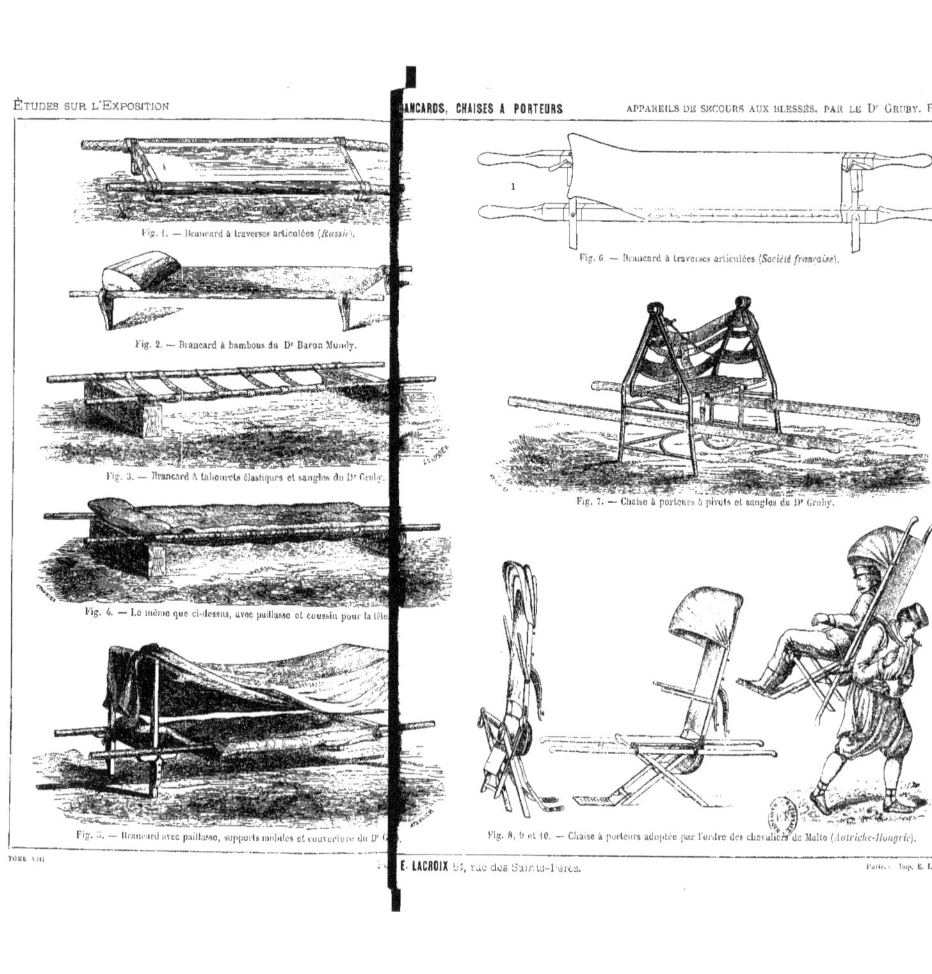

Fig. 1. — Brancard à traverses articulées (*Russie*).

Fig. 2. — Brancard à bambous du Dr Baron Mundy.

Fig. 3. — Brancard à tabourets élastiques et sangles du Dr Gruby.

Fig. 4. — Le même que ci-dessus, avec paillasse et coussin pour la tête.

Fig. 5. — Brancard avec paillasse, supports mobiles et couverture du Dr G[ruby].

Fig. 6. — Brancard à traverses articulées (*Société française*).

Fig. 7. — Chaise à porteurs à pivots et sangles du Dr Gruby.

Fig. 8, 9 et 10. — Chaise à porteurs adoptée par l'ordre des chevaliers de Malte (*Autriche-Hongrie*).

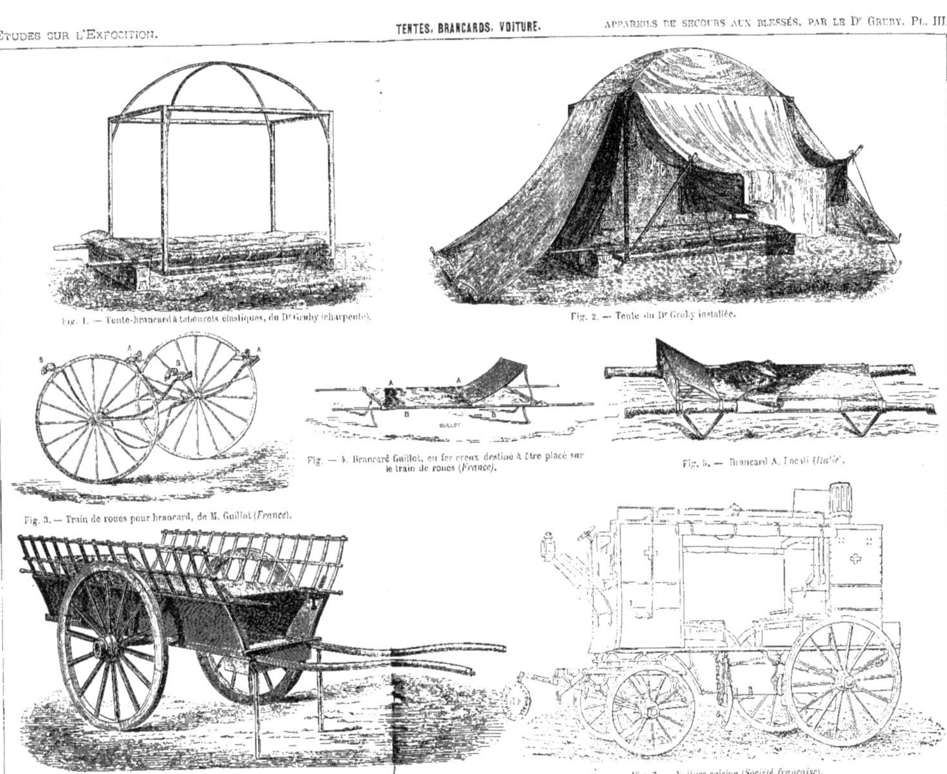

Fig. 1. — Tente-brancard à tabourets élastiques, du Dr Gruby (charpente).

Fig. 2. — Tente du Dr Gruby installée.

Fig. 3. — Train de roues pour brancard, de M. Guillot (*France*).

Fig. — 4. Brancard Guillot, en fer creux destiné à être placé sur le train de roues (*France*).

Fig. 5. — Brancard A. Locati (*Italie*).

Fig. 6. — Charrette ordinaire appropriée au transport d'un blessé couché (*Société française*).

Fig. 7. — Voiture-cuisine (*Société française*).

Paris. — Imp. E. Lacroix.

Paris, E. LACROIX 54, rue des Saints-Pères.

TOM

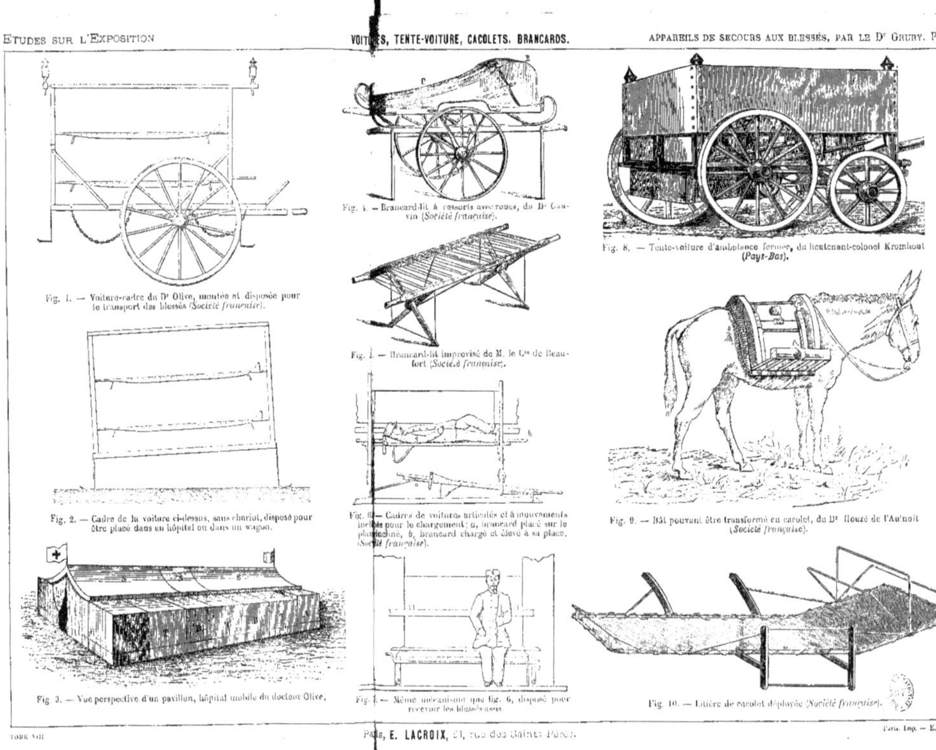

Fig. 1. — Voiture-cadre du Dr Olive, montée et disposée pour le transport des blessés (*Société française*).

Fig. 2. — Cadre de la voiture ci-dessus, sans chariot, disposé pour être placé dans un hôpital ou dans un wagon.

Fig. 3. — Vue perspective d'un pavillon, hôpital mobile du docteur Olive.

Fig. 4. — Brancard-lit à ressorts avec roues, du Dr Gauvin (*Société française*).

Fig. 5. — Brancard-lit improvisé de M. le Cte de Beaufort (*Société française*).

Fig. 6. — Cadres de voitures articulés et à mouvements inclinés pour le chargement; *a*, brancard placé sur le plan incliné, *b*, brancard chargé et élevé à sa place. (*Société française*).

Fig. 7. — Même mécanisme que fig. 6, disposé pour recevoir les blessés assis.

Fig. 8. — Tente-voiture d'ambulance fermée, du lieutenant-colonel Kromhout (*Pays-Bas*).

Fig. 9. — Bât pouvant être transformé en cacolet, du Dr Houzé de l'Aulnoit (*Société française*).

Fig. 10. — Litière de cacolet déployée (*Société française*).

Paris, E. LACROIX, 54, rue des Saints-Pères. — Paris. Imp. — E. Lacroix

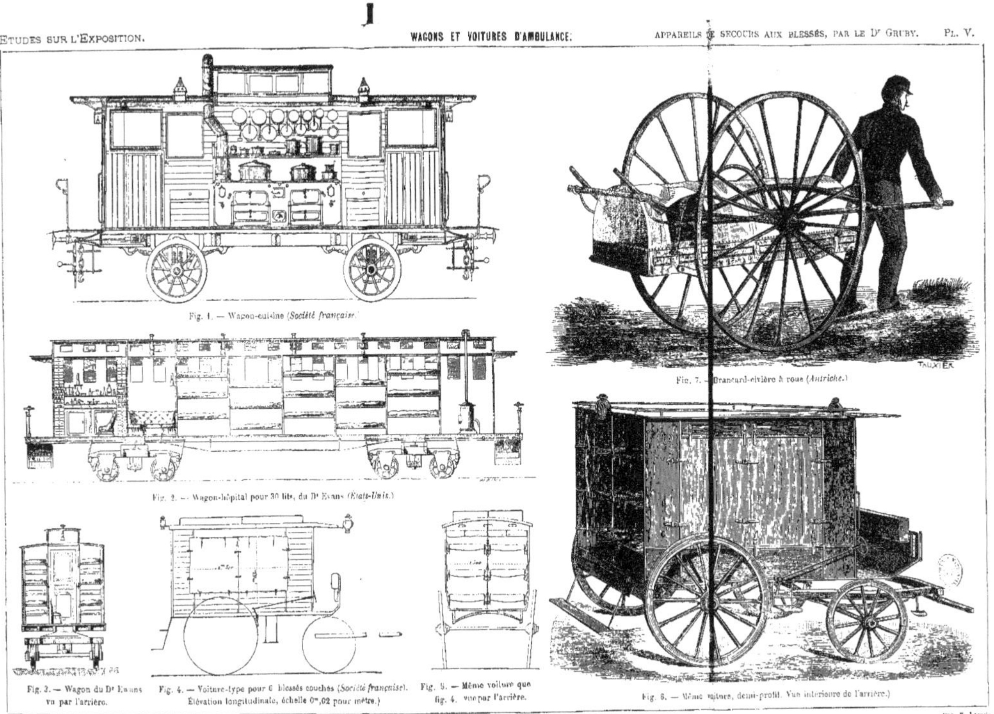

Fig. 1. — Wagon-cuisine (*Société française*.)

Fig. 2. — Wagon-hôpital pour 30 lits, du Dr Evans (*États-Unis*.)

Fig. 3. — Wagon du Dr Evans vu par l'arrière.

Fig. 4. — Voiture-type pour 6 blessés couchés (*Société française*). Élévation longitudinale, échelle 0m,02 pour mètre.)

Fig. 5. — Même voiture que fig. 4, vue par l'arrière.

Fig. 7. — Brancard-civière à roue (*Autriche*.)

Fig. 6. — Même voiture, demi-profil. Vue intérieure de l'arrière.)

Paris, E. LACROIX, 54, rue des Saints-Pères, 54

Imp. E. Lacroix

ET

TO

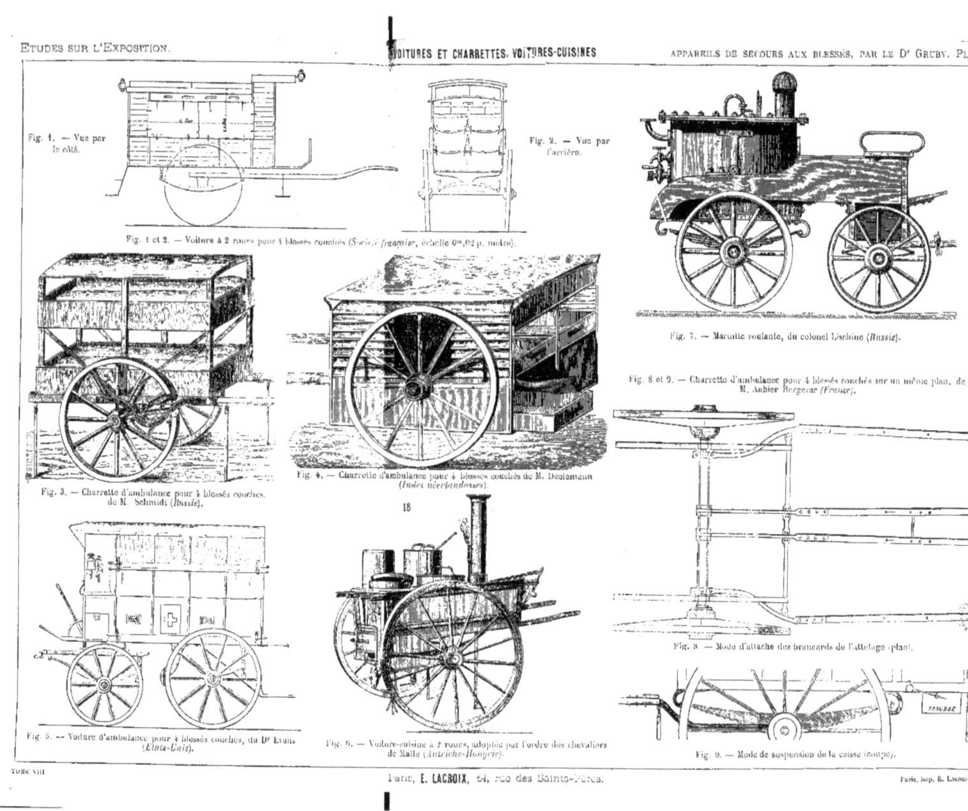

Fig. 1. — Vue par le côté.

Fig. 2. — Vue par l'arrière.

Fig. 1 et 2. — Voiture à 2 roues pour 4 blessés couchés (*Société française*, échelle 0m,02 p. mètre).

Fig. 3. — Charrette d'ambulance pour 4 blessés couchés, de M. Schmidt (*Russie*).

Fig. 4. — Charrette d'ambulance pour 4 blessés couchés de M. Deelemann (*Indes néerlandaises*).

Fig. 5. — Voiture d'ambulance pour 4 blessés couchés, du Dr Evans (*États-Unis*).

Fig. 6. — Voiture-cuisine à 2 roues, adoptée par l'ordre des chevaliers de Malte (*Autriche-Hongrie*).

Fig. 7. — Marmite roulante, du colonel Lischine (*Russie*).

Fig. 8 et 9. — Charrette d'ambulance pour 4 blessés couchés sur un même plan, de M. Aubier Bergerac (*France*).

Fig. 8. — Mode d'attache des brancards de l'attelage (plan).

Fig. 9. — Mode de suspension de la caisse (coupe).

Paris, E. LACROIX, 54, rue des Saints-Pères.

Paris, Imp. E. Lacroix.

www.ingramcontent.com/pod-product-compliance
Ingram Content Group UK Ltd.
Pitfield, Milton Keynes, MK11 3LW, UK
UKHW020554180726
13838UKWH00001B/244

9 782329 351865